口腔インプラント治療と上顎洞合併症
−歯科治療に伴う上顎洞合併症の病態と治療−

はじめに

　口腔インプラント治療を行う歯科医師は、安全な口腔インプラント治療を行うために上顎洞を含めた副鼻腔と鼻腔、すなわち鼻・副鼻腔の知識が不可欠な時代になってきた。幸いにも顎顔面用のコーンビームCTの出現により、口腔インプラント治療を行う歯科医師も歯と鼻・副鼻腔の病態をより正確に把握できる時代になった。

　日本顎顔面インプラント学会による口腔インプラント手術関連の重篤な医療トラブルに関するアンケート調査（2017）では、下歯槽神経麻痺などの神経損傷が29.7％と最も多く、次いで上顎洞炎(20.3％)、上顎洞内インプラント体迷入(18.6％)、であり、上顎洞関連のトラブルは約40％を占めた。しかし上顎洞関連の合併症、特に上顎洞炎はもっと頻度が高いのではないかと著者は日常臨床で感じている。

　神経損傷と大きく異なることは、上顎洞合併症のほとんどは回復・治癒が可能であることである。鼻・副鼻腔の知識を習得することで上顎洞合併症を回避することも可能である。口腔インプラント治療に伴う合併症であればこそ、トラブルを回避し、トラブルが起こった場合は、患者の負担を最小限にした治療法で合併症を回復・治癒させなければならない。

　歯科の関連学会の治療指針では、口腔インプラント治療に伴う上顎洞合併症が起こった場合、歯科・口腔外科に治療を依頼するように記述されている。しかし耳鼻咽喉科・頭頸部外科と歯科・口腔外科では、上顎洞合併症に対する治療法が大きく異なっている。この結果、医科と歯科のはざまで治療方針の違いに困惑する患者も少なくない。また医事紛争の一因になっている場合もある。

　たとえ歯科治療に伴う上顎洞合併症でも上顎洞は副鼻腔の一部で口腔ではない。口腔インプラント治療に伴う上顎洞合併症は、副鼻腔疾患として病態をとらえ治療する必要がある。また現代の医療水準に基づいた標準的な治療が、医科・歯科を問わずどの患者にも行われるべきである。適切な医科・歯科連携が望まれる。

　口腔インプラント治療に伴う上顎洞合併症の病態の理解、診断、治療に関しては、インプラントと上顎洞の関係にのみ目を向けるのではなく、インプラントと鼻・副鼻腔の関係に目を向けることが大切である。個々の患者の病態は一様ではない。個々の病態と患者の生活の質(QOL：Quality of life)に応じた治療計画と集学的治療が必要である。

　口腔インプラント治療に伴う個々の上顎洞合併症に対する病態の把握と治療法の選択には、耳鼻咽喉科・頭頸部外科学(特に鼻科学)と口腔インプラント学(Oral implantology)の知識が必要である。本書は耳鼻咽喉科・頭頸部外科医により執筆された書である。歯科医師が読んでも容易に理解できるように、耳鼻咽喉科・頭頸部外科学、特に鼻科学の基本的な項目に関して解説した。また医師が読んでも容易に理解できるように口腔インプラント学の基本的な項目に関しても解説した。

　本書が歯科医と耳鼻咽喉科・頭頸部外科医にとって参考になる書になれば、また適切な医科・歯科連携の指南書になれば幸いである。また何よりも医科と歯科のはざまで困惑する患者に、現代の医療水準に基づいた標準的な治療が提供されることを願ってやまない。

2019年6月

CONTENTS

はじめに i

第1章 上顎洞の機能的臨床組織解剖
上顎洞の換気(ventilation)と排泄(drainage) 1

ポイント 1
1. はじめに 2
2. 上顎洞の機能的臨床組織解剖 2
3. ostiomeatal complex（中鼻道自然口ルート） 6
4. 上顎洞炎（副鼻腔炎）の治癒遷延化因子 8
　1) 鼻・副鼻腔形態の異常 8
　2) 粘膜防御機能の低下 12
　3) 鼻腔・上気道粘膜の炎症（鼻アレルギー、気管支喘息、アスピリン喘息） 14
　4) 感染 14
5. 上顎洞の換気(ventilation)と排泄(drainage)、実際の症例から 17
6. 上顎洞粘膜の肥厚 19
7. 上顎洞粘膜の組織構造と病理 20
　1) 上顎洞粘膜の組織構造 20
　2) 上顎洞粘膜上皮の病理 20
　3) 上顎洞粘膜固有層の病理 21
　　A. 炎症とは 22
　　B. 炎症の基本病変 22
　　C. 上顎洞粘膜の肥厚 23
8. まとめ 23
第1章文献 24

MEMO
上顎洞の自然口(natural ostium) 2
線毛上皮(ciliated epithelium) 4
粘液線毛機能検査 5
若年日本人の上顎・上顎洞の形態 6
気圧性副鼻腔炎(barosinusitis)、航空性副鼻腔炎(aerosinusitis) 7
換気と排泄に必要な上顎洞自然口の広さ 8
原因歯を抜歯し抜歯窩から上顎洞洗浄を行う歯性上顎洞炎の治療 11
上顎洞炎と上顎洞根治手術(Caldwell-Luc法) 15
シュナイダー膜(Schneiderian membrane) 17
海綿骨と緻密骨 28

第2章 最近の歯性上顎洞炎の病態と治療 25
ポイント 25
1. はじめに 26
2. 歯性上顎洞炎の病態 27
3. 最近の歯性上顎洞炎の病態 29
　1) 根尖歯周組織の炎症性病変による歯性上顎洞炎 ... 29
　　A. 齲蝕歯の根尖病巣 29
　　B. 歯内療法（根管処置）後の根尖病巣 30
　　C. 修復治療後の根尖病巣 31
　　D. 歯の外傷後の根尖病巣 32
　2) 辺縁歯周組織の炎症性病変による歯性上顎洞炎 ... 34
　3) 上顎嚢胞による歯性上顎洞炎 35
　4) その他の歯科治療による歯性上顎洞炎 35
　5) 上顎の形態：根尖と上顎洞底との距離 36
　6) 慢性上顎洞炎（慢性副鼻腔炎）の治癒遷延化因子 .. 36
　　A. 鼻腔形態の異常 37
　　B. 粘膜防御機能の低下、鼻腔・上気道粘膜の炎症、感染 37
　　C. 閉鎖副鼻腔での炎症の悪循環 38
　7) 歯性上顎洞炎（歯性副鼻腔炎）の治癒遷延化因子 .. 38
4. 上顎洞性歯性病変による歯性上顎洞炎 40
5. 歯性上顎洞炎（歯性副鼻腔炎）の病態と治療理念 ... 41
6. 最近の歯性上顎洞炎の治療 41
　1) 歯性上顎洞炎（歯性副鼻腔炎）の治療理念 41
　2) 歯性上顎洞炎（歯性副鼻腔炎）の保存的治療 41
　3) 歯性上顎洞炎（歯性副鼻腔炎）の手術的治療 42
　4) 歯性上顎洞炎（歯性副鼻腔炎）の原因歯の治療 ... 43
7. 歯性上顎洞炎と耳鼻咽喉科・頭頸部外科 44
8. まとめ 44
第2章文献 44

第3章 耳鼻咽喉科・頭頸部外科医が知っておくべき口腔インプラント学学術用語 45
ポイント 45
1. はじめに 46
2. 耳鼻咽喉科・頭頸部外科医が知っておくべき口腔インプラント学学術用語 46
　1) インプラント 46
　2) インプラントの構造 46
　　A. インプラント体 46
　　B. インプラントカラー 46

C. プラットフォーム	46
D. アバットメント	46
E. アバットメントシリンダー	46
F. アバットメントスクリュー	46
G. インプラント上部構造	46
3) インプラントの表面構造	47
4) ハイドロキシアパタイトコーティング	47
5) オッセオインテグレーション	47
6) インプラント床	47
7) 骨質	47
8) 骨量	48
9) 骨幅	48
10) 歯槽突起	48
11) 歯槽頂	48
12) 顎堤	48
13) 顎堤形成術	48
14) 顎堤増生(造成)術	48
15) 骨再生誘導法	48
16) 骨補填材	49
17) 埋入窩(インプラント窩)	49
18) インプラント体の埋入	49
19) 傾斜埋入	49
20) 1回法インプラントシステム	49
21) 2回法インプラント	49
22) カバースクリュー	49
23) 即時埋入と待時埋入	49
24) 初期固定(一次固定)	50
25) 二次固定(安定)	50
26) 即時荷重(即時負荷)、早期荷重(早期負荷)、待時荷重(待時負荷)	50
27) 上顎洞底挙上術	50
A. ラテラルウィンドウテクニック	51
B. クレスタルアプローチ(歯槽頂アプローチ)	52
C. サイナスリフトとソケットリフトの比較	53
28) 他家骨移植	53
29) 脱灰骨	53
30) インプラント・オーバーデンチャー	53
31) インプラント周囲炎	53
32) インプラント体の破折	53
33) インプラントの喪失	53
A. インプラント体の早期喪失	53
B. インプラント体の後期喪失	54
第3章 文献	54

第4章 鼻・副鼻腔疾患と口腔インプラント治療	**55**
ポイント	**55**
1. はじめに	**56**
2. X線撮影で上顎洞(副鼻腔)の混濁をきたす疾患・病態	**56**
3. 急性・慢性副鼻腔炎	**56**
1) 罹病期間による副鼻腔炎の分類	56
2) 急性・慢性副鼻腔炎例に対する口腔インプラント治療時の対応	56
A. 急性副鼻腔炎	56
B. 慢性副鼻腔炎	57
4. 歯性上顎洞(副鼻腔)炎	**59**
5. 真菌性上顎洞(副鼻腔)炎	**59**
1) 副鼻腔真菌症(真菌性副鼻腔炎)の分類	59
2) 副鼻腔真菌症(真菌性副鼻腔炎)の診断	60
A. 急性・慢性浸潤性副鼻腔真菌症の診断	60
B. 慢性非浸潤性副鼻腔真菌症の診断	60
C. アレルギー性真菌性鼻副鼻腔炎の診断	60
3) 副鼻腔真菌症(真菌性副鼻腔炎)の治療	60
A. 急性・慢性浸潤性副鼻腔真菌症の治療	60
B. 慢性非浸潤性副鼻腔真菌症の治療	60
C. アレルギー性真菌性鼻副鼻腔炎の治療	60
4) 副鼻腔真菌症(真菌性副鼻腔炎)に対する口腔インプラント治療時の対応	62
6. 術後性上顎嚢胞	**65**
1) 術後性上顎嚢胞の病態	65
2) 術後性上顎嚢胞の治療	66
A. 行ってはいけない治療	66
B. 行わない方がよい治療	67
C. 内視鏡下鼻内副鼻腔手術	67
3) 術後性上顎嚢胞に対する口腔インプラント治療時の対応	68
A. 口腔インプラント治療を行う予定の上顎に術後性上顎嚢胞がある場合	69
B. 術後性上顎嚢胞がある上顎に口腔インプラント治療を行ってしまった場合	69
7. 慢性副鼻腔炎(上顎洞炎)の手術術後	**72**
1) 慢性副鼻腔炎に対する手術の変遷	72
A. 上顎洞根治手術	72
B. 内視鏡下鼻内副鼻腔(上顎洞)手術	73
2) 慢性上顎洞炎の手術術後例に対する口腔インプラント治療時の対応	73
A. 上顎洞根治手術術後	73
B. 内視鏡下鼻内上顎洞手術術後	73

- 8. 気圧性副鼻腔炎（航空性副鼻腔炎） ———— 73
  - 1）気圧性副鼻腔炎（航空性副鼻腔炎）の病態 ———— 73
  - 2）気圧性副鼻腔炎（航空性副鼻腔炎）の治療 ———— 73
  - 3）気圧性副鼻腔炎（航空性副鼻腔炎）に対する口腔インプラント治療時の対応 ———— 75
- 9. 顎骨囊胞 ———— 75
  - 1）顎骨囊胞の分類 ———— 75
    - A. 発育性囊胞 ———— 75
      - ①歯原性囊胞 ———— 75
      - ②非歯原性囊胞 ———— 77
    - B. 炎症性囊胞 ———— 77
    - C. 術後性上顎囊胞 ———— 78
  - 2）顎骨囊胞に対する口腔インプラント治療時の対応 ———— 78
- 10. 鼻・副鼻腔良性腫瘍 ———— 78
  - 1）乳頭腫 ———— 78
  - 2）上顎洞性後鼻孔ポリープ ———— 79
  - 3）鼻ポリープ（鼻茸） ———— 81
  - 4）Fibroosseous lesions ———— 82
    - A. 骨形成性線維腫 ———— 82
    - B. 線維性骨異形成 ———— 83
  - 5）鼻・副鼻腔良性腫瘍に対する口腔インプラント治療時の対応 ———— 83
- 11. 上顎洞癌 ———— 83
  - 1）上顎洞癌の頻度 ———— 83
  - 2）上顎洞癌の診断 ———— 83
  - 3）上顎洞癌の治療 ———— 84
  - 4）上顎洞癌疑い例に対する口腔インプラント治療時の対応 ———— 85
- 12. 上顎洞血腫 ———— 85
- 13. 下鼻甲介肥大 ———— 86
  - 1）下鼻甲介粘膜焼灼術 ———— 86
  - 2）下鼻甲介手術 ———— 86
  - 3）下鼻甲介肥大に対する口腔インプラント治療時の対応 ———— 87
- 14. 鼻中隔弯曲症 ———— 88
  - 1）鼻中隔弯曲症に対する口腔インプラント治療時の対応 ———— 88
- 15. まとめ ———— 89
- 第4章文献 ———— 90

MEMO
Dystrophic calcification ———— 61
X線検査で片側の上顎洞が混濁する上顎洞疾患の鑑別 ———— 84

第5章 口腔インプラント治療に伴う上顎洞炎：病態と治療 ———— 91

ポイント ———— 91
- 1. はじめに ———— 92
- 2. 歯性上顎洞炎（歯性副鼻腔炎）の病態と発症 ———— 92
- 3. 歯性上顎洞炎（歯性副鼻腔炎）の治癒遷延化因子 ———— 92
- 4. 歯性上顎洞炎（歯性副鼻腔炎）の病態と治療理念 ———— 93
- 5. 口腔インプラント治療に伴う上顎洞炎（副鼻腔炎）の病態と発症機序 ———— 93
- 6. 口腔インプラント治療に伴う上顎洞炎（副鼻腔炎）の病態と治療理念 ———— 95
- 7. 口腔インプラント治療に伴う上顎洞炎（副鼻腔炎）の治療 ———— 96
  - 1）口腔インプラント治療に伴う上顎洞炎（副鼻腔炎）の治療理念 ———— 96
  - 2）口腔インプラント治療に伴う上顎洞炎（副鼻腔炎）の保存的治療 ———— 96
  - 3）口腔インプラント治療に伴う上顎洞炎（副鼻腔炎）の手術的治療 ———— 97
- 8. 口腔インプラント治療に伴う上顎洞炎の病態に応じた治療計画 ———— 98
- 9. 口腔インプラント治療に伴う上顎洞炎治療の実際 ———— 98
  - 1）抜歯による急性上顎洞炎 ———— 98
  - 2）インプラント体埋入による急性上顎洞炎 ———— 100
  - 3）上顎洞底挙上術による急性上顎洞炎 ———— 100
  - 4）上顎洞底挙上術・インプラント体即時埋入による慢性上顎洞炎 ———— 102
  - 5）上顎洞底挙上術で上顎洞底粘膜が裂開し、骨補填材が上顎洞内へ漏出 ———— 105
  - 6）上顎洞底挙上術で上顎洞底粘膜が裂開し、骨補填材が上顎洞内へ漏出、上顎洞炎を併発 ———— 107
  - 7）上顎洞内にインプラント体が迷入 ———— 109
  - 8）上顎洞内にインプラント体が迷入し、急性上顎洞炎を発症 ———— 110
  - 9）口腔インプラント治療後、経過観察中に鼻アレルギーの症状を訴える ———— 113
  - 10）口腔インプラント治療後、経過観察中に急性上顎洞炎を発症 ———— 114
  - 11）上顎洞底挙上術・インプラント体埋入による難治性慢性上顎洞炎（副鼻腔炎） ———— 116
  - 12）インプラント体埋入による難治性慢性上顎洞炎（副鼻腔炎） ———— 119
- 10. 口腔インプラント治療に伴う上顎洞炎の病態と治療に関する見解の不一致 ———— 123
  - 1）上顎洞底粘膜の裂開と上顎洞炎 ———— 123
  - 2）インプラント体の上顎洞内突出と上顎洞炎 ———— 123
  - 3）上顎洞底挙上術による急性上顎洞炎 ———— 123

- 4) 骨補填材の上顎洞漏出、インプラント体の上顎洞内迷入と上顎洞炎 123
- 5) 初期固定・インテグレーションが良い埋入されたインプラント体と急性上顎洞炎 124
- 6) インテグレーションが良い埋入されたインプラント体と難治性・慢性上顎洞炎 124
- 11. 口腔インプラント治療による上顎洞炎の病態の把握と病態が進展することを防ぐ 124
- 12. まとめ 125
- 第5章文献 126

第6章 口腔インプラント治療に伴う上顎洞異物：病態と治療 127
- ポイント 127
- 1. はじめに 128
- 2. 口腔インプラント治療に伴う上顎洞異物による上顎洞炎（副鼻腔炎）の病態 128
- 3. 骨補填材が上顎洞内に漏出した場合、骨補填材を早期に摘出すべきか 128
- 4. 上顎洞内骨補填材漏出による上顎洞炎 132
- 5. 上顎洞内インプラント体迷入はなぜおこるのか 135
- 6. 上顎洞内インプラント体迷入による上顎洞炎 135
- 7. 上顎洞迷入インプラント体摘出術の術式 135
  - 1) 埋入窩からのインプラント体摘出術 135
  - 2) 経歯肉（犬歯窩）切開によるインプラント体摘出術 136
  - 3) Lateral approach によるインプラント体摘出術 136
  - 4) 経鼻的内視鏡下インプラント体摘出術 136
- 8. 上顎洞迷入インプラント体に対する経鼻的内視鏡下鼻・副鼻腔手術の術前評価 137
- 9. 上顎洞迷入インプラント体に対する経鼻的内視鏡下副鼻腔手術の術式 137
  - 1) 内視鏡下上顎洞開窓手術 138
    - A. 下鼻道側壁（下鼻道）経由の鼻内上顎洞開窓手術 138
    - B. 上顎洞自然口・膜様部（中鼻道）経由の鼻内上顎洞開窓手術 141
    - C. Endoscopic modified medial maxillectomy 145
  - 2) 内視鏡下鼻腔手術（鼻腔形態の是正）の併用 145
  - 3) 内視鏡下鼻内副鼻腔手術の併用 145
- 9. 上顎洞内にインプラント体が迷入した場合の対応 150
  - 1) 上顎洞炎を併発していない場合 150
  - 2) 鼻腔形態を是正する必要がある場合 151
  - 3) 上顎洞炎を併発している場合 151
- 10. まとめ 151
- 第6章文献 152

第7章 上顎洞疾患に対する耳鼻咽喉科・頭頸部外科と歯科・口腔外科での対応の違い 153
- ポイント 153
- 1. はじめに 154
- 2. 歯性上顎洞炎に対する歯科・口腔外科の対応 155
  - 1) 歯性上顎洞炎で副鼻腔炎の波及範囲が広い場合は、原因歯を抜歯後に抜歯窩から洞洗浄することで治る場合が多い 155
  - 2) 歯性上顎洞炎の原因歯は根管治療または抜歯を行う 156
  - 3) 慢性上顎洞炎には上顎洞根治手術を考慮する。一般的に Caldwell-Luc 法が多く用いられている。病的洞内粘膜の除去と容易に閉鎖しない対孔の開存を目的としたものである 158
  - 4) 上顎洞根治手術で洞粘膜を全摘出した洞骨壁面は、再生した洞粘膜の被覆により治癒し、洞は正常化する 160
- 3. 術後性上顎嚢胞に対する歯科・口腔外科の対応 160
  - 1) 術後性上顎嚢胞の術式は基本的に上顎洞根治手術と同様で嚢胞摘出術を行う 160
- 4. 口腔インプラント治療に伴う上顎洞炎に対する歯科・口腔外科の対応 160
  - 1) インプラントやサイナスリフトの補填材、人工骨が原因で上顎洞炎が起こっている場合には、急性症状がある程度落ち着いた時点で早期に異物摘出術を試みる 160
  - 2) インプラントやサイナスリフトの補填材、人工骨による洞内異物が、上顎洞炎の原因になっている場合には、急性症状がある程度落ち着いた時点で早期に異物摘出術を試み、上顎洞炎が続く場合には、上顎洞根治手術を考慮する 161
- 5. 口腔インプラント治療による上顎洞内インプラント迷入に対する歯科・口腔外科の対応 161
  - 1) インプラントが上顎洞内に迷入した際も、基本的には歯根迷入と同じで、インプラント埋入窩を拡大して、そこから上顎洞内洗浄吸引を行い、摘出を試みる。摘出困難な場合は、犬歯窩から上顎洞を開放し摘出する。炎症が強い場合には上顎洞根治手術に移行する場合がある 161
- 6. まとめ 162
- 第7章文献 162

MEMO
- 炎症、感染、発症 96
- 口腔インプラント治療に伴う急性上顎洞炎の予防、治療にどの程度の抗菌薬の投与量と投与期間が必要か 97
- 口腔と上顎洞との交通の遮断 109
- 上顎洞異物に伴う急性上顎洞炎の予防、治療にどの程度の抗菌薬の投与量と投与期間が必要か 132
- 下鼻道側壁の開窓 150

第8章 クリニカル・クエスチョン こんな時どうする －歯科から耳鼻咽喉科へのよくある質問 Q&A－ … 163
- Q. なぜ医学用語を遵守する必要があるのか？ … 164
- Q. ostiomeatal complex（中鼻道自然口ルート）と上顎洞炎（副鼻腔炎）の関係は？ … 164
- Q. 上顎洞炎の治癒を遷延化させる因子にはどのようなものがあるか？ … 164
- Q. 口腔インプラント治療を予定している上顎の上顎洞粘膜が肥厚している … 165
- Q. インプラント手術予定の上顎の上顎洞粘膜が肥厚しているので耳鼻咽喉科に紹介したが経過観察と言われた … 165
- Q. 最近の歯性上顎洞炎の病態・診断・治療はどう変化しているのか？ … 166
- Q. 最近の歯性上顎洞炎の原因で最も多いものは？ … 166
- Q. 歯科治療に伴う（歯性）上顎洞炎の原因は？ … 166
- Q. 歯性上顎洞炎（歯性副鼻腔炎）の病態と治療理念は？ … 167
- Q. 歯性上顎洞炎の上顎洞粘膜の特徴は？ … 167
- Q. 歯性上顎洞炎の治療として歯科で行われている抜歯を行い、同部から上顎洞を洗浄する治療はなぜよくないのか？ … 167
- Q. 歯性上顎洞炎の手術として歯科・口腔外科で行われている上顎洞根治手術はなぜよくないのか？ … 168
- Q. 経鼻的内視鏡下鼻・副鼻腔手術とはどのような手術か？ … 168
- Q. X線検査で片側性の上顎洞が混濁している … 168
- Q. 歯性上顎洞炎の原因歯の抜歯の適応は？ … 169
- Q. X線検査で上顎・上顎洞に病変がある … 169
- Q. 口腔インプラント治療に伴う上顎洞炎（副鼻腔炎）の病態と発症機序は？ … 169
- Q. 口腔インプラント治療に伴う上顎洞炎（副鼻腔炎）の病態と治療理念は？ … 170
- Q. 口腔インプラント治療の周術期の感染予防、あるいは口腔インプラント治療に伴う急性上顎洞炎の治療に用いる抗菌薬の選択は？ … 170
- Q. 口腔インプラント治療に伴う急性上顎洞炎の予防あるいは治療にどの程度の抗菌薬の投与量と投与期間が必要か？ … 170
- Q. インプラント体埋入で急性上顎洞炎を発症した。初期固定・インテグレーションが良いインプラント体を抜去しなければいけないのか？ … 171
- Q. 口腔インプラント治療後、経過観察中に急性上顎洞炎を発症した。インプラント体を抜去しなければいけないのか？ … 171
- Q. 口腔インプラント治療で難治性慢性上顎洞炎をきたした。インプラント体を抜去しなければいけないのか？ … 171
- Q. 上顎洞底挙上術後に急性上顎洞炎症を発症した場合、骨補填材を除去しなければならないか？ … 172
- Q. 上顎洞底挙上術で上顎洞底粘膜を裂開すると上顎洞炎を発症するのか？ … 172
- Q. インプラント体を埋入する際に、インプラント体が上顎洞底粘膜を穿孔すると、あるいはインプラント体が上顎洞内に突出すると上顎洞炎をおこすのか？ … 172
- Q. 骨補填材が上顎洞内漏出、あるいはインプラント体が上顎洞に迷入すると上顎洞炎をおこすのか？ … 173
- Q. 上顎洞底挙上術で上顎洞底粘膜が裂開し骨補填材が上顎洞内へ漏出した時の対応は？ … 173
- Q. 骨補填材が上顎洞内に漏出した場合、骨補填材を早期に摘出するべきか？ … 173
- Q. 口腔インプラント治療中にインプラント体が上顎洞に迷入した … 174
- Q. 上顎洞内インプラント体迷入はなぜおこるのか？ … 174
- Q. 口腔インプラント治療に伴う上顎洞異物（骨補填材、インプラント体）による上顎洞炎（副鼻腔炎）の病態は？ … 175
- Q. 上顎洞迷入インプラント体摘出術の術式は？ … 175
- Q. 上顎洞迷入インプラント体に対する経鼻的内視鏡下鼻・副鼻腔手術の術前評価は？ … 176
- Q. 上顎洞迷入インプラント体に対する経鼻的内視鏡下鼻・副鼻腔手術の術式は？ … 176
- Q. 口腔インプラント治療時の医科・歯科連携は？ … 177

索引 … 179
著者紹介 … 182

第1章
上顎洞の機能的臨床組織解剖
上顎洞の換気（ventilation）と排泄（drainage）

ポイント

1. トラブルに関して歯科医師が最も関心を抱くのは、上顎洞底であるが、上顎洞のトラブルに最も関与するのは、上顎洞の自然口と ostiomeatal complex（中鼻道自然口ルート）である。
2. 上顎洞の換気(ventilation)と排泄(drainage)は、直径が5mm弱の狭い管腔状の上顎洞自然口を通して行われ、排泄は上顎洞粘膜の粘液線毛輸送機能によって行われている。病変により上顎洞自然口は容易に閉塞し、上顎洞の換気と排泄が妨げられる。
3. ostiomeatal complex の閉塞性病変による上顎洞の換気と排泄不全が、上顎洞炎の主な原因である。
4. 鼻・副鼻腔形態の異常の中で ostiomeatal complex の閉塞・換気不全は上顎洞炎（副鼻腔炎）を遷延化させる重要な因子である。
5. 上顎洞炎の治癒を遷延化させる因子には、鼻・副鼻腔形態の異常（ostiomeatal complex の閉鎖による換気障害など）、粘膜防御機能の低下（気道液の産生分泌と粘液線毛系による排泄障害など）、鼻腔・副鼻腔・上気道粘膜の炎症、感染などがある。上顎洞炎の治癒を遷延化させる因子は互いに影響を及ぼし閉鎖副鼻腔での炎症の悪循環を形成し、急性・慢性副鼻腔炎の治癒を遷延化させている。
6. 上顎洞を含めた副鼻腔炎治療の基本的理念は、各副鼻腔の換気と排泄を十分にし、換気と排泄機能を再度獲得させ、副鼻腔粘膜を正常化させ、副鼻腔炎を治癒に導くことである。また副鼻腔炎の治癒遷延化因子を考慮した治療も同時に行う必要がある。
7. 上顎洞粘膜の厚さを基準にして上顎洞の病変を判断することはあまり重要ではない。大切なことは粘膜の厚さではなく、粘膜の粘液線毛輸送機能が保たれているかどうかである。
8. たとえ上顎洞粘膜が肥厚していても、上顎洞自然口が開存しており、上顎洞内に貯留液がなく、無症状であれば、粘膜の粘液線毛輸送機能と上顎洞の換気と排泄は保たれていると考えてよい。
9. 上顎洞粘膜が肥厚していれば、何らかの炎症性病変（感染ではない）が存在する。しかしインプラント体の埋入、上顎洞底挙上術などができないわけではない。周術期の感染予防をより確実に行い、上顎洞炎の治癒遷延化因子が互いに影響を及ぼして閉鎖副鼻腔での炎症の悪循環を形成しないようにすることが大切である。耳鼻咽喉科と連携を取りながら、慎重に口腔インプラント手術を行えばよい。

1. はじめに

　口腔インプラント治療を行う歯科医師は、安全な口腔インプラント治療を行うために上顎洞を含めた副鼻腔と鼻腔、すなわち鼻・副鼻腔の知識が不可欠な時代になってきた。幸いにも顎顔面用のコーンビームCT（図1）の出現により、口腔インプラント治療を行う歯科医師も歯と鼻・副鼻腔の病態をより正確に把握できる時代になった[1)2)]。

　本項では口腔インプラント治療に伴う上顎洞合併症を治療する際に基本的な理念になる上顎洞の換気（ventilation）と排泄（drainage）を中心に、上顎洞の臨床組織解剖を解説する。

　なお口腔の臨床組織解剖に関しては、「現代の歯性上顎洞炎 - 医科と歯科のはざまで -. 九州大学出版会」[1)]の第2章「歯性上顎洞炎の臨床組織解剖」を参照されたい。

2. 上顎洞の機能的臨床組織解剖

　上顎洞は逆ピラミッド状の副鼻腔で、成人ではその容積は約15 mlである[3)]。その内側壁は上顎骨、下鼻甲介骨、篩骨の鈎状突起、口蓋骨の垂直板、涙骨からなる[3)]。

　上顎洞の自然口（natural ostium）の直径は3～4 mmであり[3)]、内側壁の前上部に存在する（図2, 3）。上顎洞自然口の内側は部分的に篩骨の鈎状突起（uncinate process）により覆われている（図2～4）[3)]。このため鈎状突起を切除しないと通常は鼻内から上顎洞の自然口を観察できない。上顎洞の自然口は、単純な窓ではなく、上顎洞と中鼻道の間を軽度に湾曲しながら走る楕円形の管腔である[4)]（図2, 3）。

　上顎洞は中鼻道の半月裂孔に開口する（図4）。上顎洞の自然口の後部は膜様部で形成される[4)]。上顎洞自然口の開口部は、後上方は篩骨胞、前方は篩骨の鈎状突起に囲まれている（図4）。

　1つ以上の副口（accessory ostium）が膜様部に開口する（図5）。鼻内から内視鏡で観察できるのは上顎洞の副口である。

　上顎洞粘膜は、多列線毛円柱上皮に覆われている（図6）。気道液は線毛上皮上に粘液層（mucous blanket）を

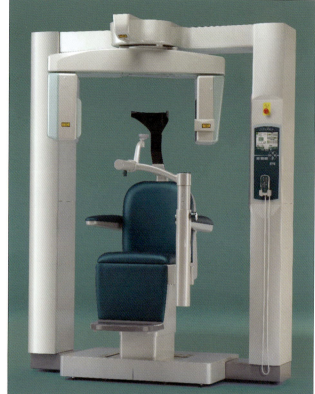
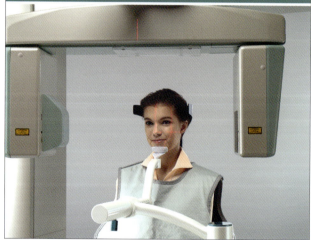

図1：コーンビーム CT （3D Accuitomo F17、モリタ製作所）

> **MEMO　上顎洞の自然口（natural ostium）**
>
> "自然口"を"自然孔"と記載している論文を散見する。ostiumに相当する日本解剖学会の解剖学用語は"口"であり、"上顎洞の自然口"が正しい。

第1章　上顎洞の機能的臨床組織解剖　上顎洞の換気(ventilation)と排泄(drainage)

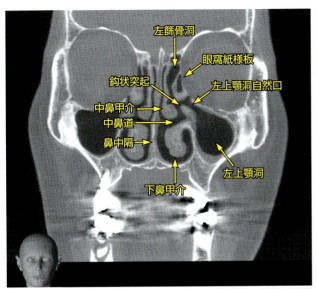

図2：上顎洞と上顎洞自然口（コーンビームCT撮影：多断面再構成像、冠状断）

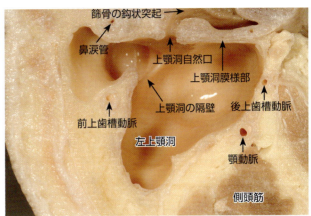

図3：左上顎洞と上顎洞自然口（人体標本の水平断を上方から見る）
上顎洞自然口は内側壁の前上部に存在し、上顎洞と中鼻道の間を軽度に湾曲しながら走る楕円形の管腔である。内側は部分的に篩骨の鈎状突起により覆われている。（原図は元 神奈川歯科大学 大学院教授 高橋常男先生のご厚意による）

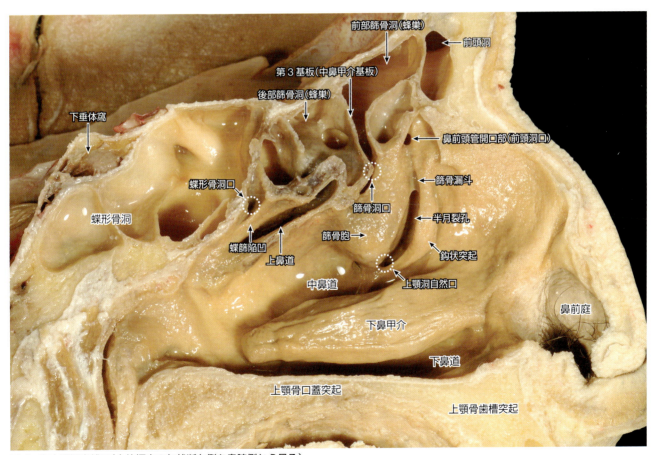

図4：左上顎洞自然口（人体標本の矢状断左側を鼻腔側から見る）
上顎洞自然口は鈎状突起により覆われており、通常は鼻内から上顎洞自然口を観察できない。（原図は元 神奈川歯科大学 大学院教授 高橋常男先生のご厚意による）

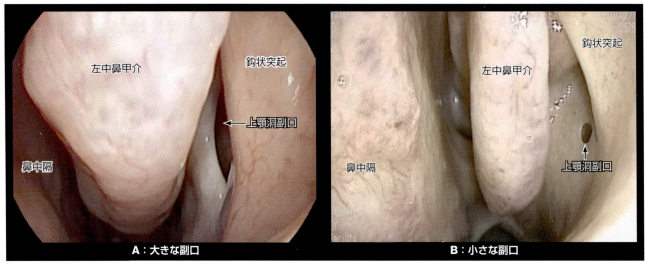

図5：左上顎洞の副口

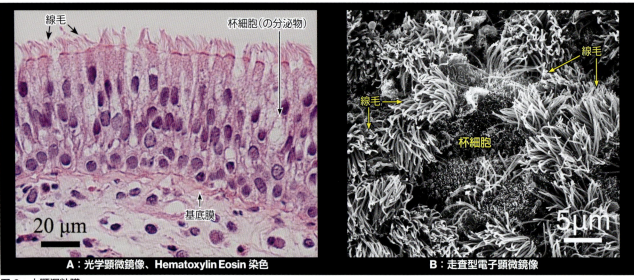

図6：上顎洞粘膜
上顎洞の粘膜は多列線毛円柱上皮からなり、粘液線毛輸送機能を持つ。

形成する[5]。粘液層は Lucas と Douglas が提唱した二重構造[6]をとる。すなわち粘液層はゾル相である線毛間液（periciliary fluid）とゲル相である外層粘液（outer mucus）よりなる（図7）[5]。上顎洞の粘液線毛輸送機能（mucociliary transport system）は、上顎洞の自然口に向かって働いている（図8, 9）。

正常上顎洞では吸気から呼気に移行する鼻腔の気流が静止した瞬間に、自然口から上顎洞へ気流が流入する[7]。また吸気時に中鼻道に陰圧を形成し、上顎洞からの排泄を促進する。上顎洞への気流の流入は自然口の大きさ、副口の有無に影響される。

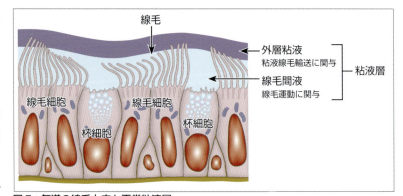

図7：気道の線毛上皮と正常粘液層
粘液層は線毛間液と外層粘液の二重構造をとる。

MEMO　線毛上皮（ciliated epithelium）

"線毛"か"繊毛"か。日本解剖学会の解剖学用語では"線毛"が採用されている。

第1章 上顎洞の機能的臨床組織解剖 上顎洞の換気(ventilation)と排泄(drainage)

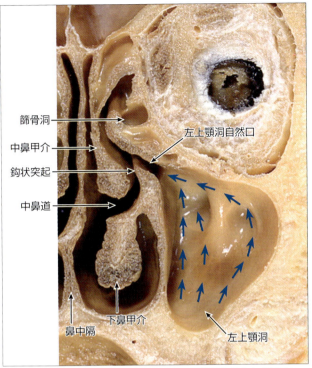

図8：上顎洞と上顎洞自然口（人体標本の冠状断を前方から見る）
上顎洞粘膜の粘液線毛輸送機能は、上顎洞の自然口に向かって働いている（青矢印）。（原図は元 神奈川歯科大学 大学院教授 髙橋常男先生のご厚意による）

このように上顎洞の換気と排泄は、直径が5 mm弱の狭い管腔状の上顎洞自然口を通して行われ、排泄は上顎洞粘膜の粘液線毛輸送機能によって行われている。上顎洞の自然口はostiomeatal complex（中鼻道自然口ルート）の病変により容易に閉塞し、上顎洞の換気と排泄が妨げられる。

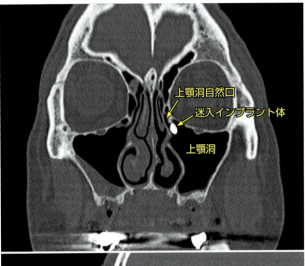

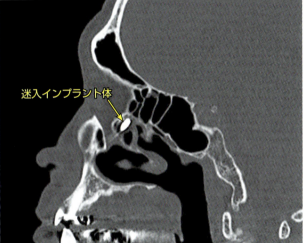

図9：上顎洞自然口に輸送され上顎洞自然口に陥入した上顎洞迷入インプラント体
上顎洞底の埋入窩から上顎洞へ迷入したインプラント体は、上顎洞粘膜の粘液線毛輸送機能により上顎洞の自然口に輸送され、上顎洞自然口に陥入している。驚くべき上顎洞粘膜の粘液線毛輸送機能である。

MEMO 粘液線毛機能検査

　生体で粘液線毛機能を調べるには、粘膜表層に置いた指標が線毛運動によって移動する速度を計測する方法が用いられる[8]。日常臨床で粘液線毛輸送機能を正確に測定することは難しい。RIを用いる粘液線毛機能検査は日常臨床に用いることはできない。

　外来で行える簡便な検査法として精度の問題があるもののサッカリンがある。

　測定方法は、鼻腔の一定部位（中鼻甲介前端に対応する位置の鼻中隔粘膜）にサッカリン顆粒5mgを付着させ、30秒ごとに嚥下させてサッカリンが咽頭まで到達して甘みを感じるまでの時間を測定する[8]。30分以内が正常とされる[8]。サッカリンは食用なので安全性に問題はない。

　上顎洞膜様部を開放する内視鏡下鼻内副鼻腔手術の術後に、上顎洞の粘液線毛輸送機能が回復しているかどうかを評価する際は、上顎洞底にサッカリンを置き、咽頭まで運ばれて甘みを感じるまでの時間を計測する。粘液線毛輸送機能が回復している場合は60分以内に甘味を感じる[8]。

　CTで上顎洞自然口が開存しており、上顎洞内に貯留液がない場合、上顎洞の粘液線毛輸送機能は保たれていることが推察される。

> **MEMO** 若年日本人の上顎・上顎洞の形態
>
> 　日常臨床での著者の印象は、最近の若年日本人の上顎洞は発達して広く、上顎洞底の骨は薄くなる傾向があるように思われる（図10）。すなわち根尖と上顎洞底の距離が近くなっている。食生活に原因があるのかもしれない。今後歯性上顎洞炎あるいは歯科治療に伴う上顎洞炎が増加するのかもしれない。またインプラント治療時に垂直骨量が足りず、上顎洞底挙上術が必要になる例が増加するかもしれない。
>
>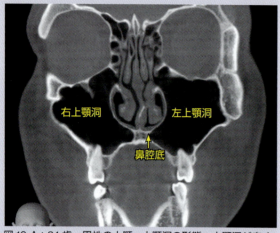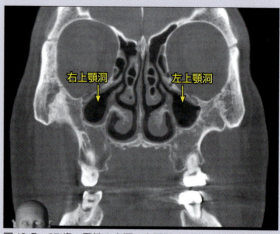
>
> 図10-A：24歳、男性の上顎・上顎洞の形態。上顎洞が広く、鼻腔底の下方まで発達している。上顎洞底の骨は薄い。
>
> 図10-B：67歳、男性の上顎・上顎洞の形態。上顎洞が狭く、上顎洞底の骨は厚い。

3. ostiomeatal complex（中鼻道自然口ルート）

　ostiomeatal complex は、副鼻腔の開口をさす ostium と通路を示す meatus の合成語であり、complex は一つの単位を意味している[9]。機能単位を示す抽象的呼称であり、解剖学的に具体的な特定の部位をさすものではない[9]。臨床的には内側を中鼻甲介、外側を眼窩紙様板、後方および上方を中鼻甲介基板に囲まれた領域内にある副鼻腔自然口とその通路をさす（図11）[9]。ostiomeatal complex を日本の学術用語では、「中鼻道自然口ルート」としている[10]（日本耳鼻咽喉科学会、日本鼻科学会）。

　ostiomeatal complex は副鼻腔のハブとなる部位であり、副鼻腔とくに前頭洞、前篩骨洞、上顎洞の換気と排泄の要である[9]。ostiomeatal complex の閉塞性病変が

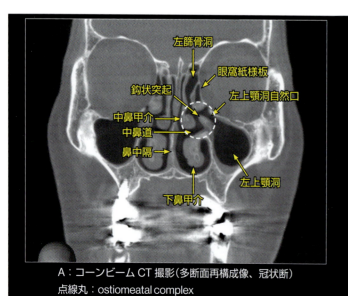 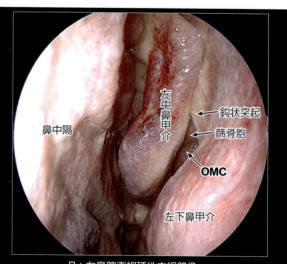

A：コーンビームCT撮影（多断面再構成像、冠状断）
点線丸：ostiomeatal complex

B：左鼻腔直視硬性内視鏡像
OMC：ostiomeatal complex

図11：ostiomeatal complex（中鼻道自然口ルート）

副鼻腔病変の原因とされており、Naumann (1965)[11] により提唱された概念である。副鼻腔の病変が、この部の病変から始まるといわれている[9]。したがって副鼻腔炎治療の基本的理念は、「ostiomeatal complex の閉塞性病変を除去して、各副鼻腔の換気と排泄を十分にし、副鼻腔炎を治癒に導く」ことである。

ostiomeatal complex は前頭洞、前篩骨洞、上顎洞の排泄口であるうえに呼吸器として吸気が直接衝突する部位でもあり、細菌やアレルゲンに暴露されやすい[9]。

ostiomeatal complex の形態的変化により生じる対面する粘膜どうしの接触がその部位での線毛運動の拮抗をきたし、そのために排泄物の停留をきたし、慢性副鼻腔炎や反復性副鼻腔炎を誘発する[9]。

MEMO　気圧性副鼻腔炎（barosinusitis）、航空性副鼻腔炎（aerosinusitis）

航空機に搭乗することにより発症する航空性中耳炎、航空性副鼻腔炎は、中耳腔あるいは副鼻腔の換気障害により、気圧の急激な変化に適応できず症状をきたす航空性疾患である。

航空性副鼻腔炎は気圧性副鼻腔炎とも呼ばれ、既往に慢性副鼻腔炎があって自然口が狭くなっている場合（図12）や、鼻炎を起こしている場合（図13）に、気圧が急激に変化する環境（飛行機搭乗、潜水、高圧酸素療法など）で発症しやすい。

特に上顎洞内部が相対的に陰圧になった場合、上顎洞の自然口付近の粘膜が腫脹すると、自然口の粘膜が弁作用（flutter valve action）を起こし、空気の流入を妨げやすい。

鼻・副鼻腔疾患の重症度と、気圧性副鼻腔炎の発症とは関連性はない。鼻・副鼻腔疾患が軽症でも、上顎洞の換気障害がある例では気圧性副鼻腔炎を発症しやすい。

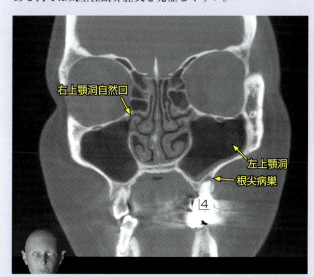

図12：気圧性歯性上顎洞炎（コーンビームCT撮影：多断面再構成像、冠状断）

52歳、女性、飛行機に搭乗するたびに頬部痛、頭痛をきたす。左上顎第1小臼歯は歯内療法（根管処置、冠装着）が行われており、根尖病巣をきたしていた。この根尖病巣による軽度の歯性上顎洞炎をきたしていた。左上顎洞自然口の粘膜は腫脹しており狭小化していた。

抗菌薬により歯性上顎洞炎の治療を行い、飛行機に搭乗する直前と、飛行機が着陸する前に鼻腔粘膜を収縮させる血管収縮薬（プリビナ®）を点鼻することで、症状は改善した。

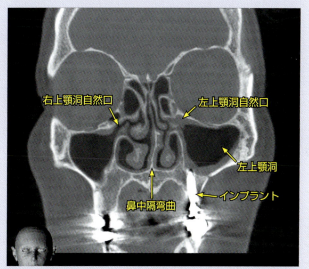

図13：口腔インプラント治療に伴う気圧性上顎洞炎（コーンビームCT撮影：多断面再構成像、冠状断）

68歳、女性、左上顎洞底挙上術、インプラントを即時埋入後から、時々拍動性の頬部圧迫感を訴える。特に天候が悪くなり、気圧が低下すると症状を訴える。

軽度の上顎洞炎をきたしており、左上顎洞自然口の粘膜は腫脹し、狭小化していた。鼻アレルギーと鼻中隔弯曲症があり左 ostiomeatal complex も狭小化していた。

抗菌薬と抗アレルギー薬により上顎洞炎と鼻アレルギーの治療を行い、血管収縮薬（プリビナ®）を点鼻することで、症状は改善した。

> **MEMO** 換気と排泄に必要な上顎洞自然口の広さ
>
> 　上顎洞自然口は、直径が 5 mm 弱の狭い管腔状の口であり、ostiomeatal complex の病変により容易に閉塞し、上顎洞の換気と排泄が妨げられる。
> 　それでは上顎洞自然口はどの程度の大きさが必要なのだろうか。個々の上顎洞の病態と換気能・排泄能に応じた自然口の大きさが必要である。換気能・排泄能が良好であれば狭い自然口でも十分であるが、換気能・排泄能が不良であれば広い自然口が必要になる。
> 　内視鏡下鼻内副鼻腔手術は、換気能・排泄能がどれだけ劣った上顎洞でも、正常な換気能・排泄能を再獲得できるように、上顎洞自然口・膜様部、ostiomeatal complex を広く開大する術式である（図14）。

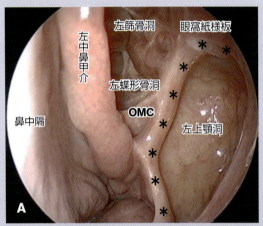 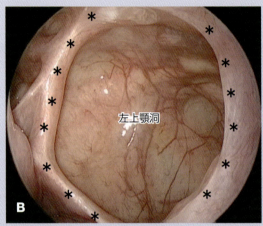

図14：左歯性副鼻腔炎に対する内視鏡下鼻内副鼻腔手術術後の左鼻・副鼻腔所見
A：直視硬性内視鏡像
　　ostiomeatal complex（OMC）は広く開大されている。術後、換気と排泄が再獲得された左副鼻腔（上顎洞、篩骨洞、蝶形骨洞）は正常化し、副鼻腔の機能を再獲得している。（＊：開大された上顎洞自然口・膜様部）
B：70°斜視硬性内視鏡像
　　上顎洞の換気と排泄は保たれ、左上顎洞炎は治癒している。（＊：開大された上顎洞自然口・膜様部）

4. 上顎洞炎（副鼻腔炎）の治癒遷延化因子（表1）[1]

　感冒罹患時、歯科治療時に急性上顎洞炎を起こしても、ほとんどの場合は治癒する。しかし炎症が遷延化すると難治性の慢性上顎洞炎（副鼻腔炎）に移行する。

　上顎洞炎（副鼻腔炎）の治癒を遷延化させる因子には複数の因子がある。すなわち鼻・副鼻腔形態の異常、粘膜防御機能の低下、鼻・副鼻腔・上気道粘膜の炎症、感染などがある（表1）。副鼻腔炎の治癒を遷延化させる因子は互いに影響を及ぼし閉鎖副鼻腔での炎症の悪循環を形成し、急性・慢性副鼻腔炎の治癒を遷延化させている（図15）。

表1：上顎洞炎（副鼻腔炎）の治癒遷延化因子

1. 鼻・副鼻腔形態の異常
　Ostiomeatal complex（中鼻道自然口ルート）の閉塞・換気不全、鼻中隔弯曲、中鼻甲介蜂巣、下鼻甲介肥大など

2. 粘膜防御機能の低下
　気道液の産生分泌と粘液線毛系、粘膜免疫機能

3. 鼻・副鼻腔・上気道粘膜の炎症
　鼻アレルギー、気管支喘息、アスピリン喘息

4. 感染
　ウイルス、細菌、真菌

1) 鼻・副鼻腔形態の異常

　鼻・副鼻腔形態の異常による ostiomeatal complex の閉塞・換気不全は上顎洞炎（副鼻腔炎）を遷延化させる重要な因子である（表2）。同部の閉塞は鼻中隔弯曲（図16）、

第1章 上顎洞の機能的臨床組織解剖 上顎洞の換気(ventilation)と排泄(drainage)

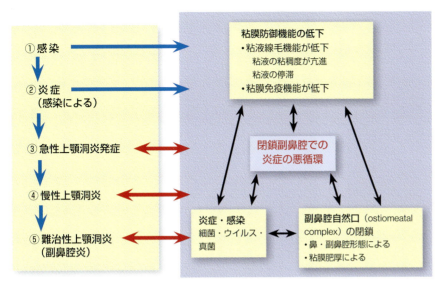

表2：ostiomeatal complex が閉塞する原因

1. 鼻中隔弯曲
2. 中鼻甲介蜂巣
3. Haller's cell
4. 下鼻甲介肥大
5. 中鼻甲介弯曲・偏位
6. 鉤状突起の逆弯曲
7. 篩骨胞の肥大
8. 炎症による粘膜腫脹
9. ポリープ（鼻茸）

図15：急性・慢性上顎洞炎の病態
感冒などにより感染が起こると（①）、感染に対して炎症が起こり（②）、このことにより急性上顎洞炎が発症する（③）。これらの病態に副鼻腔炎の治癒遷延化因子による閉鎖副鼻腔での炎症の悪循環が形成されると、慢性上顎洞炎（④）、難治性副鼻腔炎（⑤）へと病態が増悪する。

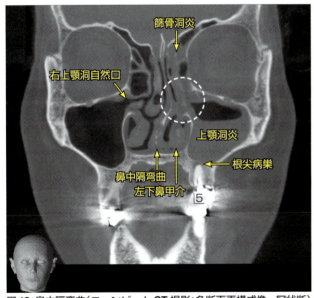

図16：鼻中隔弯曲（コーンビーム CT 撮影：多断面再構成像、冠状断）
左上顎第2小臼歯口蓋根の根尖病巣による左歯性上顎洞炎。鼻中隔弯曲が、ostiomeatal complex を狭小化し、左上顎洞の自然口を閉鎖している（点線丸）。

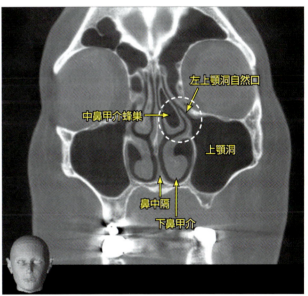

図17：中鼻甲介蜂巣（コーンビーム CT 撮影：多断面再構成像、冠状断） 中鼻甲介蜂巣が、ostiomeatal complex を狭小化している（点線丸）。

中鼻甲介蜂巣（図17）、Haller's cell（図18）、下鼻甲介肥大（図19）、中鼻甲介の弯曲あるいは偏位、鉤状突起の逆弯曲、篩骨胞の肥大などの鼻・副鼻腔の形態異常により起こる。また炎症による粘膜腫脹（図20）、ポリープ（鼻茸）（図21）などによりおこる。

したがって、副鼻腔炎治療の基本的理念は、「ostiomeatal complex を開大して、各副鼻腔の換気と排泄を十分にし、副鼻腔炎を治癒に導く」ことである。また上顎洞炎治療の基本的理念は、「ostiomeatal complex を開大して、上顎洞自然口・膜様部を開大し、上顎洞の換気と排泄を十分にし、上顎洞炎を治癒に導く」ことである。

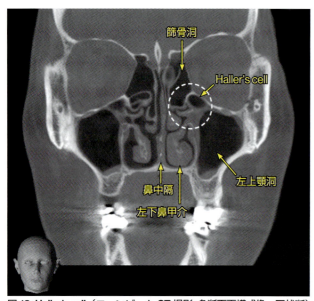

図18：Haller's cell（コーンビームCT撮影：多断面再構成像、冠状断）
　Haller's cellは篩骨蜂巣の一部が眼窩下壁に沿って進展したもので、上顎洞自然口の狭窄をきたす可能性がある（点線丸）。

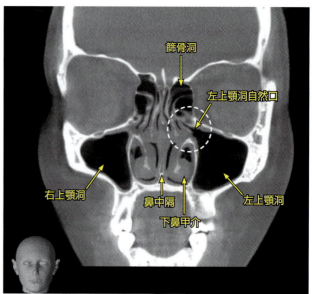

図19：下鼻甲介肥大（コーンビームCT撮影：多断面再構成像、冠状断）
　鼻アレルギーによる下鼻甲介を含めた鼻腔粘膜の肥厚が、ostiomeatal complexを狭小化し、上顎洞の自然口を狭小化している（点線丸）。

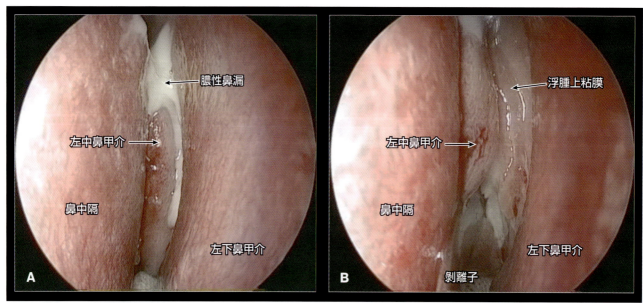

図20：炎症による粘膜腫脹（左歯性上顎洞炎、術中直視硬性内視鏡所見）
　A：左中鼻道に膿性鼻漏を認める。
　B：剥離子で左中鼻甲介を内方へ移動させostiomeatal complexを観察すると、左歯性上顎洞炎により腫脹した浮腫状粘膜が、ostiomeatal complexを狭小化し、上顎洞の自然口を閉鎖している。

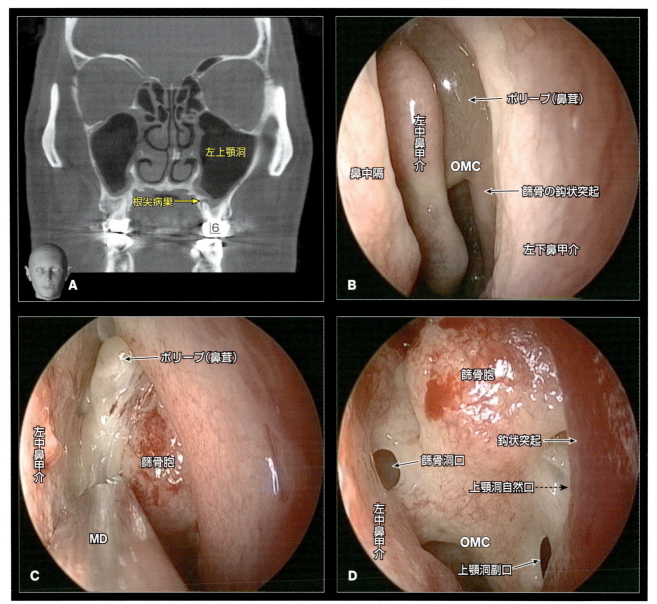

図21：鼻ポリープ（鼻茸）（A：コーンビームCT撮影：多断面再構成像、冠状断、B〜D：術中内視鏡所見）
　左上顎第1大臼歯の根尖病巣により左上顎洞炎を繰り返していた（A）。ポリープがostiomeatal complexを狭小化し、上顎洞の自然口を閉鎖していた（B）。直視硬性内視鏡下にマイクロデブリッダー（MD）でポリープを切除し（C）、ostiomeatal complex（OMC）を開大し（D）、副鼻腔自然口の換気を確保した。左上顎洞炎を繰り返さなくなった。

MEMO　原因歯を抜歯し抜歯窩から上顎洞洗浄を行う歯性上顎洞炎の治療

　歯科・口腔外科では、歯性上顎洞炎に対して排膿をはかるために抜歯を行い、口腔内へドレナージをつけ、洗浄針を用いて抜歯窩から上顎洞内洗浄を繰り返す処置を推奨している（図22）[12)13)]。
　上述したように、上顎洞炎の病態は「上顎洞の自然口あるいはostiomeatal complexの閉塞性病変による、上顎洞の換気不全と排泄不全」である。この病態を考慮していない治療、また口腔と上顎洞を交通させ感染の機会を助長する処置、しかも歯を犠牲にする治療は、適切な治療とはいいがたい。

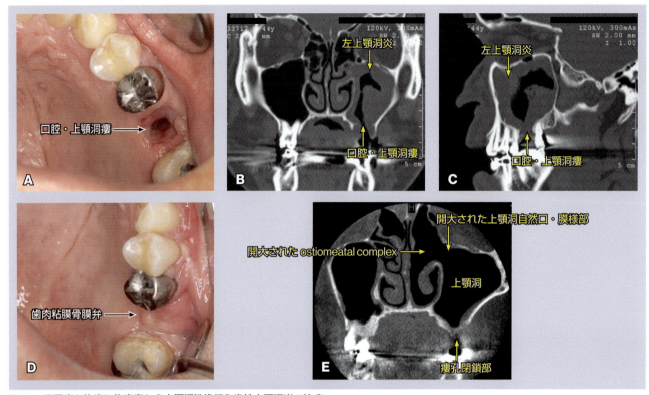

図22：原因歯を抜歯し抜歯窩から上顎洞洗浄行う歯性上顎洞炎の治療
　歯科で上顎洞の排膿のために歯性上顎洞炎の原因歯である左上顎第1大臼歯の抜歯が行われ、抜歯窩から上顎洞洗浄が繰り返されていた。歯科では口腔・上顎洞瘻閉鎖術が予定されていたが、鼻症状（鼻閉、鼻漏）が治癒しないため来院した。
　A：抜歯後に形成された口腔・上顎洞瘻
　B, C：CT撮影（B：冠状断、C：矢状断）
　口腔・上顎洞瘻を認め、左歯性上顎洞炎は改善していない。この状態で口腔・上顎洞瘻閉鎖術だけを行うと上顎洞炎が再燃する。
　D：内視鏡下鼻内副鼻腔手術で左上顎洞の自然口・膜様部、ostiomeatal complex を広く開大し、同時に歯肉粘膜骨膜弁[1) 14)]を用いて口腔・上顎洞瘻を閉鎖した。
　E：左上顎洞は換気と排泄を再獲得し、歯性上顎洞炎は治癒した。

2）粘膜防御機能の低下

　感染に対する気道粘膜の防御機能は、粘液線毛系と粘膜免疫系が基本である[15)]。両者がともに正常であることが重要で、一方の欠落を他方が代償することはない[15)]。

a. 気道液の産生分泌と粘液線毛系

　吸気中の異物は外層粘液に補足され、粘液とともに線毛運動によって咽頭に向かって輸送され、排除される[15)]。この粘液線毛輸送機能（mucociliary transport system）は、粘液層を輸送する機能である（図7）[15)]。

　上顎洞粘膜の粘液線毛輸送機能は、上顎洞の自然口に向かって働いている（図8）。上顎洞内の異物は外層粘液に補足され、粘液とともに線毛運動によって上顎洞の自然口に向かって輸送され、排除される。

　粘液線毛輸送は、①線毛の因子（線毛細胞と線毛の数、線毛打の振幅と頻度、線毛打相互の協調性）、②粘液の因子（粘液量とそのレオロジー的特性）、③線毛と粘液の相互作用（線毛間液の深さ、分泌細胞からの粘液放出様式）により決定される[15)]。すなわち上顎洞の排泄にも、①～③の因子が関与する。

　線毛打は線毛間液中で行われる。線毛間液が少なければ線毛運動不全が起こり（図23-A）、線毛間液がなければ線毛運動は生じない[5)]。一方で線毛運動がいかに活発でも、線毛打が外層粘液に達しないと粘液線毛機能不全が起こる（図23-B）。外層粘液が存在しないと粘液線毛輸送は生じない[5)]。

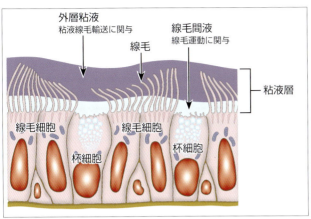

図 23-A：病的粘液層（線毛間液の減少）
　外層粘液が線毛間に侵入し、線毛は粘稠度の高い外層粘液中で運動することを余儀なくされ、線毛運動が障害され、粘液線毛輸送不全が生じる。

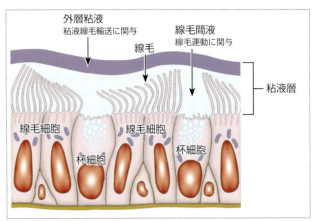

図 23-B：病的粘液層（線毛間液の増加）
　線毛打は外層粘液に達せず、線毛打のエネルギーは外層粘液に伝播されず、粘液線毛輸送不全が生じる。

　形態により粘液線毛輸送機能の停滞が起こる。対面する粘膜どうしの接触が、その部位での線毛運動の拮抗をきたし、そのために排泄物の停留をきたす[9]。粘膜が鋭角になっている部位でも粘液線毛輸送機能の停滞が起こる。したがって、副鼻腔の自然口あるいは上顎洞の自然口・膜様部を手術により開大する場合は、開大部辺縁の粘膜が形態的に鋭角にならないようにする。

　慢性副鼻腔炎（図24）では、線毛細胞が減少し、杯細胞が過形成し粘液量が増加し、粘液が粘稠になる。したがって粘液線毛輸送機能が低下し、粘液の粘稠度が高まり、粘液の停滞が起こる。その結果、上顎洞炎では上顎洞の排泄が障害される。

　歯性上顎洞炎では、線毛細胞は比較的保たれ、杯細胞は過形成ではなく粘液量が増加していない。また膿性の貯留液を認めるが、粘液が粘稠ではない[1]。すなわち多列線毛円柱上皮の傷害は少なく、粘液線毛輸送機能が活発な粘膜に戻る可能性が形態学的に推察される[1]。（第2章「最近の歯性上顎洞炎の病態と治療」図26、図27参照）

b. 粘膜免疫機能
　全身系免疫機構とは異なる粘膜独自の免疫機能の存在が明らかになり、分泌型 IgA の誘導・制御など、徐々にその実態が解明されつつある[16]。本項では詳細を割愛する。

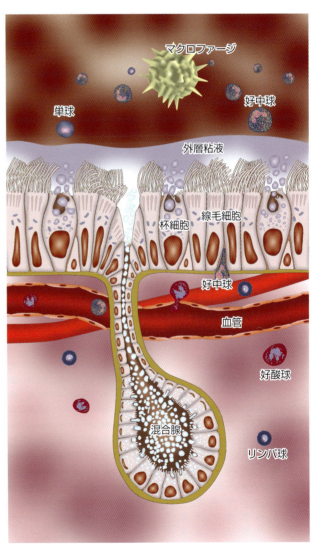

図 24：副鼻腔炎の粘膜上皮

3）鼻腔・上気道粘膜の炎症（鼻アレルギー、気管支喘息、アスピリン喘息）

最近 United Airway Disease という概念が提唱されている。これはアレルギー性鼻炎とアトピー型気管支喘息、好酸球性副鼻腔炎と非アトピー型気管支喘息やアスピリン喘息など様々な上気道疾患と下気道疾患が相互に関係しているという概念である。すなわち上気道と下気道の疾患は、その病態に何らかの類似性があり一つの気道病態として捉える概念である。

特に好酸球性副鼻腔炎は、難治性・易再発性であり、厚生労働省により難病に指定されている。好酸球浸潤の機序やその作用についてはいまだ不明である[17]。好酸球性副鼻腔炎と歯性上顎洞炎の合併例も存在する。

4）感染

ウイルス、細菌が鼻腔から自然口を通じて副鼻腔に感染し、急性副鼻腔炎が発症する。さらにその治癒が遷延化したり急性炎症を繰り返すと、閉鎖副鼻腔の炎症の悪循環に陥り慢性副鼻腔炎、難治性副鼻腔炎へと移行する（図15）。

副鼻腔真菌症（図25）は、鼻腔が広く空気の流出量が多い側に生じやすいことから、真菌が侵入しやすい局所条件が成因として考えられている[17]。また副鼻腔の嫌気的な環境が真菌の発育を促すとされている[17]。上顎洞に最も発症しやすく、原因菌としてはアスペルギルスが最も多い（図25H、図25I）[17]。副鼻腔真菌症と歯性上顎洞炎の合併例も存在する。

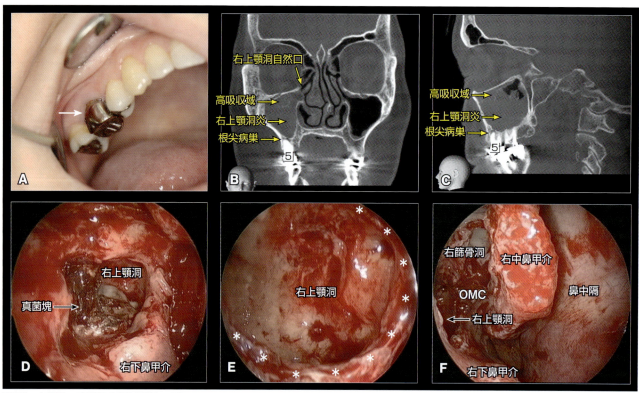

図25：右歯性・真菌性上顎洞炎（A～F）
A：口腔内所見
　歯性上顎洞炎の原因歯である右上顎第2小臼歯（矢印）は、根管処置、冠装着による歯冠修復が行われていた。
B,C：コーンビームCT撮影（多断面再構成像、B：冠状断、C：矢状断）
　右上顎第2小臼歯の頬側近心根は、歯内療法が行われているが根管充填が不十分で根尖病巣をきたしていた。この根尖病巣が原因の右歯性上顎洞炎を認めた。右上顎洞の低吸収域の中には高吸収域を認め、真菌塊が疑われた。右上顎洞の自然口は開存していた。
D,E,F：術中硬性内視鏡所見（D,E：70°斜視硬性内視鏡像、F：直視硬性内視鏡像）
　上顎洞を開放すると、上顎洞内は膿性鼻漏と真菌塊が充満していた（D）。上顎洞膜様部を広く開大し（E＊：開大された上顎洞膜様部）、上顎洞内の真菌塊を摘出し、上顎洞内を吸引・洗浄した（E）。上顎洞、篩骨洞と ostiomeatal complex（OMC）を広く開大し、上顎洞の換気と排泄を十分にした（F）。

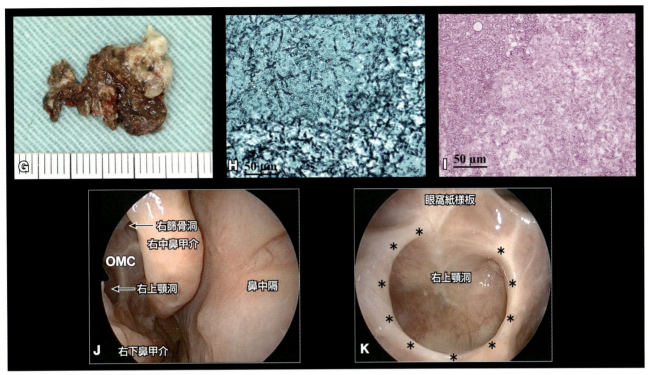

図 25：右歯性・真菌性上顎洞炎（G～K）

G, H, I：摘出真菌塊の一部と病理組織像（H：Grocott 染色、I：PAS 染色）
　アスペルギルスであった。

J, K：内視鏡下副鼻腔手術術後の右鼻副鼻腔所見（J：直視硬性内視鏡像、K：70°斜視硬性内視鏡像）
　ostiomeatal complex（OMC）は広く開大されている。術後、換気と排泄が再獲得された右副鼻腔（上顎洞、篩骨洞）は正常化し、副鼻腔の機能を再獲得している。
　上顎洞の換気と排泄は保たれ、右歯性・真菌性上顎洞炎は治癒している。（K＊：開大された上顎洞自然口・膜様部）

MEMO　上顎洞炎と上顎洞根治手術（Caldwell-Luc 法）

歯科・口腔外科では、上顎洞炎に対して歯肉（犬歯窩）切開による上顎洞根治手術（Caldwell-Luc 法）を学会が推奨し、現在でも日常臨床で行われている[12)13)]。また病的洞内粘膜の除去と対孔の設置を勧めている[12)]。しかも鼻腔形態を是正する手術は行われていない。

上顎洞根治手術で上顎洞粘膜を全摘出した洞骨壁面は再生した粘膜の被覆により治癒し、上顎洞は正常化する[12)]としているが、一部を除いて上顎洞粘膜は被覆せず、上顎洞は正常化しない（図 26）。

この術式により上顎洞粘膜が全摘出された上顎洞骨壁面は結合組織により器質瘢痕化し、粘液線毛輸送機能は廃絶してしまう。また上顎洞の形態は大きく変化し、上顎洞は副鼻腔としての機能を失う可能性がある（図 26, 27）。この結果、鼻・副鼻腔形態の変化、粘膜防御機能の低下を招き、副鼻腔炎の治癒を遷延化させる。一方で手術侵襲は少なくなく、術後に上口唇や頬部の疼痛、しびれ感が残り、術後性上顎嚢胞などの合併症の問題もある。

耳鼻咽喉科・頭頸部外科では、上顎洞根治手術を含めた副鼻腔根治手術は 1990 年代から一般的に行われていない。低侵襲で手術時間が短く、患者の負担が少ない内視鏡下鼻内副鼻腔手術が耳鼻咽喉科・頭頸部外科では標準術式である[1)18)]。Naumann が 1965 年に提唱した概念[11)]に基づき、副鼻腔の換気と排泄の要である ostiomeatal complex を開大して、副鼻腔の閉塞・換気不全を改善し、副鼻腔粘膜を正常化させ、換気と排泄機能を再度獲得させる手術である。また副鼻腔炎の治癒遷延化因子を考慮した手術、例えば鼻中隔矯正術[19)]、中鼻甲介蜂巣の処置、粘膜下下鼻甲介骨切除術[20)]などの鼻腔形態を是正する内視鏡下手術も同時に行う必要がある。

内視鏡下鼻内副鼻腔手術（第 2 章「最近の歯性上顎洞炎の病態と治療」図 38 参照）では、副鼻腔（上顎洞）の粘膜は極力保存する（図 26）。病的に肥厚した副鼻腔（上顎洞）粘膜固有層は掻爬するが、粘骨膜を必ず保存する。このような状態で、上顎洞の自然口を広く開大し、副鼻腔の換気と排泄の要である ostiomeatal complex を開大して、副鼻腔の閉塞・換気不全を改善する。その結果、換気と排泄を確保した副鼻腔（上顎洞）には、粘液線毛輸送機能が正常な粘膜が再生し（図 28）、本来

の副鼻腔としての機能を再獲得する。そして粘膜防御機能も正常化する。すなわち内視鏡下鼻内副鼻腔手術は、副鼻腔(上顎洞)の形態と機能を保存する機能保存手術である。

対孔の設置に関しては、耳鼻咽喉科・頭頸部外科では1990年代から一般的に行われていない。主な理由は、対孔を設置する必要がないからである[21]。また設置しても閉鎖する場合が多いからである[21]。あくまでも粘液線毛輸送機能が働く方向の、本来の換気口である上顎洞の自然口とostiomeatal complexを広く開大し、換気と排泄機能を再獲得させ、上顎洞を正常化させることが内視鏡下鼻内副鼻腔手術の基本理念である。

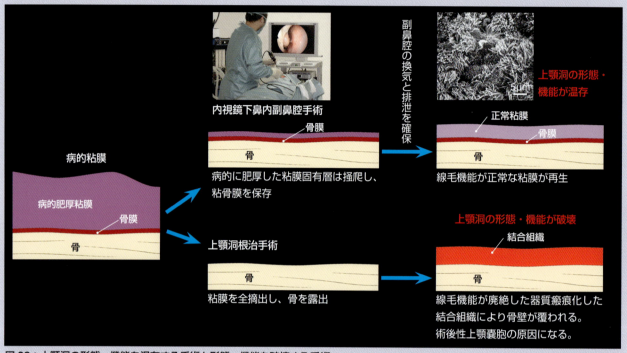

図26：上顎洞の形態・機能を温存する手術と形態・機能を破壊する手術
　内視鏡下鼻内副鼻腔手術では、病的な粘膜固有層は掻爬するが、粘骨膜は保存する。この状態で上顎洞の換気と排泄を確保すると線毛機能が正常な粘膜が再生する。
　上顎洞根治手術では粘膜を全摘出し、骨が露出する。その結果、線毛機能が廃絶した器質瘢痕化した結合組織が増生する。また術後性上顎嚢胞の原因になる。

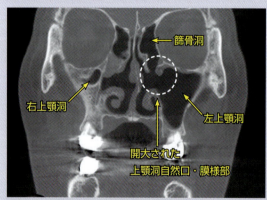

図27：上顎洞根治手術で形態と機能が廃絶した右上顎洞と内視鏡下鼻内副鼻腔手術で形態と機能が温存された左上顎洞
　右上顎洞は器質瘢痕化した結合組織が増生し、上顎洞の形態と機能が大きく変化している。
　左上顎洞の自然口・膜様部とostiomeatal complex（点線丸）は広く開大され、換気と排泄を再獲得した左上顎洞は形態と機能が温存されている。

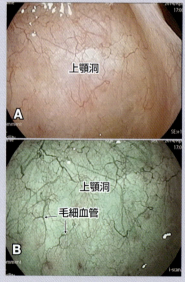

図28：内視鏡下鼻内副鼻腔手術術後に正常な機能に回復した上顎洞粘膜（A：通常光、B：画像強調像、i-scan、PENTAX）
　粘膜固有層の肥厚は改善し、正常な毛細血管が分布している。上顎洞内に貯留液はなく、粘膜の粘液線毛機能と上顎洞の換気と排泄は保たれている。

> **MEMO** シュナイダー膜（Schneiderian membrane）
>
> 　鼻粘膜（nasal mucous membrane）に関して記述したドイツの解剖学者C.V. Schneider（1614-1680）に由来する。近年インプラント関連の論文に、上顎洞底粘膜の別称として"Schneiderian membrane"が用いられ、日本でも"シュナイダー膜"が歯科だけで用いられている。
> ①C.V. Schneiderが記述した部位は鼻粘膜であり上顎洞底粘膜（副鼻腔粘膜：paranasal mucous membrane）ではないと考えられること。
> ②日本解剖学会、日本鼻科学会、すなわち医科では学術用語として認められておらず、使用されていないこと。
> ③その定義が曖昧なこと。
> 　などから、使用は慎重にするべきである。医学において医学用語は遵守する必要がある。日本口腔インプラント学会の口腔インプラント学術用語集でも"シュナイダー膜"は医学用語としての使用は好ましくないとしている[22]。著者は"上顎洞底の粘膜"で支障ないのではないかと考える。

5. 上顎洞の換気（ventilation）と排泄（drainage）、実際の症例から

　副鼻腔（上顎洞）治療における「上顎洞の換気と排泄」の理念を、実際の症例を提示する。

症例
患者：50歳代、女性
主訴：歯科・口腔外科で歯性・真菌性上顎洞炎の手術を受けたが、術後も頭痛と膿性鼻漏が続く。
現病歴：左歯性・真菌性上顎洞炎に対して、6ヶ月前に歯科・口腔外科で全身麻酔下に歯肉（犬歯窩）切開による上顎洞根治手術を受けた。また原因歯である左上顎第2大臼歯（歯内療法後の歯、根管処置歯）は骨植はよかったが抜歯された。術後6ヶ月を経過しても頑固な頭痛と膿性鼻漏が続くため来院した。

初診時鼻内所見：左膿性鼻漏を多量に認めた。

鼻内内視鏡所見：歯科・口腔外科の手術では、左上顎洞膜様部の一部が開窓されていた（図29A）が、ostiomeatal complexと上顎洞自然口は操作されていなかった（図29A）。下鼻道側壁に設置された対孔は閉鎖していた（図29B）。上顎洞膜様部の開窓部から左上顎洞内を観察すると、上顎洞粘膜は浮腫状で膿性・粘性の鼻漏が上顎洞に貯留し、真菌塊を認めた（図29C）。

コーンビームCT所見（図29D）：左上顎洞に低吸収域を認め、炎症性粘膜肥厚あるいは貯留液の所見であった。低吸収域の中には高吸収域を認め、真菌塊と考えられた。左上顎洞の自然口は歯科・口腔外科の手術では操作され

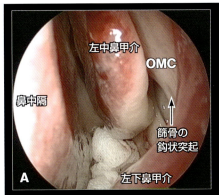 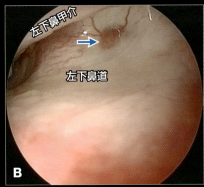 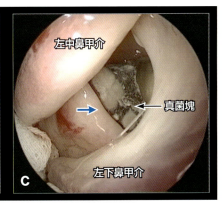

図29A〜C：左歯性・真菌性上顎洞炎再手術症例（術前内視鏡所見）
A：直視硬性内視鏡像、B、C：70°斜視硬性内視鏡像
　左中鼻甲介が外側に偏位していた（A）。ostiomeatal complex（A：OMC）は開大されておらず、左下鼻道側壁に設置された対孔は閉鎖していた（B：青矢印）。左上顎洞膜様部の後部が開窓されており（C：青矢印）、上顎洞膜様部の開窓部から左上顎洞内を観察すると、上顎洞粘膜は浮腫状で膿性・粘性の鼻漏が上顎洞に貯留し、真菌塊を認めた（C）。

ておらず、篩骨の鉤状突起は残存していた。下鼻道側壁の骨は欠損しており、粘膜で閉鎖しているが対孔が設置されていたと考えられた。

　鼻内内視鏡所見とコーンビームCT所見から、歯科・口腔外科で行われた手術は、歯肉（犬歯窩）切開による上顎洞手術ではあるが、上顎洞粘膜は除去されておらず、本来のCaldwell-Luc法ではないことが示唆された。また上顎洞膜様部の後部を開窓し、対孔も設置したと考えられたが、上顎洞自然口周囲とostiomeatal complexは手術操作されていなかった。

病態：上顎洞膜様部の後部は開窓されており、一見上顎洞の換気は行われているようであるが、なぜ上顎洞炎は治癒しないのであろうか。
① 理由の一つは、粘液線毛輸送機能が本来働く方向の上顎洞自然口とostiomeatal complexが手術操作されておらず、この症例の上顎洞病変にとって換気と排泄が不十分であることが考えられる。
② 理由の第二は、真菌とそれに伴う細菌感染が残存していることである。
③ 理由の第三は、上顎洞内の粘液の粘稠度が亢進し、粘液が停滞していることから、上顎洞の粘液線毛輸送機能が低下していることが示唆される。完全閉鎖ではないが、閉鎖副鼻腔での炎症の悪循環が改善されず、本症例が治癒しない原因になっていると推察された。

病態に対する治療理念：それではどうすればよいのか。
　まず①に対して、粘液線毛輸送機能が本来働く方向の上顎洞自然口・膜様部とostiomeatal complexを広く開大し、上顎洞の換気と排泄を十分にすることである。
　次に②の真菌とそれに伴う細菌感染症の対策である。通常上顎洞真菌症は、真菌塊を除去し上顎洞の換気と排泄を十分にすることで治癒する。通常上顎洞の真菌症に対して、術後に抗真菌薬の投与は必要ない。
　そして①と②の二つの病態を改善することにより、閉鎖副鼻腔での炎症の悪循環は改善し、③の上顎洞の粘液線毛輸送機能は回復し、上顎洞の換気と排泄機能は正常化するはずである。

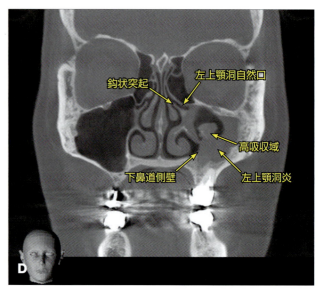

図29D：左歯性・真菌性上顎洞炎再手術症例のコーンビームCT撮影（多断面再構成像、冠状断）
　左上顎洞に低吸収域を認め、炎症性粘膜肥厚あるいは貯留液の所見であった。低吸収域の中には高吸収域を認め、真菌塊と考えられた。左上顎洞の自然口は手術操作されておらず、篩骨の鉤状突起は残存していた。下鼻道側壁の骨は欠損しているが粘膜で閉鎖しており、対孔が設置されていたことが示唆された。

内視鏡下鼻内副鼻腔手術：上述した病態に対して、局所麻酔下に日帰り手術を行った。
　①に対して、上顎洞自然口・膜様部とostiomeatal complexを開放し、上顎洞の換気と排泄を十分にした（図29E、29F）。具体的には鉤状突起を切除し、上顎洞自然口と膜様部を広く開大した。篩骨洞を開放し、左中鼻甲介の外側偏位を矯正し、左中鼻甲介の下部をトリミングし、ostiomeatal complexを開放した。
　②に対して、上顎洞内の真菌塊を摘出し、上顎洞内を吸引・洗浄した（図29G）。

術後経過：換気と排泄を再度獲得した上顎洞粘膜は、正常に機能している（図29H、29I）。抗真菌薬の投与は行っていない。
　患者が訴えていた頑固な頭痛と膿性鼻漏は術後に消失した。

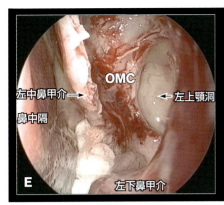
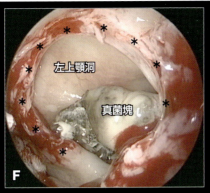
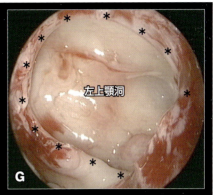

図29E～G：左歯性・真菌性上顎洞炎再手術症例（術中硬性内視鏡所見）
E：直視硬性内視鏡像、F,G：70°斜視硬性内視鏡像
　前部篩骨洞を開放し、中鼻甲介の下部をトリミングし、ostiomeatal complex（OMC）を開放した（E）。篩骨の鉤状突起を除去し、上顎洞自然口・膜様部を開大し、上顎洞の換気と排泄を十分にした。上顎洞内の真菌塊（F）を摘出し、上顎洞内を吸引・洗浄した（G）。（＊：開大された上顎洞自然口・膜様部）

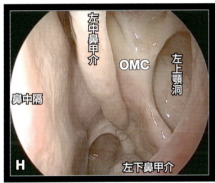
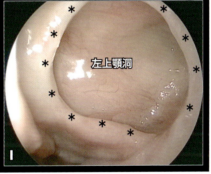

図29H,I：左歯性・真菌性上顎洞炎再手術症例（術後硬性内視鏡所見）
H：直視硬性内視鏡像、I：70°斜視硬性内視鏡像
　ostiomeatal complex（OMC）は広く開放され（H）、上顎洞の自然口・膜様部も広く開大されている（I）。換気と排泄を再度獲得した上顎洞粘膜は、正常に機能している。

6. 上顎洞粘膜の肥厚

　口腔インプラント治療時、特に上顎洞底挙上術を行う際には上顎洞粘膜の肥厚の検討が推奨されている。さらに上顎洞粘膜の厚さを基準にし、粘膜の厚さが何mm以上あれば耳鼻咽喉科に紹介することを薦めるとする報告もある。日本口腔インプラント学会の口腔インプラント治療指針2016でも、上顎洞粘膜の厚さが上顎洞底挙上術の検査項目に含まれている[23]。

　しかし上顎洞粘膜の厚さを基準にして上顎洞の病変を判断することはあまり重要ではない。大切なことは粘膜の厚さではなく、粘膜上皮の粘液線毛輸送機能が保たれているかどうかである。

　たとえ上顎洞粘膜が肥厚していても、上顎洞自然口が開存しており、上顎洞内に貯留液がなく、無症状であれば、上顎洞の換気と排泄は保たれていると考えてよい。通常のインプラント体を埋入することに支障はない。またたとえ上顎洞粘膜が肥厚していても上顎洞底挙上術ができないわけではない。

　歯科医からよく受ける質問の一つが、「上顎洞粘膜が肥厚しているので耳鼻咽喉科に紹介しても、経過を観ましょうとの返事で、問題が解決しない」というものである。

　たとえ上顎洞粘膜が肥厚していても、上顎洞の換気と排泄[21]が保たれ、上顎洞に感染がなく、無症状であれば、耳鼻咽喉科医は積極的には治療を行わず経過を観察する場合が多い。

　大切なことは上顎洞を含めた鼻・副鼻腔の病態を総合的にとらえることであり、上顎洞粘膜の肥厚は、上顎洞の所見の一つに過ぎない。上顎洞粘膜の厚さだけを基準にして

上顎洞の病変を判断してはいけない。とは言っても上顎洞粘膜が肥厚していれば、炎症性肥厚など何らかの病変は存在するのは確かであるので、耳鼻咽喉科と連携を取りながら、慎重に口腔インプラント手術を行う必要がある。

7. 上顎洞粘膜の組織構造と病理

1) 上顎洞粘膜の組織構造

表層から上顎洞粘膜を観察すると、粘膜上皮（多列線毛円柱上皮）、粘膜固有層、上顎骨骨膜、上顎骨の組織構造を認める（図30）。粘膜固有層には血管、混合腺が分布する。正常の上顎洞粘膜の粘膜固有層は薄い。このうち上顎洞粘膜の肥厚に関与するのは、粘膜固有層の病変と厚さである。

ここで注意しなければならないことは、上顎洞の換気と排泄に大きな影響を与える粘液線毛系の機能は、粘膜上皮（多列線毛円柱上皮）の病変により影響されることである。したがって上顎洞粘膜の肥厚すなわち粘膜固有層の厚さが増していても粘液線毛輸送機能が正常な上顎洞も存在する。

2) 上顎洞粘膜上皮の病理

慢性副鼻腔炎では、線毛細胞が減少し、杯細胞が過形成し、基底膜の肥厚を認め、粘膜固有層にはリンパ球、形質細胞、好中球などの炎症細胞浸潤を認める（図31A）。

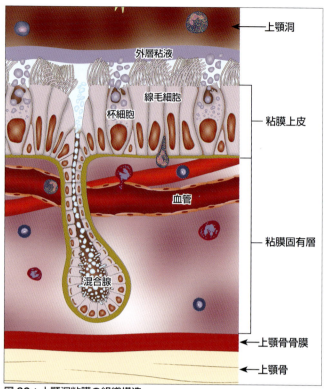

図30：上顎洞粘膜の組織構造

好酸球性副鼻腔炎（アスピリン喘息患者など）では、粘膜固有層に著明な好酸球の浸潤を認める。粘膜上皮は杯細胞が過形成し、線毛細胞の消失により線毛が消失し、基底膜の肥厚を認め、粘膜上皮のリモデリングが認められる（図31B）。

このように粘膜上皮の線毛細胞が減少（消失）すること

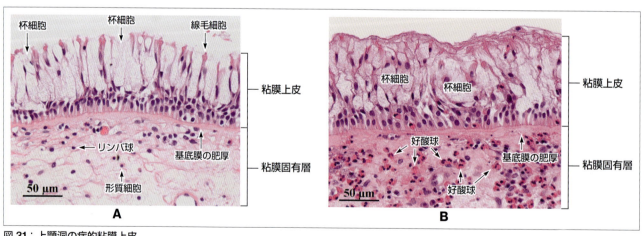

図31：上顎洞の病的粘膜上皮
A：慢性副鼻腔炎
　線毛細胞が減少（線毛が減少）し、杯細胞が過形成している。基底膜の肥厚を認め、粘膜固有層にはリンパ球、形質細胞などの炎症細胞浸潤を認める。形態的に粘液線毛輸送機能不全が推察される。
B：好酸球性副鼻腔炎（アスピリン喘息）
　粘膜固有層に著明な好酸球の浸潤を認める。粘膜上皮には杯細胞の過形成、線毛上皮の消失（線毛の消失）、基底膜の肥厚を認め、粘膜上皮のリモデリングが認められる。形態的に粘液線毛輸送機能不全が推察される。

により線毛の数が減少（消失）し、杯細胞の過形成することにより、粘液量が増加し、粘液が粘稠になる。この結果、粘液線毛輸送機能が障害され、粘液の停滞が起こり、上顎洞の排泄が障害される。

3) 上顎洞粘膜固有層の病理

上顎洞粘膜の肥厚には、び漫性肥厚（図32、33）と限局性肥厚（図34）がある。

び漫性肥厚は一般的に炎症性の粘膜肥厚が多い。一方限局性肥厚は炎症性の粘膜肥厚でもおこるが、貯留嚢胞により限局性肥厚をきたす場合も少なくない。貯留嚢胞では粘膜が鋭角に肥厚している場合が多い（図35）。

したがってコーンビームCTで上顎洞粘膜の肥厚を認めた場合、粘膜に何らかの炎症性病変（感染ではない）がある、あるいはあったと考えるべきである。ただしコーンビームCTで上顎洞壁の内側に低吸収域がある場合、

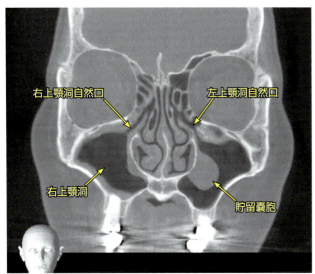

図32：右上顎洞粘膜のび漫性肥厚（コーンビームCT撮影：多断面再構成像、冠状断）
右上顎洞粘膜がび漫性に肥厚しているが、上顎洞自然口は開存しており、上顎洞の換気と排泄は保たれていると考えられる。左上顎洞には限局性の上顎洞粘膜肥厚（貯留嚢胞）を認める。

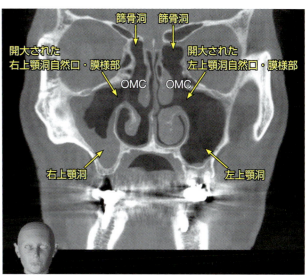

図33：上顎洞粘膜のび漫性肥厚（コーンビームCT撮影：多断面再構成像）
両側内視鏡下鼻内副鼻腔手術術後である。両側の上顎洞自然口・膜様部とostiomeatal complex（OMC）は開大され、上顎洞と篩骨洞の換気は保たれている。右上顎洞粘膜がび漫性に肥厚しているが、貯留液はなく、上顎洞の換気と排泄は保たれていると考えられる。

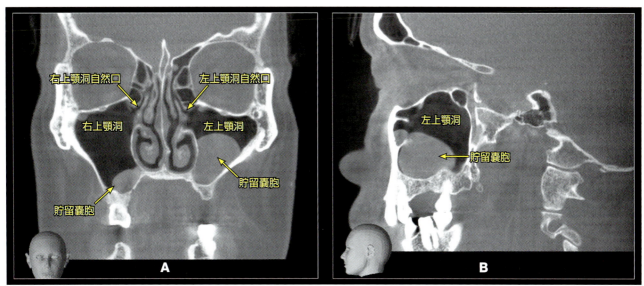

図34：上顎洞粘膜の限局性肥厚（コーンビームCT撮影：多断面再構成像、A：冠状断、B：矢状断）
両側の上顎洞底粘膜が限局性に肥厚しているが、両側上顎洞の自然口は開存しており、上顎洞の換気と排泄は保たれていると考えられる。貯留嚢胞が疑われる。

炎症性粘膜肥厚なのか貯留液なのかを鑑別する必要があるが、実際は両者を鑑別できない場合もある。

A. 炎症とは

炎症とは外部からの種々の刺激（多くは有害作用）に対する生体の局所反応で、有害作用から生体を防護し、障害物を破壊除去し、損傷部の被害を補修して、生体の安全を保持しようとする一連の防衛反応である[24]。

炎症の初期の反応は血管反応で、血液組織関門の障害、血液細胞の組織内への遊出などがおこる[24]。局所的に滲出（体液と細胞の蓄積）がおこり、局所の細胞が障害され、種々の病変をおこす[24]。これに引き続いて増殖性反応による修復がおこる[24]。

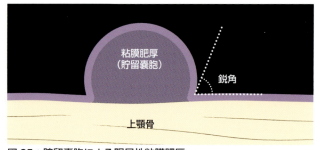

図35：貯留嚢胞による限局性粘膜肥厚
貯留嚢胞では粘膜が鋭角に肥厚している場合が多い。

B. 炎症の基本病変[24]

① 局所的血管反応

炎症の初期の反応は血管反応である。動脈性充血、次いで滲出がおこる。滲出は微小循環系の血管の障害による。滲出物の大部分は血液に由来する（図36A、図36B、図36C）。滲出物の液体成分は血漿で、多量になると炎症

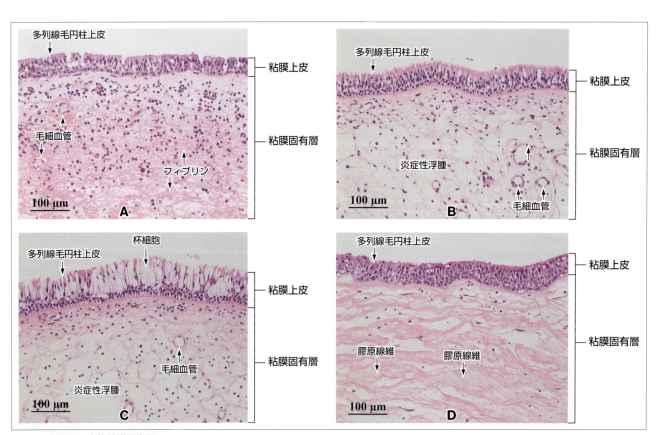

図36：上顎洞の病的粘膜固有層
A：多列線毛円柱上皮の形態はほぼ保たれている。粘膜固有層には炎症細胞浸潤を認め、フィブリンが析出している。血管透過性が強く亢進した証拠である。
B：多列線毛円柱上皮の形態はほぼ保たれている。粘膜固有層にはリンパ球を主体とした炎症細胞浸潤を認めるが、炎症の程度は高度ではない。炎症性浮腫と粘膜固有層の肥厚を認める。
C：多列線毛円柱上皮には杯細胞の過形成が認められ、粘液線毛輸送機能が障害されていることがうかがえる。粘膜固有層にはリンパ球を主体とした炎症細胞浸潤を認め、炎症性浮腫と粘膜固有層の肥厚を認める。
D：多列線毛円柱上皮の形態はほぼ保たれている。粘膜固有層には膠原線維を主体とした線維が増生している。炎症細胞の浸潤は少ない。粘膜固有層の線維性肥厚であり、炎症後の組織増生と考えられる。

性浮腫を起こす。炎症性浮腫は粘膜固有層を肥厚させる。

② 組織の障害（変性）

局所の細胞が障害され、種々の病変をおこす。形態学的には退行性病変として現れる。

③ 組織増生

急性炎症による組織増生、炎症に引き続いて増殖性反応による修復がおこる。線維性結合組織の増生による修復機構は粘膜固有層を肥厚させる（図36D）。

C. 上顎洞粘膜の肥厚

上述したように炎症のさまざまな過程で粘膜固有層が肥大あるいは増生（過形成）し、上顎洞粘膜が肥厚する。したがって上顎洞粘膜の肥厚を認めた場合、粘膜に何らかの炎症性病変（感染ではない）があると考えるべきである。

しかし粘膜上皮の粘液線毛輸送機能は、形態学的に保たれている場合も少なくない。この結果、たとえ上顎洞粘膜が肥厚していても、上顎洞の換気と排泄が保たれていれば、感染がなく、無症状な上顎洞が存在するのである。

コーンビームCTで上顎洞粘膜の肥厚を認めた場合、図15の①感染から②炎症（感染による）③急性上顎洞炎発症に病態が進展しないように、また副鼻腔炎の治癒遷延化因子による閉鎖副鼻腔での炎症の悪循環に陥らないように周術期の感染対策をより確実に行うことが必要である。

8. まとめ

トラブルに関して歯科医師が最も関心を抱くのは、上顎洞底であるが、上顎洞のトラブルに最も関与するのは、上顎洞の自然口と ostiomeatal complex である。

上顎洞の換気と排泄は、狭い管腔状の上顎洞自然口を通して行われ、排泄は上顎洞粘膜の粘液線毛輸送機能によって行われている。病変により上顎洞自然口は容易に閉塞し、上顎洞の換気と排泄が妨げられる。ostiomeatal complex の閉塞性病変による上顎洞の換気と排泄不全が、上顎洞炎の主な原因である。

上顎洞を含めた副鼻腔炎治療の基本的理念は、各副鼻腔の換気と排泄を十分にし換気と排泄機能を再度獲得させ、副鼻腔粘膜を正常化させ、副鼻腔炎を治癒に導くことである。また副鼻腔炎の治癒遷延化因子を考慮した治療も同時に行う必要がある。

口腔インプラント治療前の上顎洞の評価、口腔インプラント治療に伴う上顎洞合併症への対応などに関して、必要に応じて耳鼻咽喉科・頭頸部外科と連携することを口腔インプラント専門医にお勧めする。「上顎洞は上気道の鼻・副鼻腔の一部で口腔ではない」ということを、日々の診療で口腔インプラント専門医が再度確認して頂ければ幸いである。

第1章文献

1) 佐藤公則：現代の歯性上顎洞炎 ―医科と歯科のはざまで―（改訂第2版）．九州大学出版会, 2016.
2) 佐藤公則：Conebeam CTによる歯性上顎洞炎の診断．耳展 50: 214-221, 2007.
3) Becker AM, Hwang PH: Surgical anatomy and embryology of the maxillary sinus and surrounding structures. Duncavage JA and Becker SS ed. The Maxillary Sinus. Medical and Surgical Management. Thieme, New York・Stuttgart: p1-7, 2011.
4) 大櫛弘篤 他：Ostio-meatal Routeの臨床解剖．日耳鼻 79: 535-538, 1976.
5) 坂倉康夫：気道液の形態学．上気道液の生理と病態: 協和企画通信, 東京, p31-40, 1989.
6) Lucas AM, Douglas LC: Principles underlying ciliary activity in the respiratory tract. II. A comparison of nasal clearance in man, monkey and other mammals. Arch Otolaryngol 20: 518-541, 1934.
7) 臼井信郎：鼻腔・副鼻腔気流の実験的研究．日耳鼻 69: 1714-1727, 1966.
8) 日本鼻科学会：粘液線毛機能検査．副鼻腔診療の手引き．金原出版, 東京, p35-36, 2007.
9) 大西俊郎：FESSの理論．内視鏡的副鼻腔手術．メジカルビュー社, 東京, p17, 1995.
10) 日本耳鼻咽喉科学会：耳鼻咽喉科学用語解説集．金芳堂, 京都, p42-43, 2010.
11) Naumann H: Pathologische Anatomie der chronischen Rhinitis und Sinusitis. Proceedings VIII International Congress of Oto-Rhino-Laryngology. Excerpta Medica, Amsterdam, p80, 1965.
12) 高橋哲, 宮本郁也：上顎洞関連手術．口腔外科専門医マニュアル（日本口腔外科学会編）．医歯薬出版，東京，P124-133, 2011.
13) 佐藤公則：歯科インプラント治療と上顎洞合併症 ―耳鼻咽喉科・頭頸部外科と歯科・口腔外科での対応の違い―．インプラントジャーナル 53: 25-45, 2013.
14) 佐藤公則：口腔・上顎洞瘻閉鎖手術．実践！耳鼻咽喉科・頭頸部外科オフィスサージャリー．中山書店, 東京, p144-148, 2015.
15) 坂倉康夫：粘液繊毛輸送機能．上気道液の生理と病態．協和企画通信, 東京, p123-130, 1989.
16) 清野宏 編：臨床粘膜免疫学．シナジー, 東京, 2010.
17) 日本鼻科学会：成因と病態．副鼻腔診療の手引き．金原出版, 東京, p17-22, 2007.
18) 佐藤公則：歯性上顎洞炎の病態と内視鏡下鼻内手術の有用性．日耳鼻 104: 715-720, 2001.
19) 佐藤公則：鼻中隔矯正術．実践！耳鼻咽喉科・頭頸部外科オフィスサージャリー．中山書店, 東京, p98-102, 2015.
20) 佐藤公則：下鼻甲介肥大に対する下鼻甲介手術．実践！耳鼻咽喉科・頭頸部外科オフィスサージャリー．中山書店, 東京, p68-70, 2015.
21) 佐藤公則：歯科インプラントのためのサイナストラブル解決法―上顎洞の換気（ventilation）と排泄（drainage）―．インプラントジャーナル 57: 7-21, 2014.
22) 日本口腔インプラント学会：上顎洞粘膜．口腔インプラント学学術用語集第3版．医歯薬出版, 東京, p49, 2014.
23) 日本口腔インプラント学会：骨組織、軟組織のマネジメント．口腔インプラント治療指針 2016. 医歯薬出版, 東京, p47-51, 2016.
24) 田中健蔵：炎症総論．今井環 他編, 病理学．医学書院, 東京, p93-123, 1979.

第2章
最近の歯性上顎洞炎の病態と治療

ポイント

1. 口腔インプラント治療に伴う上顎洞合併症を理解する上で、最近の歯性上顎洞炎の病態と治療理念を理解することは不可欠である。
2. 最近の歯性上顎洞炎の病態の特徴は、歯内療法、修復治療、口腔インプラント治療など、歯科治療あるいは歯科治療後の歯が上顎洞炎の原因になる例が増加していることである。
3. したがって歯科治療された歯で外見上齲歯がなくても、上顎洞炎の原因歯として疑うことが大切である。
4. コーンビームCTの出現により歯性感染症としての歯性上顎洞炎の病態と診断がより正確に行えるようになった。
5. 歯性上顎洞炎（副鼻腔炎）に対する手術は、低侵襲で手術時間が短く、患者の負担が少なく、微細な手術操作が経鼻的に行える内視鏡下鼻内副鼻腔手術が標準術式である。
6. 副鼻腔とくに上顎洞、前篩骨洞、前頭洞の換気と排泄の要である ostiomeatal complex（中鼻道自然口ルート）の閉塞が副鼻腔炎の主な原因である。鼻・副鼻腔の病態を把握したうえで、歯性上顎洞炎の診断と治療を行うべきである。すなわち歯性上顎洞炎ではなく歯性副鼻腔炎として病態を捉え、治療を行う必要がある。
7. 歯性上顎洞炎、歯科治療に伴う上顎洞合併症（上顎洞炎、上顎洞内異物など）の治療では、歯科と耳鼻咽喉科・頭頸部外科の連携が望まれる。

用語の注記

　歯性上顎洞炎は歯性感染症の一つである。歯性感染症とは、歯の疾患（化膿性歯髄炎、根尖性歯周炎、辺縁性歯周炎など）が原因で引き起こされる感染症である。したがって歯科治療に伴う上顎洞炎は、歯科治療に伴う上顎洞合併症であり、厳密には歯性上顎洞炎の定義から外れる。しかし本書では便宜上これを歯性上顎洞炎に含める。

1. はじめに

口腔インプラント治療に伴う合併症を理解する上で、最近の歯性上顎洞炎の病態と治療理念を理解することは不可欠である。

歯性上顎洞炎（歯性副鼻腔炎）は日常臨床でよく遭遇する古くからある疾患である。以前は「齲歯に伴う片側性の上顎洞炎を認めたら歯性上顎洞炎を疑え」と教科書的にいわれていた。しかし最近は歯性上顎洞炎の病態・診断・治療が変化している[1]。

病態に関して最近特徴的なことは、未処置の齲歯（歯髄死歯）が原因歯になることはまれになり、歯科治療後の歯が原因歯になる例が多くなったことである[1,2,3]。また口腔インプラント治療を含めた歯科治療に伴う上顎洞炎も増加傾向にある[4,5,6,7]。

診断に関して最近特徴的なことは、顎顔面用のコーンビームCT（第1章 図1）の出現により、歯性上顎洞炎の病態と診断、特に歯科治療後の歯が原因の歯性上顎洞炎の病態と診断がより正確に行えるようになったことである[1,8]。

治療に関して近年特徴的なことは、保存的治療に抵抗する歯性上顎洞炎は内視鏡下鼻内副鼻腔手術の適応である[1,2]。歯科・口腔外科で現在も行われている歯肉（犬歯窩）切開により上顎洞粘膜を全摘出する上顎洞根治手術[9]は、耳鼻咽喉科・頭頸部外科では1990年代から行われなくなった[10]。低侵襲で手術時間が短く、患者の負担が少なく、微細な手術操作が経鼻的に行える内視鏡下鼻内副鼻腔手術が耳鼻咽喉科・頭頸部外科では標準術式である。

また口腔インプラント治療に伴う上顎洞合併症に対しても、内視鏡下手術の導入により、低侵襲で手術時間が短く、患者の負担が少なく、微細な手術操作が経鼻的に行える内視鏡下鼻内副鼻腔手術が標準術式であり、上顎洞合併症に伴うどのような鼻副鼻腔の病態に対しても同時に、同一視野・術野で経鼻的手術操作が行える[5,6,11〜16]。口腔インプラント治療に伴う上顎洞合併症であればこそ、現代の医療水準・エビデンスに基づいた治療が求められる。また手術適応があれば手術侵襲が小さく、患者の負担が少なく、術後合併症が少ない手術法で、口腔インプラント治療に伴う上顎洞合併症を回復・治癒させなければならない[10]。

一方で歯性上顎洞炎の原因歯の取り扱いに関しては、抜歯の適応などその治療方針に一定の見解は得られていない[1,17]。特に骨植がよい無症状の歯科治療後の歯が原因歯の場合は、抜歯の必要性があるのか慎重に検討する必要がある。抜歯により歯を失う代償は大きい。また口腔インプラント治療に伴う上顎洞炎では、既に埋入されたインプラント体の取り扱いに一定の見解は得られていない[10]。

歯性上顎洞炎の病態の理解、診断、治療に際しては、歯と上顎洞の関係だけに目を向けるのではなく、歯と鼻・副鼻腔の関係に目を向けることが重要である。言い換えれば、歯と上顎洞炎の診断と治療ではなく、歯と鼻・副鼻腔炎そしてそれらの炎症治癒を遷延化させる因子の診断と治療が必要である（図1）。すなわち歯性上顎洞炎で

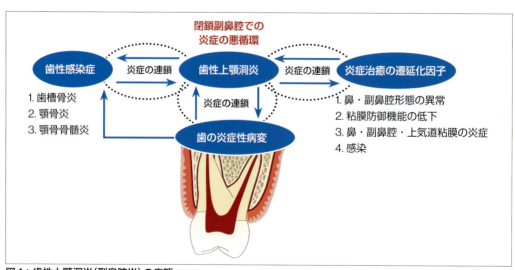

図1：歯性上顎洞炎（副鼻腔炎）の病態

はなく、歯性副鼻腔炎として病態をとらえ、治療を行うことが重要である。

2. 歯性上顎洞炎の病態

上顎骨の大部分は海綿骨（骨梁と骨髄）からなり炎症が波及しやすい（図2）。さらに歯根膜は血管が豊富で、同部の血管は歯槽骨の骨髄と交通している（図3）。

歯の炎症性病変（根尖性歯周炎、根尖病巣が多い）と歯性感染症（歯槽骨炎・顎骨炎・顎骨骨髄炎）が上顎洞底に常に存在すると、上顎洞底は感染を受ける機会に常にさらされている。言い換えれば火薬庫が上顎洞底に常に存在するようなものである。このような病変が、感冒罹患

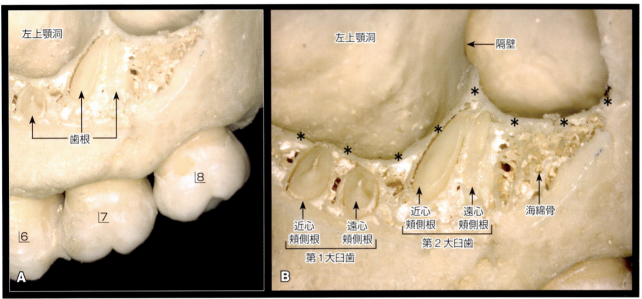

図2：歯と上顎洞底
上顎洞底の上顎骨の大部分は海綿骨（骨梁と骨髄）であり、炎症が波及しやすい。上顎洞底に歯の炎症性病変（根尖病巣など）あるいは歯性感染症（歯槽骨炎など）が常に存在すると、上顎洞に炎症が波及しやすい。（B：拡大図、＊上顎洞底）

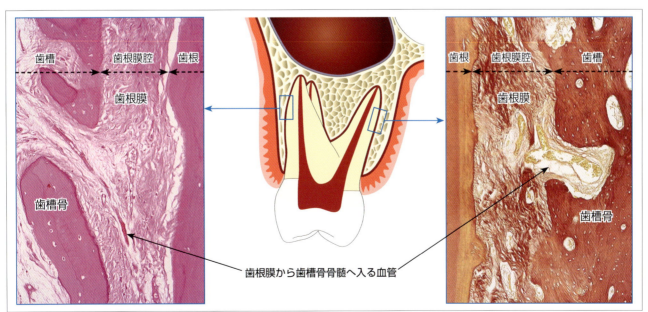

図3：歯根膜腔の組織
歯根膜腔は歯根と歯槽の間の間隙であり、同部には歯根膜と歯周靱帯が存在し、歯と歯槽をつなぐシャーピー線維が走行する。シャーピー線維はその一端は歯槽骨に、他端はセメント質に刺入し、歯を顎骨につなぎとめている。歯根膜は血管が豊富で、同部の血管は歯槽骨の骨髄と交通している。

あるいは歯科治療などで感染すると、急性の歯性上顎洞炎が発症する(図4、図5)。

急性歯性上顎洞炎に閉鎖副鼻腔での炎症の悪循環が形成されると、慢性・難治性上顎洞炎に進展する(図5)。

> **MEMO　海綿骨と緻密骨**
>
> 骨組織は、カルシウム塩を多量に含む細胞間質と無数の突起でつながりあう骨細胞からなる。骨組織は厚く充実した緻密骨（compact bone）（皮質骨 cortical bone）と薄い梁にほぐれた海綿骨（spongy bone）（網状骨 cancellous bone）に分けられる。海綿骨の骨梁の間隙は骨髄（bone marrow）で占められている。

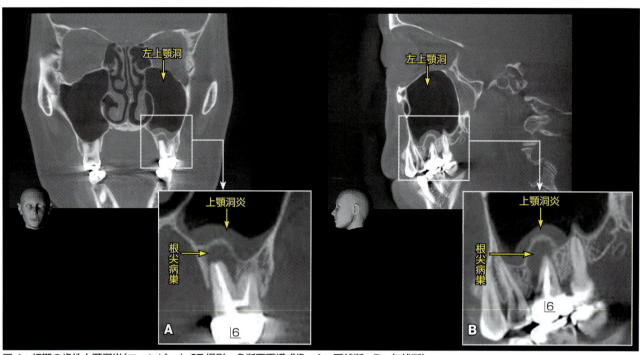

図4：初期の歯性上顎洞炎(コーンビーム CT 撮影：多断面再構成像、A：冠状断、B：矢状断)
　歯内療法(根管処置)後の左上顎第1大臼歯に根尖病巣を認め、上顎洞底に炎症が起こっている。このような病変が、感冒罹患あるいは歯科治療などで感染し、急性歯性上顎洞炎が発症する。

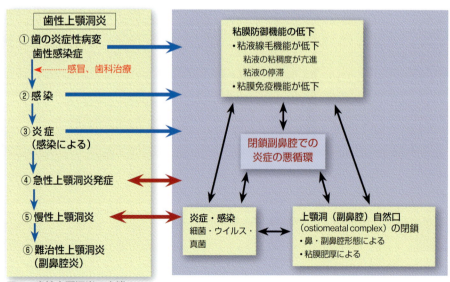

図5：歯性上顎洞炎の病態
　上顎洞に感染が起こり、閉鎖副鼻腔での炎症の悪循環が形成されると、慢性・難治性上顎洞（副鼻腔）炎になる。

3. 最近の歯性上顎洞炎の病態

歯性上顎洞炎は歯性感染症の一疾患である。歯の炎症性病変により上顎洞(副鼻腔)に炎症をきたす疾患であるが、その原因は多岐に及ぶ(表1)。

近年、未処置の齲歯(歯髄死歯)が歯性上顎洞炎の原因歯になる例はまれになり、口腔インプラント治療を含めた歯科治療に伴う、あるいは歯科治療後の歯が原因の歯性上顎洞炎が増加している(表2)[1〜7]。

1) 根尖歯周組織の炎症性病変による歯性上顎洞炎

A. 齲歯の根尖病巣

国民の衛生意識の向上に伴って、近年、未処置の齲歯(歯髄死歯)が原因歯になることはまれになった。

齲歯による根管内歯髄炎・歯髄壊死が、根尖部根管内歯髄炎・歯髄壊死をきたし、根尖性歯周炎(根尖病巣)、さらに歯槽骨炎、顎骨炎、顎骨骨髄炎などの歯性感染症へと炎症が進展し、歯性上顎洞炎をきたす(図6)。感冒罹患や歯科治療(歯内療法、根管処置)などで炎症が急性増悪し、歯性上顎洞炎を惹起する(図7)。

表1：最近の歯性上顎洞炎(歯性副鼻腔炎)の原因

1. 根尖歯周組織の炎症性病変
   - 齲歯の根尖病巣
   - 歯内療法(根管処置)後の根尖病巣
   - 修復治療(齲蝕切削、窩洞形成、インレー修復)後の根尖病巣
   - 歯の外傷後の根尖病巣
2. 辺縁歯周組織の炎症性病変
3. 上顎嚢胞
4. 歯科治療(口腔インプラント治療を含む)
5. 上顎骨内・上顎洞内異物
6. 口腔・上顎洞穿孔、口腔・上顎洞瘻
7. 上顎の形態：根尖と上顎洞底の距離
8. 歯性上顎洞炎(副鼻腔炎)の治癒遷延化因子

表2：歯科治療に伴う上顎洞炎(副鼻腔炎)の原因

- 歯内療法(根管処置) → 最も多い
- 修復治療(齲蝕切削、窩洞形成、インレー修復)
- 歯内療法(根管処置)による上顎骨内異物、上顎洞内異物
- 歯内療法(根管処置)による歯の破折
- 抜歯による破折根残留
- 抜歯
- 抜歯による口腔・上顎洞穿孔、口腔・上顎洞瘻
- インプラント体埋入時の上顎洞底挙上術
  (骨補填材の上顎洞内漏出)
- インプラント体埋入
- インプラント体上顎洞内迷入
- 歯科矯正

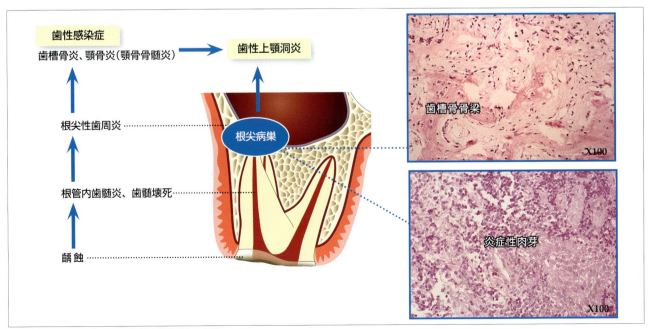

図6：齲歯が原因歯である歯性上顎洞炎の病態

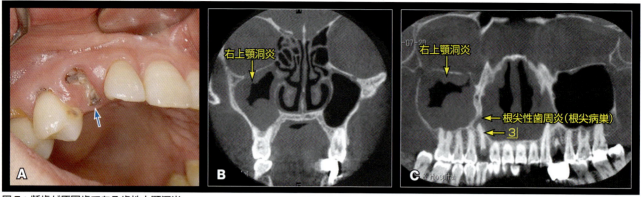

図7：齲歯が原因歯である歯性上顎洞炎
　46歳、女性、感冒罹患後より、右頬部腫脹、右頬部痛、右膿性鼻漏をきたす。抗菌薬の点滴静脈注射による消炎療法を行い、歯性上顎洞炎は治癒した。後日、原因歯を抜歯した。
　A：初診時口腔内所見：右上顎犬歯に齲歯（矢印）を認める。
　B：コーンビームCT撮影（多断面再構成像、冠状断）：右上顎洞炎を認める。
　C：コーンビームCT撮影（曲面任意多断面再構成像）：右上顎犬歯に根尖性歯周炎（根尖病巣）を認め、右歯性上顎洞炎を認める。

B. 歯内療法（根管処置）後の根尖病巣

　最近の歯性上顎洞炎の原因として最も頻度が高い[1)2)]。歯内療法の際の根管処置（抜髄、根管充填）が根尖部根管まで十分に行われていない歯では、根尖部の根管内に歯髄炎、歯髄壊死をきたす（図8）。この結果、歯根部周囲の歯槽骨に肉芽を伴った慢性の炎症（根尖性歯周炎、根尖病巣）をきたす。このような根管処置歯の根尖病巣と周囲の歯槽骨、顎骨の炎症などの歯性感染症が感冒罹患や再度の根管処置などの歯科治療による感染で急性増悪し、歯性上顎洞炎を惹起する（図8, 9）。

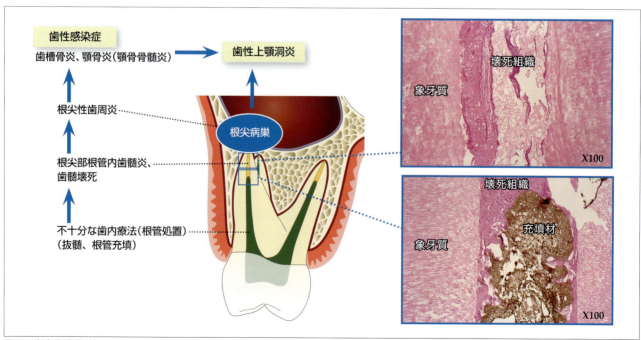

図8：歯内療法（根管処置）後の歯が原因歯である歯性上顎洞炎の病態

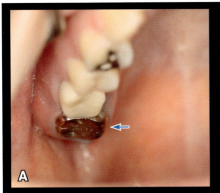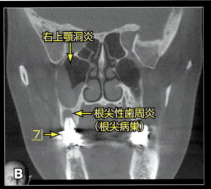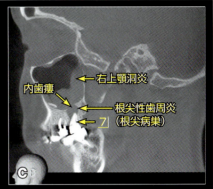

図9：歯内療法(根管処置)後の歯が原因歯である歯性上顎洞炎
　33歳、女性：右頰部痛をきたし、歯科を受診し、歯には異常がないと説明された。膿性鼻漏が出現し、頭痛が改善しないため来院した。
A：初診時口腔内所見：上顎右側第2大臼歯(矢印)は歯冠修復されている。
B,C：コーンビームCT撮影(多断面再構成像、B：冠状断、C：矢状断)：上顎右側第2大臼歯には、歯内療法(根管処置と冠装着による歯冠修復)が行われているが、根管充填が不十分であり、根尖部に根尖病巣(慢性根尖性歯周炎)を認める。この根尖病巣に起因する右上顎洞炎を認める。矢状断では上顎洞底の骨陰影が不鮮明であり、内歯瘻をきたしている。

C. 修復治療後の根尖病巣

　修復治療(齲蝕切削、窩洞形成・インレー修復)後の歯、すなわち齲蝕の進行が歯髄腔・歯髄に及んでおらず、歯科的操作が歯髄腔・歯髄に加えられておらず、象牙質という物理的バリアーが介在し露髄していなくても根尖病巣をきたし、歯性上顎洞炎の原因歯になる[18](図10)。

　象牙質という物理的バリアーが存在し露髄していなくても、象牙細管経由で歯髄の刺激・傷害が起こる[19](図11、図12)。その結果、歯冠部髄室内さらに根尖部根管内に歯髄炎、歯髄壊死をきたし、歯根尖部周囲の歯槽骨に根尖性歯周炎(根尖病巣)をきたす[18]。このような歯科修復治療後の歯の根尖病巣と周囲の歯槽骨、顎骨の炎症などの歯性感染症が、感冒罹患や再度の歯科治療による感染で急性増

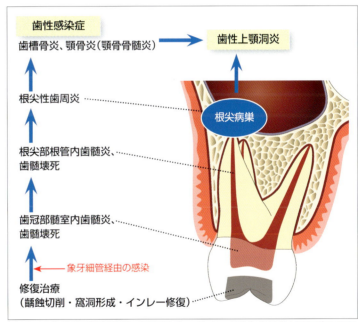

図10：修復治療(齲蝕切削、窩洞形成・インレー修復)後の歯が原因歯である歯性上顎洞炎の病態

図11：象牙質・歯髄複合体(dentin-pulp complex)
　象牙質と歯髄を一つのユニット(象牙質・歯髄複合体)として捉えることにより、これらの組織で展開される生体反応を説明することができる[19]。特に修復処置に伴う歯髄障害の病態を理解するための基礎となる概念として重要である[19]。
　歯髄と象牙質は発生学的、組織学的、機能的に同一の組織である。たとえ露髄していなくても、すなわち象牙質という物理的バリアーを介した状態であっても、象牙細管経由で歯髄の刺激・傷害がおこる。
　窩洞形成時、修復処置中、修復処置後に歯髄の傷害をきたす。微少漏洩により侵入する細菌や細菌の産生物が歯髄を傷害するといわれているが、窩洞形成時の回転切削器具による摩擦熱も関与していると考えられる。

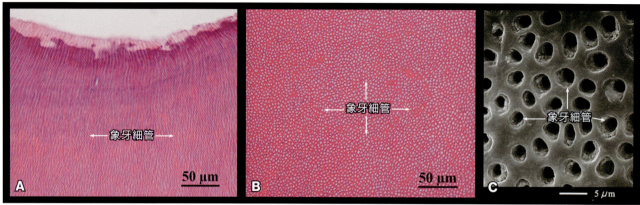

図12：象牙質の象牙細管（A,B：光学顕微鏡像、Hematoxylin-Eosin 染色、C：走査型電子顕微鏡像）
A：歯軸方向に平行な象牙質の断面
B：歯軸方向に垂直な象牙質の断面
C：歯軸方向に垂直な象牙質の表面（EDTA：ethylenediaminetetraacetic acid 処理後）
　　　　　　（菅 俊行 他：フッ化ジアミンシリケートの象牙質知覚過敏症治療剤への応用. 日歯保存誌. 50：313-320, 2007. より引用）

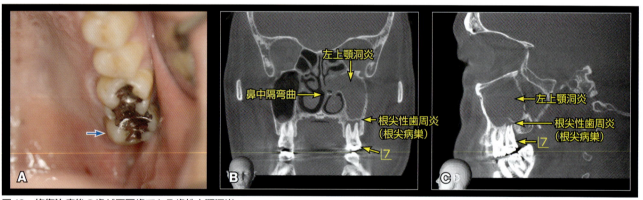

図13：修復治療後の歯が原因歯である歯性上顎洞炎
　52歳、男性：悪臭を伴った膿性鼻漏が出現し、改善しないため来院した。
A：初診時口腔内所見：上顎左側第2大臼歯（矢印）は修復治療（メタルインレー修復）されている。
B.C：コーンビームCT撮影（多断面再構成像、B：冠状断、C：矢状断）：上顎左側第2大臼歯には、歯科修復治療（インレー修復）が行われている。根尖部に根尖病巣（慢性根尖性歯周炎）を認める。この根尖病巣に起因する左上顎洞炎を認める。鼻中隔が左側に弯曲し、左ostiomeatal complex を閉塞していることも上顎洞炎の治癒を遷延化させている可能性が高い。

悪し、歯性上顎洞炎を惹起する（図10, 13）[18]。

　外見上修復治療後の歯で歯冠に病変がみられなくても、修復治療後の歯を歯性上顎洞炎の原因歯として疑うことが大切である。

D. 歯の外傷後の根尖病巣

　事故、歯科治療に伴う外力（抜歯の際に隣接歯に外力が加わった場合、抜歯の際に歯根が破折し残根が生じた場合など）などにより歯が外傷を受け、破折することで歯髄が感染したり、歯髄が損傷することにより根尖性歯周炎（根尖病巣）が生じ、歯性上顎洞炎の原因になる（図14, 15）。

　歯の外傷・破折にはいくつかのパターンがある（図14）。歯髄が開放されていない場合は、根尖孔部で歯髄が損傷されることにより、あるいは歯の破折により歯髄が開放された場合は、歯髄が感染することにより歯根尖部周囲の歯槽骨に根尖性歯周炎（根尖病巣）をきたす[20]。このような外傷後の歯の根尖病巣と周囲の歯槽骨、顎骨の炎症などの歯性感染症が、歯性上顎洞炎をきたす[20]。

　外見上歯冠に病変がみられなくても、外傷後の歯を歯性上顎洞炎の原因歯として疑うことが大切である。

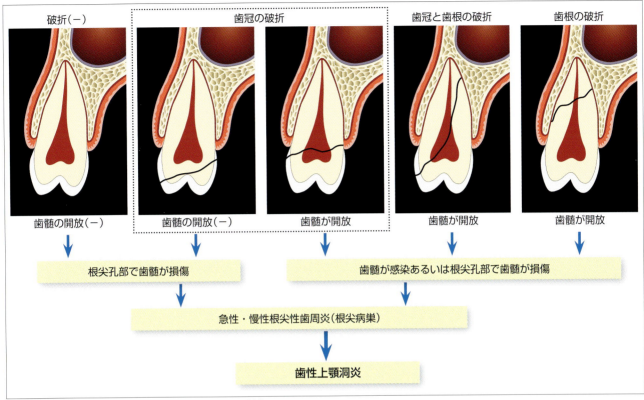

図14：歯の外傷・破折が原因である歯性上顎洞炎の病態

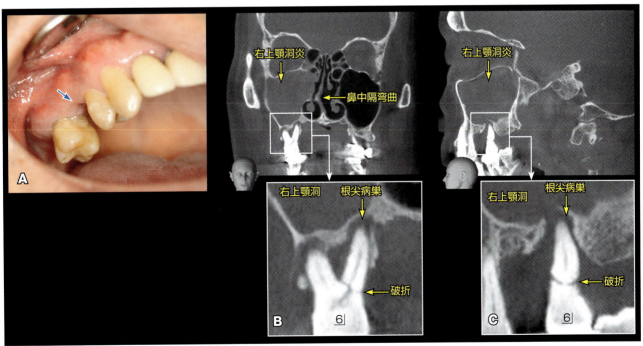

図15：歯根破折歯が原因歯である歯性上顎洞炎
　68歳、男性：2ヶ月前に右上顎第2小臼歯を抜歯した。その後、頭痛をきたし脳神経外科を受診した。CT検査で副鼻腔炎を指摘されて受診した。
　A：初診時口腔内所見：右上顎第2小臼歯（矢印）は抜歯されている。
　B,C：コーンビームCT撮影（多断面再構成像、B：冠状断、C：矢状断）：上顎右側第1大臼歯の口蓋根が破折しており、根尖部に根尖病巣（慢性根尖性歯周炎）を認める。この根尖病巣に起因する右上顎洞炎を認める。歯根が破折した原因は不明であるが、咬合圧あるいは隣接した第2小臼歯の抜歯の際に破折した可能性がある。

2）辺縁歯周組織の炎症性病変による歯性上顎洞炎

辺縁性歯周炎を伴った歯では、辺縁性歯周炎から歯槽骨炎、顎骨炎、顎骨骨髄炎などの歯性感染症をきたす。これらの歯性感染病巣が感冒罹患、歯科処置（根管処置など）などによる感染で急性増悪し、歯性上顎洞炎を惹起する（図16, 17）。

辺縁性歯周炎を伴った歯には、歯科治療を受けていない歯（図17）と歯科的に治療された歯との場合がある。外見上歯冠に病変がみられなくても、辺縁性歯周炎を伴った歯を歯性上顎洞炎の原因歯として疑うことが大切である。

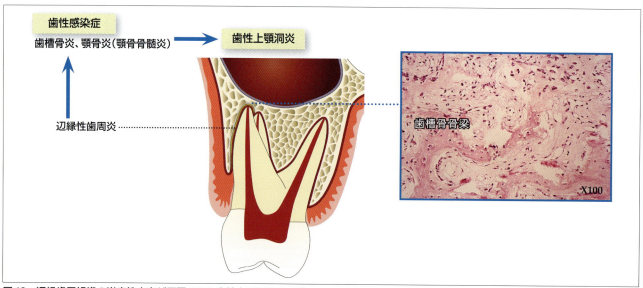

図16：辺縁歯周組織の炎症性病変が原因である歯性上顎洞炎の病態

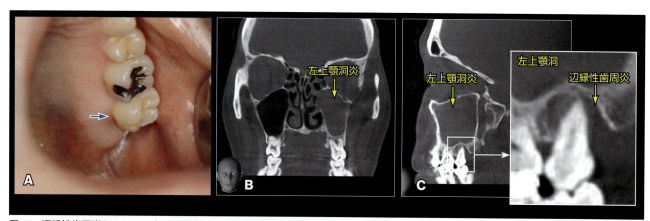

図17：辺縁性歯周炎をきたした歯が原因歯である歯性上顎洞炎
　46歳、女性：2年前より左膿性鼻漏を認めた。
A：初診時口腔内所見：左上顎第2大臼歯（矢印）は辺縁性歯周炎をきたしているが、骨植は比較的良い。
B, C：コーンビームCT撮影（多断面再構成像、B：冠状断、C：矢状断）：左上顎第2大臼歯（矢印）に辺縁性歯周炎を認め、この辺縁性歯周炎に起因する左上顎洞炎を認める。

3) 上顎嚢胞による歯性上顎洞炎

炎症性嚢胞の歯根嚢胞が原因になる頻度が高い。

歯根嚢胞は根尖孔と関係をもつ根尖病巣内に嚢胞が形成される病態である。無症状に経過することが多いが、慢性根尖性歯周炎(根尖病巣)、顎骨の炎症、嚢胞に伴う慢性炎症が感冒罹患などによる感染で急性増悪し上顎洞炎をきたす(図18)。嚢胞が増大し、嚢胞と上顎洞粘膜との間の骨が吸収され、嚢胞壁と上顎洞粘膜とが接した状態では炎症が波及しやすい。

外見上歯冠に病変がみられなくても、歯根嚢胞を伴った歯を歯性上顎洞炎の原因歯として疑うことが大切である。

4) その他の歯科治療による歯性上顎洞炎

上述した歯科治療、すなわち歯内療法(根管処置)、修復治療、歯科治療に伴う歯の破折以外の歯科治療に伴う歯性上顎洞炎がある。

歯内療法(根管処置)による上顎骨内異物・上顎洞内異物(図19)により歯性上顎洞炎をきたす。

抜歯、抜歯による破折根残留、抜歯による口腔・上顎洞穿孔(図20)・口腔・上顎洞瘻(図21)により歯性上顎洞炎をきたす。抜歯により慢性根尖病巣が急性増悪し、歯性上顎洞炎を惹起し、歯性上顎洞炎が発症した時には原因歯は存在しない。口腔・上顎洞穿孔、口腔・上顎洞瘻は上顎洞への感染経路になり上顎洞炎をきたす。

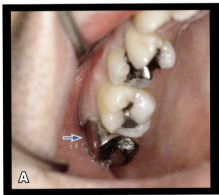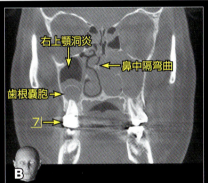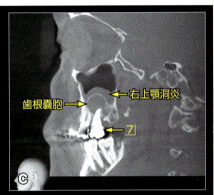

図18：歯根嚢胞による歯性上顎洞炎
37歳、男性：3年前より両鼻閉鎖が続いている。
A：初診時口腔内所見：上顎右側第2大臼歯(矢印)は歯冠修復されている。
B,C：コーンビームCT撮影(多断面再構成像、B：冠状断、C：矢状断)：上顎右側第2大臼歯には、歯内療法(根管処置と冠装着による歯冠修復)が行われているが、根管充填が不十分であり、根尖部に歯根嚢胞を認める。この歯根嚢胞に起因する右上顎洞炎を認める。左側には慢性副鼻腔炎と鼻ポリープを認めた。

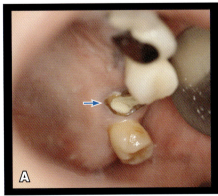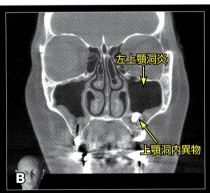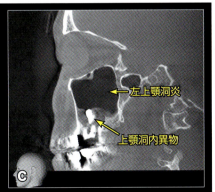

図19：歯内療法(根管処置、上顎洞内異物)による歯性上顎洞炎
43歳、女性：歯科で左第1大臼歯の根管処置後に左頬部痛をきたす。
A：初診時口腔内所見：上顎左側第1大臼歯(矢印)は根管処置が行われている。
B,C：コーンビームCT撮影(多断面再構成像、B：冠状断、C：矢状断)：左上顎洞内に異物(根管充填材)を認め、左上顎洞炎をきたしている。

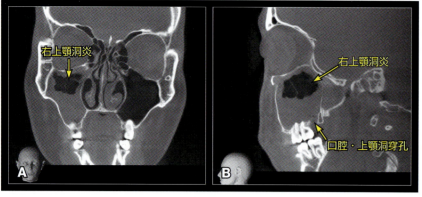

図20：抜歯に伴う口腔・上顎洞穿孔による歯性上顎洞炎

30歳、男性：歯科で右上顎第3大臼歯の抜歯を受けた。抜歯後に水を摂取すると鼻から水が出ていた。その後、右膿性鼻漏、右頬部痛をきたし来院した。抗菌薬の点滴静脈注射による消炎療法で口腔・上顎洞穿孔は自然閉鎖し、上顎洞炎は治癒した。

A,B：コーンビームCT撮影（多断面再構成像、A：冠状断、B：矢状断）

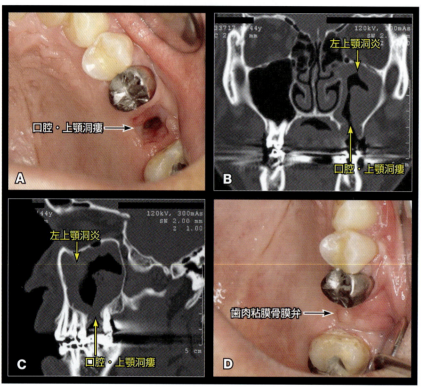

図21：抜歯に伴う口腔・上顎洞瘻による歯性上顎洞炎

歯科で上顎洞の排膿のために歯性上顎洞炎の原因歯である左上顎第1大臼歯の抜歯が行われ、抜歯窩から上顎洞洗浄が繰り返されていた。歯科では口腔・上顎洞瘻閉鎖術が予定されていたが、鼻症状（鼻閉、鼻漏）が治癒しないため来院した。

A：抜歯後に形成された口腔・上顎洞瘻
B,C：CT撮影（B：冠状断、C：矢状断）：口腔・上顎洞瘻を認め、左歯性上顎洞炎は改善していない。この状態で口腔・上顎洞瘻閉鎖術だけを行うと上顎洞炎が再燃する。
D：内視鏡下鼻内副鼻腔手術で左上顎洞の自然口・膜様部、ostiomeatal complex を広く開大し、同時に歯肉粘膜骨膜弁[1)21)]を用いて口腔・上顎洞瘻を閉鎖した。左上顎洞は換気と排泄を再獲得し、歯性上顎洞炎は治癒した。

口腔インプラント治療時、すなわちインプラント埋入時の上顎洞底挙上術（Sinus Lift、Socket Lift）、インプラント埋入などの歯科治療により、歯周組織に感染し、歯槽骨炎、顎骨炎、顎骨骨髄炎、上顎洞炎などの歯性感染症をきたす。詳細は第5章「口腔インプラント治療に伴う上顎洞炎-病態と治療」を参照されたい。

5) 上顎の形態：根尖と上顎洞底との距離

従来、原因歯は上顎洞底との距離が近い上顎の第1・第2大臼歯が多いといわれていた。しかし原因歯の歯根尖部は必ずしも上顎洞底に突出している必要はなく、歯の歯根尖部と上顎洞底との距離が離れていても歯性上顎洞炎の原因になりうる。歯根尖部と上顎洞底との距離が離れていても、根尖周囲組織あるいは辺縁周囲組織の病変は、歯槽骨炎・顎骨炎・顎骨骨髄炎などの歯性感染症をきたし、さらに上顎洞に炎症が及ぶからである（図22）。

6) 慢性上顎洞炎（慢性副鼻腔炎）の治癒遷延化因子

感冒罹患時、歯科治療時に急性歯性上顎洞炎を起こしても、そのほとんどは治癒する。しかし治癒が遷延化すると難治性の慢性歯性上顎洞炎（副鼻腔炎）に移行する。

慢性副鼻腔炎の治癒を遷延化させる因子にはいくつかの因子、すなわち鼻腔形態の異常、粘膜防御機能の低下、鼻腔・上気道粘膜の炎症、感染などがある（表3）。詳細は第1章「上顎洞の機能的臨床組織解剖 上顎洞の換気（ventilation）と排泄（drainage）」を参照されたい。

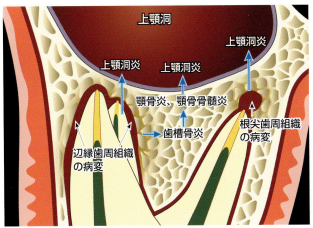

図22：歯根・上顎洞底の距離と歯性上顎洞炎

表3：慢性上顎洞炎（慢性副鼻腔炎）の治癒遷延化因子

1. **鼻腔形態の異常**
   - Ostiomeatal complex（中鼻道自然口ルート）の閉塞、換気不全
   - 鼻中隔弯曲
   - 中鼻甲介蜂巣
   - 下鼻甲介肥大
2. **粘膜防御機能の低下**
   - 気道液の産生分泌と粘液線毛系機能の低下
   - 粘膜免疫機能の低下
3. **鼻腔・上気道粘膜の炎症**
   - 鼻アレルギー
   - 気管支喘息
   - アスピリン喘息
4. **感染**
   - ウイルス、細菌、真菌

A. 鼻腔形態の異常

鼻腔形態の異常として ostiomeatal complex（中鼻道自然口ルート）の閉塞・換気不全は歯性上顎洞炎（副鼻腔炎）を遷延化させる重要な因子である。ostiomeatal complex（図23）は副鼻腔のハブとなる部位であり、副鼻腔とくに前頭洞、前篩骨洞、上顎洞の換気（ventilation）と排泄（drainage）の要である。ostiomeatal complex の閉塞性病変が副鼻腔病変の原因とされ、Naumann が1965年に提唱した概念[22]である。同部の閉塞は鼻中隔弯曲、中鼻甲介蜂巣などの鼻腔の形態異常、下鼻甲介肥大などの炎症による粘膜腫脹、ポリープなどによりおこる。

B. 粘膜防御機能の低下、鼻腔・上気道粘膜の炎症、感染

粘膜防御機能の低下には、気道液の産生分泌と粘液線毛系機能の低下、粘膜免疫機能の低下が関与する。鼻腔・上気道粘膜の炎症には、鼻アレルギー、気管支喘息、アスピリン喘息が関与する。感染には、ウイルス、細菌、真菌が関与する。

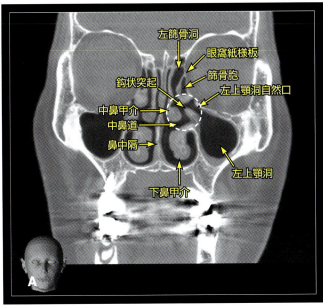
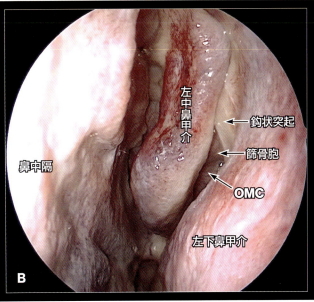

図23：Ostiomeatal complex（中鼻道自然口ルート）
A：コーンビームCT像（多断面再構成像、冠状断）（破線丸：ostiomeatal complex）
B：直視硬性内視鏡像（OMC：ostiomeatal complex）

ostiomeatal complex は副鼻腔の開口をさす ostium と通路を示す meatus の合成語であり、complex は一つの単位を意味する。機能単位を示す抽象的呼称であり、解剖学的に具体的な特定の部位をさすものではない。

C. 閉鎖副鼻腔での炎症の悪循環

上顎洞（副鼻腔）自然口・ostiomeatal complex の閉鎖、炎症・感染、粘膜防御機能の低下などの慢性副鼻腔炎の治癒を遷延化させる因子は、互いに影響を及ぼし閉鎖副鼻腔での炎症の悪循環を形成し、慢性副鼻腔炎の治癒を遷延化させている（図24）。

7) 歯性上顎洞炎（歯性副鼻腔炎）の治癒遷延化因子

歯の病変が原因で上顎洞に炎症をきたす歯性上顎洞炎の治癒過程はさまざまである。歯性上顎洞炎（歯性副鼻腔炎）が通常の副鼻腔炎と異なる点は、感染性歯性病変（歯性感染症）が上顎洞底に慢性的に存在するため、上顎洞が感染を受ける機会に常にさらされていることである（図4）。

歯性上顎洞炎（副鼻腔炎）では、原因歯の炎症性病変、歯性感染症（歯槽骨炎、顎骨炎など）、歯性上顎洞炎（歯性副鼻腔炎）そして炎症治癒の遷延化因子の間の炎症の連鎖、すなわち閉鎖副鼻腔（上顎洞）での炎症の悪循環が歯性上顎洞炎（歯性副鼻腔炎）の病態を形成している（図1）。

典型的な歯性上顎洞炎の上顎洞粘膜は、通常の慢性上顎洞炎の上顎洞粘膜とは異なる。肉眼（内視鏡下）では上顎洞粘膜は赤褐色に凹凸脳回様に肥厚し、純膿性の貯留液を認める（図25）。このような特徴的な上顎洞粘膜を病理組織学的に検討すると、線毛細胞は減少しておらず、杯細胞が過形成ではない（図26、図27）。したがって著明な炎症細胞の浸潤を認めるが、多列線毛円柱上皮の傷害は少なく、粘液は粘稠ではない。すなわち形態学的に歯性上顎洞炎の上顎洞粘膜は線毛機能が活発な粘膜に戻る可能性が推察される。

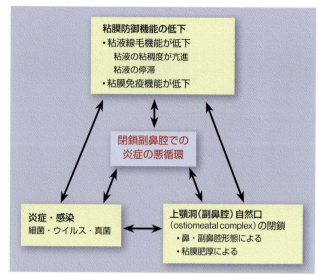

図24：慢性上顎洞炎（慢性副鼻腔炎）の治癒遷延化因子による閉鎖副鼻腔での炎症の悪循環

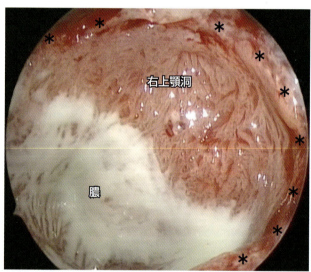

図25：歯性上顎洞炎に対する内視鏡下鼻内副鼻腔手術中に、開大した上顎洞自然口・膜様部からみた右上顎洞の内視鏡像（70度斜視硬性内視鏡像）

赤褐色で凹凸脳回様に肥厚した粘膜と膿性貯留液を認める。歯性上顎洞炎の典型的な粘膜所見である。（＊：開大された上顎洞の自然口）

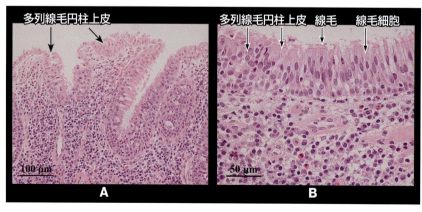

図26：歯性上顎洞炎の上顎洞粘膜の組織像（光学顕微鏡像）（Hematoxylin and Eosin 染色）

A，B：肥厚した粘膜固有層に好中球、リンパ球などの炎症細胞が著明に浸潤しているが、多列線毛円柱上皮の傷害は少ない。線毛機能の活発な粘膜に戻る可能性が形態学的に推察される。

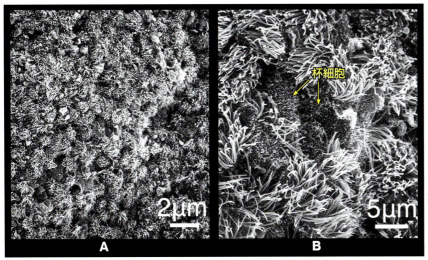

図27：歯性上顎洞炎の上顎洞粘膜の組織像（走査型電子顕微鏡像）
A, B：多列線毛円柱上皮の傷害は少ない。線毛機能が活発な粘膜に戻る可能性が形態学的に推察される。

歯性上顎洞炎の治癒を遷延化させる因子は互いに影響を及ぼし閉鎖副鼻腔での炎症の悪循環を形成し、歯性上顎洞炎の治癒を遷延化させているが、特に上顎洞（副鼻腔）自然口（ostiomeatal complex）の閉鎖と炎症・感染により閉鎖副鼻腔での炎症の悪循環を形成している（図28）。

したがって上顎洞に換気と排泄を獲得させることで閉鎖副鼻腔での炎症の悪循環は改善されやすく、歯性上顎洞炎を治癒に導ける。すなわち歯の炎症性病変を100％完治させなくても、あるいは抜歯を行わなくても、多くの歯性上顎洞炎を治癒に導けるのである（図29）。

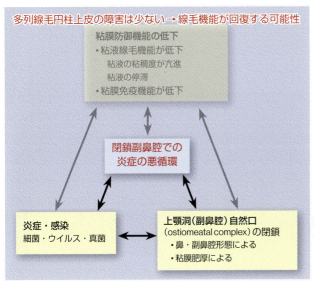

図28：歯性上顎洞炎（歯性副鼻腔炎）の治癒遷延化因子による閉鎖副鼻腔での炎症の悪循環
歯性上顎洞炎では、特に上顎洞自然口・ostiomeatal complex の閉鎖と炎症・感染により、閉鎖副鼻腔での炎症の悪循環を形成している。

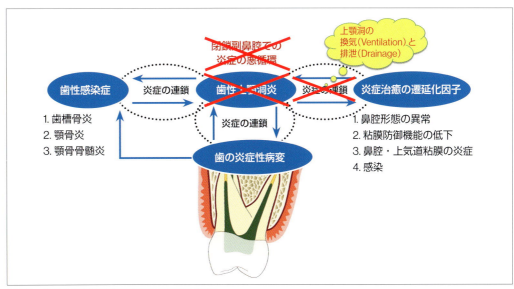

図29：歯性上顎洞炎（副鼻腔炎）の病態と治療
上顎洞の換気と排泄をつけることで、炎症治癒遷延化因子と歯性上顎洞炎の炎症の連鎖は改善し、歯性上顎洞炎を治癒に導ける。

4. 上顎洞性歯性病変による歯性上顎洞炎

齲歯などの歯の病変が原因で上顎洞に炎症を来す病態は、歯性上顎洞炎として良く知られている。逆に上顎洞が原因で歯に病変をきたし、この歯の病変が原因で上顎洞に炎症を来す病態がある[23)24)25)]。

山﨑可夫は歯性上顎洞炎を分類し、歯性病変が上顎洞病変に先行したことがあきらかなものを歯性上顎洞炎（狭義）、上顎洞病変が歯性病変に先行したことが明らかなものを上顎洞性歯性病変とし、上顎洞性歯性病変を広義の歯性上顎洞炎として分類している[25)]。

日常臨床で上顎洞性歯性病変を診察する機会は比較的多い。その多くは感冒に伴う急性上顎洞炎が上顎洞性歯性病変を引き起こす。特に上顎洞が発育しており、歯の根尖部が上顎洞内に突出し、根尖上に骨壁を認めず、歯根膜が上顎洞粘膜に接している例で上顎洞性歯性病変が起こりやすい。

急性上顎洞炎により歯根尖部の歯根膜に炎症をきたす。さらに根尖孔から根管部歯髄が感染し歯髄炎をきたす。歯髄の炎症罹患が軽度で歯髄死にいたらない場合は、急性上顎洞炎、歯根膜炎、歯髄炎の治癒に伴って炎症に罹患した歯髄は生活歯髄として復活する。臨床的には、急性上顎洞炎に罹患した時に上顎の歯に疼痛を認め、急性上顎洞炎の治癒に伴って歯の疼痛が改善する場合である（図30）。

急性上顎洞炎により引き起こされた歯根尖部の歯根膜炎と根管部歯髄の歯髄炎が高度な場合は、逆行性歯髄炎と歯髄壊死（図31）をきたす。この結果、歯髄壊死をきたした歯が原因で歯槽骨炎、上顎洞底部の骨炎、骨髄炎（歯性感染症）に進行し2次的な歯性上顎洞炎をきたす（図32）。

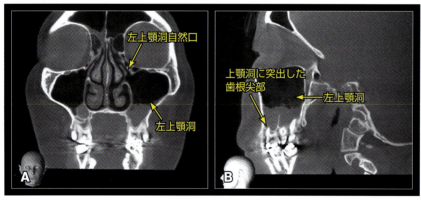

図30：急性上顎洞炎に伴う上顎洞性歯性病変（コーンビームCT撮影、多断面再構成像、A：冠状断、B：矢状断）

36歳、女性：感冒に罹患し、左膿性鼻漏、左頬部痛をきたす。歯痛を訴え歯科を受診するが、歯に異常はないと言われ来院した。左急性上顎洞炎を認め、左上顎第1大臼歯に打診痛を認めた。抗菌薬の点滴静脈注射と内服による消炎療法で急性上顎洞炎と歯痛は治癒した。
A：左急性上顎洞炎を認める。
B：左上顎第1大臼歯の頬側近心根が上顎洞に突出している。打診痛を認めることから、急性上顎洞炎により歯根尖部の歯根膜炎をきたしていることが推察される。

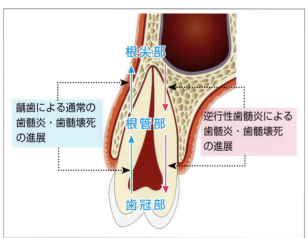

図31：逆行性歯髄炎・歯髄壊死
齲歯による歯髄炎と歯髄壊死は、歯冠部から根管部に向かって炎症が進む。逆行性歯髄炎は、炎症が根尖部歯根膜から根尖孔を通って根管部歯髄に波及し、歯髄炎が根管部から歯冠部へ進展する歯髄炎である。

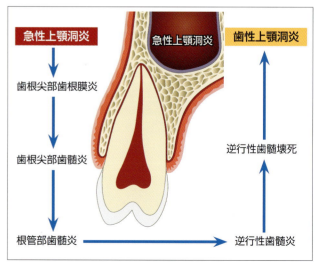

図32：上顎洞性歯性病変による歯性上顎洞炎の病態

5. 歯性上顎洞炎（歯性副鼻腔炎）の病態と治療理念

難治性慢性歯性上顎洞炎（歯性副鼻腔炎）では、歯の炎症性病変と歯性感染症（歯槽骨炎・顎骨炎・顎骨骨髄炎）、歯性上顎洞炎（歯性副鼻腔炎）、そして炎症治癒を遷延化させる因子の間の炎症の連鎖が形成されている（図1）。特にostiomeatal complexと上顎洞自然口の閉塞・換気不全、感染、粘液線毛系機能の低下による閉鎖副鼻腔での炎症の悪循環が形成されている（図5）。

したがって歯性上顎洞炎（歯性副鼻腔炎）の治療、特に保存的治療に抵抗する歯性上顎洞炎の治療を行う際には、その病態を正確に把握し、これらの炎症の連鎖を断ち切り、閉鎖副鼻腔での炎症の悪循環を改善させることが大切である。

6. 最近の歯性上顎洞炎の治療

1) 歯性上顎洞炎（歯性副鼻腔炎）の治療理念

ostiomeatal complexの閉塞性病変が副鼻腔炎の主な原因である[22]ことは前述した。したがって上顎洞炎を含めた副鼻腔炎の治療の理念は、ostiomeatal complexの閉塞性病変を改善させ、上顎洞を含めた副鼻腔の換気と排泄を確保し、上顎洞（副鼻腔）の機能を正常に導くことである。

歯性上顎洞炎の治療として歯科で行われている抜歯を行い、同部から上顎洞を洗浄する治療[9]、あるいは歯肉（犬歯窩）切開による上顎洞根治手術[9]は、ostiomeatal complex（中鼻道自然口ルート）の閉塞性病変を改善させるための手術操作が行われておらず、副鼻腔炎の治療理念にかなっているとは言いがたい[10]。

2) 歯性上顎洞炎（歯性副鼻腔炎）の保存的治療

歯性上顎洞炎の保存的治療は、鼻処置、上顎洞自然口開大処置などにより上顎洞を含めた副鼻腔の換気と排泄を促し、経鼻的上顎洞穿刺・洗浄（図33）、経鼻的内視鏡下上顎洞穿刺・洗浄（図34～36）、カテーテル療法（図37）、

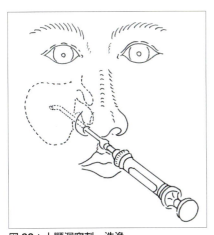

図33：上顎洞穿刺・洗浄
　経鼻的に下鼻道あるいは中鼻道経由で上顎洞を穿刺し、上顎洞を洗浄したのちに薬液を注入する。

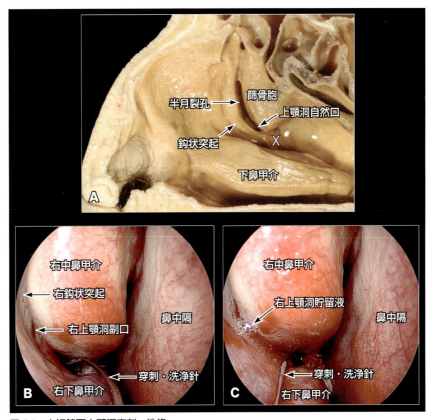

図34：内視鏡下上顎洞穿刺・洗浄
　経鼻的内視鏡下に上顎洞を穿刺し、上顎洞を洗浄したのちに薬液を注入する。
A：内視鏡下に中鼻道経由で上顎洞穿刺を行う部位：上顎洞の穿刺部位（図のX）は、篩骨の鉤状突起・上顎洞自然口の後方、篩骨胞の下方の上顎洞膜様部である。（原図は元 神奈川歯科大学 大学院教授 髙橋常男先生のご厚意による）
B：処置中の直視硬性内視鏡像：上顎洞膜様部を中鼻道経由で穿刺する。この症例では中鼻甲介蜂巣のため、篩骨胞が確認できない。
C：処置中の直視硬性内視鏡像：右上顎洞を生理食塩水で洗浄すると、貯留液が上顎洞の自然口と副口から排出される。

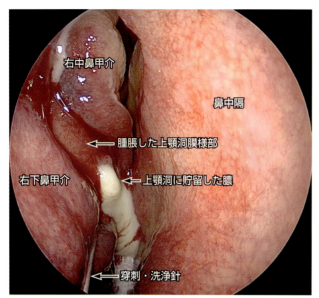

図35：歯性上顎洞炎の経鼻的内視鏡下上顎洞穿刺・洗浄
　右上顎洞を生理食塩水で洗浄すると、上顎洞に貯留した膿が上顎洞の自然口から排出される。

　ネブライザー療法、抗菌薬の投与（内服、点滴静脈注射）などで消炎治療を行う。

　また前述した上顎洞炎（副鼻腔炎）の治癒遷延化因子に対する治療も同時に行う必要がある。鼻アレルギー、気管支喘息があれば、その治療も同時に行う。

3) 歯性上顎洞炎（歯性副鼻腔炎）の手術的治療

　前述したように保存的治療に抵抗する歯性上顎洞炎は内視鏡下鼻内副鼻腔手術（図38）の適応である[1)2)]。低侵襲で

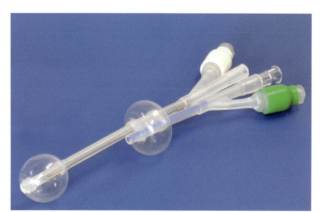

図37：カテーテル療法に用いる副鼻腔炎治療用カテーテル（ディヴインターナショナルの商品カタログから）
　鼻腔内に挿入し、前鼻腔バルーンと後鼻腔バルーンを膨らませることにより鼻腔を密閉し、中央の処置用カテーテルを用いて、副鼻腔に加減圧を加えることで、副鼻腔貯留液の排泄ならびに薬液の注入を行う。

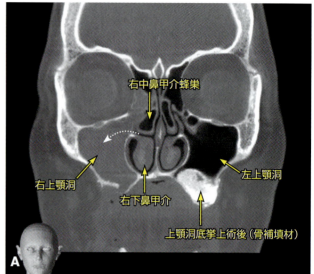

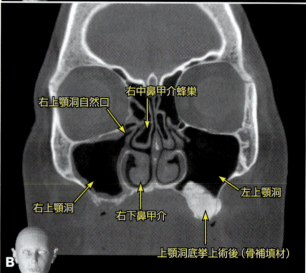

図36：口腔インプラント治療による上顎洞炎に対する経鼻的内視鏡下上顎洞穿刺・洗浄

　58歳、女性：無歯上顎の右側に口腔インプラント治療を行うため、上顎洞底挙上術が行われた。術中に上顎洞粘膜に直径5mmの穿孔を認めたため、歯科医は吸収性コラーゲン膜を置き、骨補填材を填入し口肉粘膜を縫合した。術後12日目に口腔内の創が一部離開し排膿を認め、右膿性鼻漏と発熱（38.2度）を認めたため、抗菌薬の投与が行われた。右膿性鼻漏が改善しないため、術後68日目に当院に紹介された。抗菌薬の点滴静注と内服、内視鏡下上顎洞穿刺・洗浄を行い、右上顎洞炎は改善した。
コーンビームCT像（多断面再構成像）（冠状断）
A：治療前：口腔インプラント治療（上顎洞底挙上術）に伴う右上顎洞炎を認める。破線矢印：上顎洞穿刺針の挿入方向
B：治療後：右上顎洞炎は治癒した。右上顎洞の自然口は開存している。

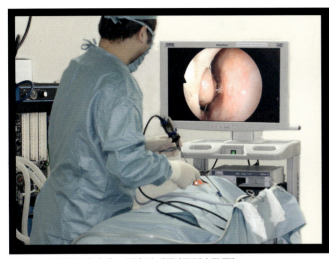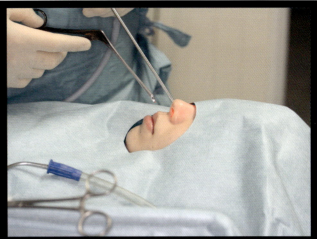

図38：内視鏡下鼻内鼻・副鼻腔手術（局所麻酔下）
　術者は、左手にカメラ付き硬性内視鏡、右手に鉗子、吸引管を持ち、モニターを観ながら低侵襲で微細な鼻・副鼻腔手術を経鼻的に行う。

手術時間が短く、患者の負担が少なく、微細な手術操作が経鼻的に行える内視鏡下鼻内副鼻腔手術が耳鼻咽喉科・頭頸部外科では標準術式である。本術式では術直後の頬部腫脹はなく患者の負担は少ない。また術後に上口唇や頬部の疼痛、しびれ感が残ることもない。また術後性上顎嚢胞の発生はない。

4）歯性上顎洞炎（歯性副鼻腔炎）の原因歯の治療

歯性上顎洞炎の原因歯の取り扱いに関して、治療方針に一定の見解は得られていない[1)17)]。

最近の歯性上顎洞炎の原因歯は、歯科治療あるいは歯科処置後の歯が多いことは前述した。実際の臨床では既存の根管処置歯に対して根管拡大などの歯内療法を行っても、根尖病巣を完治させることは困難なことも少なくなく、根管処置歯の根尖病巣を治癒させることは容易ではない。その結果、根尖病巣を治癒させるために抜歯が行われる[9)]。しかし原因歯の抜歯を行っても上顎洞炎が治癒するとは限らない。特に閉鎖副鼻腔での炎症の悪循環に陥った上顎洞炎は、原因歯の抜歯を行っても治癒しない。

原因歯である根管処置歯の骨植がよく、症状もなく、保存が可能な例では、上顎洞の換気と排泄を考慮した保存的治療をまず行う。抗菌薬による消炎療法などの保存的治療で歯性上顎洞炎が改善しない場合は、内視鏡下鼻内副鼻腔手術の適応である。原因歯に対しては抗菌薬で根尖病巣の消炎療法を行う。上顎洞の換気と排泄が十分保たれれば、上顎洞炎は治癒する。原因歯には軽度の慢性根尖病巣が残るが、無症状の根尖病巣として原因歯の保存が可能な場合が多い[1)17)]。無症状の根尖病巣があるからといって抜歯を行う歯科医はいない。

このような原因歯（根管処置歯）の取り扱いに対して、一部の歯科医、耳鼻咽喉科医から「原因歯の根尖病巣はどうするのか。歯性上顎洞炎の原因が除かれていないではないか」との御意見を聞く。もちろん歯科と連携が取れる場合は、既存の根管処置歯に対して抗菌薬による保存的治療を行いながら、根管拡大などの歯内療法をまず行う。しかし、既存の根管処置歯に対して、根管拡大などの歯内療法を行っても根尖病巣を完治させることは容易ではない。また歯内療法により上顎洞炎が急性増悪することがある。なによりも閉鎖副鼻腔での炎症の悪循環を形成してしまった歯性上顎洞炎は難治である。

また一部の歯科医、耳鼻咽喉科医から「原因歯の根尖病巣を歯科に対診しないのか」との御意見も聞く。現実には歯科治療後の根尖病巣に関して、ほとんどの患者は「歯は悪くない」と歯科医から説明を受けている。このような患者に対して、著者は「歯は悪くありませんが、歯茎の骨が炎症を起こしています」と患者に説明しているが、歯は悪くないと説明を受けた患者を再度歯科に対診するべきかという問題もある。

7. 歯性上顎洞炎と耳鼻咽喉科・頭頸部外科

最も残念なことは、多くの歯科医師は、歯性上顎洞炎は歯科・口腔外科疾患と認識していることである。例えば日本口腔インプラント学会の口腔インプラント治療指針2012には、インプラント手術の合併症で上顎洞炎をおこした場合、あるいはインプラントが上顎洞に迷入した場合は、歯科・口腔外科に対診し加療を依頼する[26]としている（口腔インプラント治療指針2016では、歯科・口腔外科に加え耳鼻咽喉科に対診し加療を依頼する[27]としている）。

たとえ歯性上顎洞炎あるいは歯科治療に伴う上顎洞合併症でも上顎洞は副鼻腔の一部であり、副鼻腔疾患として取り扱われる必要がある[10]。また低侵襲で、患者の負担と不利益が少なく、現代のエビデンスに基づいた標準的な治療がどの患者にも行われるべきではないかと考えている。

8. まとめ

歯性上顎洞炎の病態を理解し診断・治療を行う際には、上顎洞と歯の関連ではなく鼻・副鼻腔と歯の関連に目を向けるべきである。

すなわち歯性上顎洞炎ではなく歯性副鼻腔炎として病態を捉え、治療を行う必要がある。

歯性副鼻腔炎の治療、特に保存的治療に抵抗する歯性上顎洞炎の治療を行う際にはその病態を正確に把握し、原因歯の炎症性病変、歯性感染症、歯性上顎洞炎（歯性副鼻腔炎）、そして炎症治癒を遷延化させる因子の間の炎症の連鎖を断ち切ることが大切である。

歯性上顎洞炎あるいは歯科治療に伴う上顎洞合併症（上顎洞炎、上顎洞内異物など）の治療では、歯科と耳鼻咽喉科・頭頸部外科の連携が望まれる。

第2章文献

1) 佐藤公則：現代の歯性上顎洞炎 ―医科と歯科のはざまで―（改訂第2版）. 九州大学出版会, 2016.
2) 佐藤公則：歯性上顎洞炎の病態と内視鏡下鼻内手術の有用性. 日耳鼻104: 715-720, 2001.
3) 小川倫子 他：歯性上顎洞炎発症における歯科治療の関連について. 近畿大医誌 34: 137-142, 2009.
4) 矢島安朝：インプラントの変遷と今後の展開 ―過去, 現在, 未来―. 日口外誌 55: 42-53, 2009.
5) 佐藤公則：インプラント治療による歯性上顎洞炎 インプラントの取り扱いと内視鏡下鼻副鼻腔手術の役割. 耳展 54: 398-405, 2011.
6) 佐藤公則：内視鏡下上顎洞迷入インプラント摘出術 ―内視鏡下手術と耳鼻咽喉科の役割―. 耳展 56: 54-58, 2013.
7) 日本顎顔面インプラント学会学術委員会：「インプラント手術関連の重篤な医療トラブルについて」調査報告書. 顎顔面インプラント誌 11: 31-39, 2012.
8) 佐藤公則：Conebeam CTによる歯性上顎洞炎の診断. 耳展 50: 214-221, 2007.
9) 日本口腔外科学会：上顎洞関連手術. 口腔外科専門医マニュアル. 医歯薬出版, 東京, p124-133, 2011.
10) 佐藤公則：歯科インプラント治療と上顎洞合併症 ―耳鼻咽喉科・頭頸部外科と歯科・口腔外科での対応の違い―. インプラントジャーナル 53: 25-45, 2013.
11) 佐藤公則：経鼻的内視鏡下上顎洞内迷入インプラント摘出術. インプラントジャーナル 54: 23-35, 2013.
12) 佐藤公則：上顎洞内にインプラントが迷入したらどうするか. インプラントジャーナル 59: 7-16, 2014.
13) 佐藤公則：上顎洞炎を併発した場合インプラント体, 骨補填材は摘出すべきか. インプラントジャーナル 58: 7-18, 2014.
14) 佐藤公則：口腔インプラント治療で上顎洞へ漏出した骨補填材への対応. 耳鼻臨床 112: 315-321, 2019.
15) 佐藤公則：低侵襲な下鼻道経由の内視鏡下上顎洞迷入インプラント摘出術. 耳展 62: 19-24, 2019.
16) 佐藤公則：内視鏡下上顎洞迷入口腔インプラント摘出術. 耳鼻臨床. 印刷中, 2019.
17) 佐藤公則：歯性上顎洞炎に対する内視鏡下鼻内手術時の原因歯処置. 耳鼻臨床 99: 1029-1034, 2006.
18) 佐藤公則：歯科修復治療（齲蝕切削, 窩洞形成, インレー修復）に伴う歯性上顎洞炎. 日耳鼻 117: 809-814, 2014.
19) 田上順次 他：歯髄障害・歯髄保護. 保存修復学 21. 田上順次 他監, 赤峰昭文 他編, 永末書店, 京都, p71-83, 2011.
20) 佐藤公則：破折歯による歯性上顎洞炎の病態と治療. 日耳鼻 111: 739-745, 2008.
21) 佐藤公則：口腔・上顎洞瘻閉鎖手術. 実践！耳鼻咽喉科・頭頸部外科オフィスサージャリー. 中山書店, 東京, p144-148, 2015.
22) Naumann H: Pathologische Anatomie der chronischen Rhinitis und Sinusitis. Proceedings VIII International Congress of Oto-Rhino-Laryngology. p80, Excerpta Medica, Amsterdam, 1965.
23) 佐藤公則：上顎洞性歯性病変の臨床病理組織学的研究. 日耳鼻 101: 272-278, 1998.
24) 佐藤公則：上顎洞性・上顎性歯性病変による歯性上顎洞炎（歯性副鼻腔炎）の病態, 診断と治療. 現代の歯性上顎洞炎 ―医科と歯科のはざまで―（改訂第2版）. 九州大学出版会, 福岡, p112-126, 2016.
25) 山崎可夫：いわゆる歯性上顎洞炎について. 日本歯科評論 376: 54-65, 1974.
26) 日本口腔インプラント学会：偶発症と合併症. 口腔インプラント治療指針 2012. 医歯薬出版, 東京, p43-46, 2012.
27) 日本口腔インプラント学会：インプラント治療におけるトラブルと合併症. 口腔インプラント治療指針 2016. 医歯薬出版, 東京, p65-69, 2016.

第3章
耳鼻咽喉科・頭頸部外科医が知っておくべき口腔インプラント学 学術用語

> **ポイント**
> 1. 口腔インプラント治療に伴う上顎洞合併症に対して、円滑な医科・歯科連携を行うためには、耳鼻咽喉科・頭頸部外科医は口腔インプラント学（Oral implantology）の基礎知識を習得しておかなければならない。
> 2. 耳鼻咽喉科・頭頸部外科医は、口腔インプラント学学術用語を理解し、共通の医学用語（学術用語）を用いて歯科医と適切な連携が取れなければならない。

1. はじめに

近年医科・歯科連携が提唱されているが、口腔インプラント治療に伴う上顎洞合併症に関しては、適切な医科・歯科連携が行なわれているとは必ずしも言えない。口腔インプラント治療に伴う上顎洞合併症であればこそ、現代の医療水準に基づいた標準的な治療が、医科・歯科を問わずどの患者にも行われるべきである。

口腔インプラント治療に伴う上顎洞合併症に対して、円滑な医科・歯科連携が行われるためには、耳鼻咽喉科・頭頸部外科医は口腔インプラント学（Oral implantology）の基礎知識を習得しておかなければならない。また口腔インプラント学学術用語を理解し、共通の医学用語（学術用語）を用いて歯科医と適切な連携が取れなければならない。

本章では円滑な医科・歯科連携を行うために、耳鼻咽喉科・頭頸部外科医が最低限知っておくべき口腔インプラント学の学術用語を解説する。

2. 耳鼻咽喉科・頭頸部外科医が知っておくべき口腔インプラント学 学術用語

1) インプラント（implant）

体内に埋め込まれる人工物の総称であり、歯根の代用物（人工歯根）として用いるものがデンタルインプラント（歯科インプラント、口腔インプラント）である[1]。広義にはこの治療のことをインプラントと、狭義にはインプラント体（体内に埋め込まれる人工物）のことをインプラントとよぶ[1]。

2) インプラントの構造（図1）

A. インプラント体（implant body）

口腔インプラント治療で顎骨の中に植立する人工歯根のことで、インプラントシステム内の他のコンポーネントがスクリュー固定などで支持される[1]。

B. インプラントカラー（implant collar）

インプラント体軸面の上部2mm程度にあたる部分である[1]。インプラント体のプラットフォームに接する軸面に相当する部位でもある[1]。

C. プラットフォーム（platform）

インプラント体の最上部面のことである[1]。

D. アバットメント（abutment）

上部構造の支持または維持の機能を果たす構造物のことである[1]。

E. アバットメントシリンダー（abutment cylinder）

スクリューアクセスホールを形成するシリンダー形状の構造物のことである[1]。インプラント体に直接連結するものと、アバットメントを介して連結するものがある[1]。

F. アバットメントスクリュー（abutment screw）

インプラント体にアバットメントや上部構造を連結するためのネジである[1]。

G. インプラント上部構造（superstructure）（同義語：インプラント支持補綴装置、implant-supported prosthesis）

顎骨内に埋入されたインプラント（人工歯根）により支持される補綴装置をいう[1]。

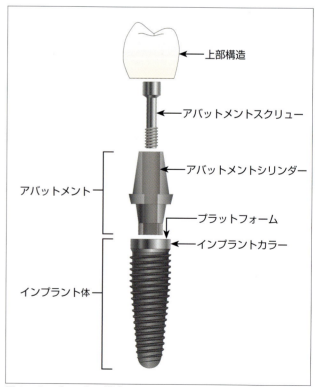

図1：インプラントの構造

3）インプラントの表面構造（implant surface structure）

インプラント表面の性質をいい、表面形状と表面性状（物理化学的性質）に大別される[1]。インプラント表面の生体反応を理解するためには、この二つの性質を知る必要がある。

表面形状（表面の凹凸）は、細胞の伸展・配列や細胞付着に関係する細胞動態及び細胞の発現形態に重要な役割を果たす[1]。

表面性状は表面の物理化学的性質、具体的には表面のぬれ性（表面エネルギー、接触角）、荷電状態、比誘電率、あるいは摩擦係数であり、生体材料へのタンパク吸着、細菌あるいは細胞付着に影響を与える[1]。

4）ハイドロキシアパタイトコーティング（hydroxyapatite coating）（HAコーティング）

チタンインプラントの表面改質手法として、ハイドロキシアパタイトのコーティングが用いられている。骨との早期結合が期待されている手法である[1]。

5）オッセオインテグレーション（osseointegration）（同義語：インテグレーション、骨性結合）（図2）

Brånemarkによる造語である[2]。光学顕微鏡レベルで骨とインプラント体表面が軟組織を介在せずに接触維持する様相をさす[1]。すなわちオッセオインテグレーションとは、生活を営む骨組織と機能負荷を受けているインプラント体表面との直接の構造的ならびに機能的結合と定義される[3]。

6）インプラント床（implant bed）

インプラントを埋入する部位（組織）の総称である[1]。従来は埋入部位の骨をさすことが多かったが、現在では軟組織を含めて考える[1]。

7）骨質（bone quality）

骨密度と共に骨の強度に関与している因子で、骨梁の微細構造、石灰化度、コラーゲン線維などの構成成分の割合や質により規定される骨の性質のことである[1]。骨

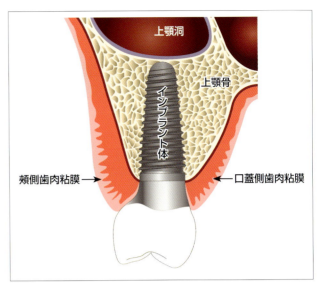

図2：オッセオインテグレーション
骨とインプラント体表面が軟組織を介在せずに接触維持される（Brånemark, 1983）。

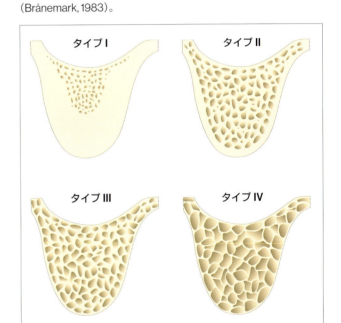

図3：Lekholm & Zarbの分類
タイプIは高密度で均質な緻密骨からなり海綿骨はほとんど存在しない骨質。タイプIIは厚い皮質骨に囲まれた良好な密度の海綿骨からなる。タイプIIIは、タイプIIと比べやや薄い皮質骨とやや粗な海綿骨からなる。タイプIVは極めて薄い皮質骨と極めて粗な海綿骨からなる骨質。タイプIIとタイプIIIはインプラント埋入に適した骨質とされる。

量と共にインプラント体埋入部顎骨の骨質が評価され、インプラント体の数、サイズ、上部構造の設計が行われる。

骨質の分類として、Lekholm & Zarbの分類（図3）とCT値を用いたMischの分類がある。

Lekholm & Zarbは皮質骨と海綿骨の割合に基づいて

骨密度をタイプⅠ～Ⅳの4つに分類した[4]。タイプⅠの硬い骨質ではドリリング時の発熱による火傷を起こしやすく、十分な注水による冷却が必要である[5]。また過大な埋入トルクは圧迫壊死による骨吸収を起こす可能性がある[5]。タイプⅣの軟らかい骨質では確実な初期固定を得にくく、オッセオインテグレーション獲得のリスクになる[5]。タイプⅡおよびタイプⅢが、インプラント体埋入に理想的な骨質といわれている。

8）骨量（bone quantity）（図4）

骨質と共にインプラント体埋入部顎骨の骨量が評価され、インプラント体の数、サイズ、上部構造の設計が行われる。埋入計画に際しては、インプラント体周囲にどの程度の骨量が確保できるかを診断する。

骨量は垂直的骨量と水平的骨量に区分される。また、水平的骨量は頬舌的な骨幅と近遠心的な骨幅に分けられる。インプラント体埋入部の骨量は、歯槽骨の高径で10mm以上、幅径は6mm以上が理想である[5]。

9）骨幅（bone width）

インプラント埋入部位の頬（唇）舌側の幅である[1]。インプラントの成功において重要な因子であり、一般にインプラント界面から頬（唇）舌側に1mm以上の骨幅が存在することが必要といわれている[1]。

10）歯槽突起（alveolar process）

上顎体から下方に突き出した曲状（弓状）の突起である[1]。

11）歯槽頂（alveolar ridge crest）

歯槽突起（上顎）あるいは歯槽部（下顎）において、歯の喪失後に生じる骨改造によって鞍状を呈した顎堤粘膜の頂上のこと[1]。

12）顎堤（residual ridge）（歯槽堤）

歯を喪失した後に見られる歯槽骨の堤状の高まりのこと[1]。顎堤の高さ（高径）や幅（幅径）はインプラント体の長さや径の選択の基準になる[1]。

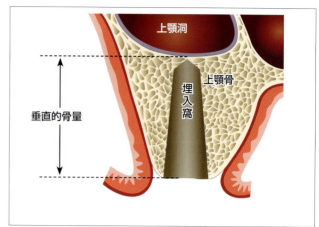

図4：垂直的骨量

13）顎堤形成術（alveolar ridge plastics）（歯槽堤形成術）

顎堤（歯槽堤）が凹凸不正であったり、変形していてインプラント埋入のために相応しない場合に行われる形成術を顎堤形成術という[1]。突出部分の骨を削合したり、陥凹部や不足部位では顎堤増生術（顎堤造成術）を併用する[1]。

14）顎堤増生（造成）術（alveolar ridge augmentation）

抜歯後の長期経過や歯周病その他の疾患で吸収し、低くあるいは狭小になった歯槽骨を増大させるための手術法である[1]。骨再生誘導法（GBR法）、チタンメッシュに細片自家骨あるいは骨代替材料を用いて移植する方法、アンレーグラフトなどのブロック骨を移植する方法、仮骨延長術などがある[1]。

15）骨再生誘導法（guided bone regeneration：GBR）（図5）

骨再生誘導法は、歯周治療のために開発された組織再生誘導法（guided tissue regeneration：GTR）がインプラント周囲の骨欠損に応用され、骨再生が誘導できることから普及した[6]。

骨面上にスクリューを立て、それを支柱に遮蔽膜（遮断膜、barrier membrane）をテント状に張って密封された空隙（骨再生スペース）を作り、そこに骨組織を再生させる[6]。早期に確実に骨を形成させ、さらに空隙を維持するために膜の下に骨移植を行うことが多い[6]。さらによ

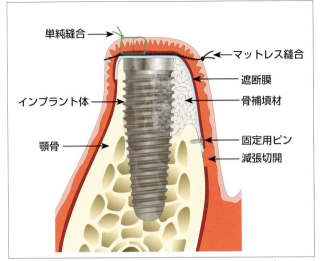

図5：骨再生誘導法（GBR法：guided bone regeneration）
　骨の再生を目的として、骨欠損部に非吸収性あるいは吸収性の遮断膜を設置し、骨の再生のためのスペースを作り、骨移植を行い骨の再生を促す。

り早く骨組織を再生させるために、多血小板血漿あるいはある種のリン酸カルシウムや骨芽細胞が用いられる[6]。

16）骨補填材（bone substitute）
　骨内の欠損部に空間保持もしくは骨再生の足場として利用される材料である[1]。自家骨、他家骨、異種他家骨、人工骨材料などに分類される[1]。

17）埋入窩（insertion socket）（同義語：インプラント窩、implant socket）（図4）
　インプラントを顎骨に埋入するために形成する骨窩洞のこと。

18）インプラント体の埋入（implant placement）（図6）
　口腔インプラント治療で顎骨の中にインプラント体（人工歯根）を植立すること。

19）傾斜埋入（inclined implant placement）
　上顎洞やオトガイ部などへの穿孔を回避するために、インプラント体を意図的に三次元的に傾斜させて埋入する方法である[1]。

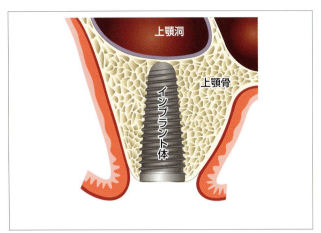

図6：インプラント体の埋入

20）1回法インプラントシステム
　粘膜を貫通する形状のインプラント体を埋入して、その一部を口腔内に露出しておくインプラントシステムのこと[1]。オッセオインテグレーション成立までの間の荷重を防ぎ、粘膜貫通部からの感染のリスクを少なくする2回法に比べて、2回目の手術が不要になる利点がある[1]。

21）2回法インプラント（two-stage implant）
　アバットメントとインプラント体が分かれるもので、一次手術としてインプラント体の埋入、二次手術としてアバットメントの連結（歯肉貫通部形成）が必要である[1]。

22）カバースクリュー（cover screw）
　インプラント体の埋入手術時にインプラント体に装着するスクリューのことである[1]。アバットメント取り付け用のスクリューホール内に血液などが侵入、停滞することを防ぎ、術後の良好な治癒を促進すること、インプラントプラットフォーム上の骨被覆を防ぐことを目的として使用される[1]。二次手術時にアバットメントと交換される。

23）即時埋入（immediately implant）と待時埋入（delayed implant placement）
　即時埋入とは抜歯直後にインプラント体の埋入手術を行う処置方法（抜歯後即時埋入）である[1]。待時埋入とは抜歯窩が治癒した状態になってからインプラント体を埋入する処置方法である。

24) 初期固定 (primary stability)（一次固定）

埋入直後のインプラント体と周囲骨組織との機械的な安定のことである[1]。

25) 二次固定（安定）(secondary stability)

インプラント体を顎骨に植立後、オッセオインテグレーションによりインプラント体周囲の治癒が進行して、インプラント体が安定性を獲得すること[1]。

26) 即時荷重 (immediate load)（即時負荷）と早期荷重 (early load)（早期負荷）と待時荷重 (conventional load)（待時負荷）

即時荷重とは、インプラント体埋入時あるいはその1週間以内に暫間的なアバットメントあるいは最終的なアバットメントを装着し、暫間上部構造を装着して咬合接触を与えることである[1]。

早期荷重とは、インプラント体埋入後1週から2ヶ月までの間に、暫定的なアバットメントあるいは最終的なアバットメントを装着し、暫間上部構造を装着して咬合接触を与えることである[1]。

待時荷重とは、インプラント体埋入後2ヶ月以上経過した後に、暫間的なアバットメントあるいは最終的なアバットメントを装着し、暫間上部構造を装着して咬合接触を与えることである[1]。

さらに荷重までに時間をかける場合（遅延荷重または遅延負荷）では、下顎では3ヶ月、上顎では6ヶ月待つ場合もある[1]。

27) 上顎洞底挙上術 (maxillary sinus floor elevation)

上顎洞底挙上術とは、上顎臼歯部の歯槽頂から上顎洞底までの骨高径が短い場合に、インプラント体を埋入するために行う上顎洞底部の骨造成法である[1]（図7, 8）。上顎洞底挙上術はBoyne and James[7]、Tatum[8]によって開発された。

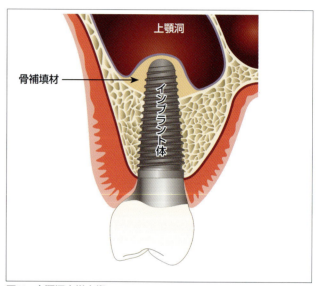

図7：上顎洞底挙上術
インプラント体を埋入するために行う上顎洞底部の骨造成法。

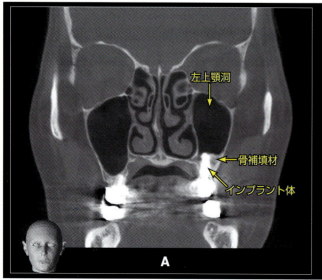
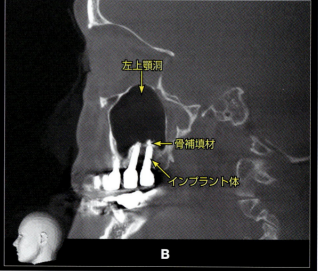

図8：上顎洞底挙上術（コンビームCT撮影、多断面再構成像、A：冠状断、B：矢状断）

上顎洞前壁の骨を開窓し、上顎洞底部から上顎洞粘膜を剥離挙上するラテラルウインドウテクニック（側方アプローチ：側方開窓術）あるいはサイナスリフトと、歯槽頂から行うクレスタルアプローチ（歯槽頂アプローチ）あるいはソケットリフトがある。

　サイナスリフトとソケットリフトの選択は、歯槽頂から上顎洞底の距離、挙上量、上顎洞底の形態などによって決定される[9]。

A. ラテラルウインドウテクニック（lateral window technique）（図9）

　サイナスリフトとよぶこともある。

① 上顎骨外側面を剥離露出させ、上顎洞外側骨壁に上顎洞前縁および下縁の上顎洞底のやや上方に骨窓をデザインする[6]（図9A）。

② ラウンドバーあるいは超音波メス等を用いて上顎洞粘膜を損傷しないように骨切りを行い、骨窓を形成する[6]（図9A）。

③ 骨窓が可動性になったら、骨窓骨片を上顎洞粘膜とともに押し込み、上顎洞底から粘膜を剥離挙上し、上顎洞粘膜と上顎洞底骨面との間に空隙（移植床）を形成し（図9A）骨移植を行う[6]（図9B、9C）。

④ 上顎臼歯部の歯槽頂から上顎洞底までの骨高径が長くなり（図9D）、同部にインプラント体を埋入する（図9E）。

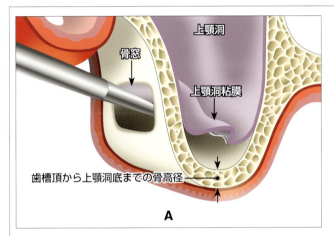
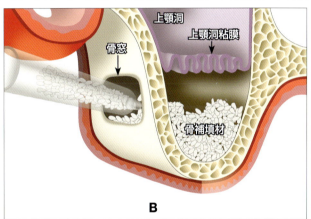
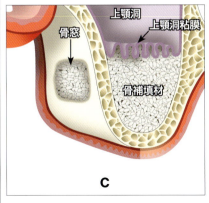
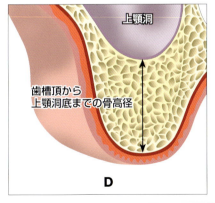
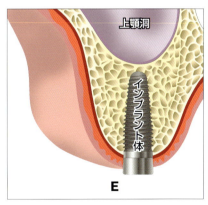

図9：ラテラルウインドウテクニック（側方アプローチ、側方開窓術、サイナスリフト）
A：上顎骨外側面を剥離露出させ、上顎洞外側骨壁に上顎洞粘膜を損傷しないように骨切りを行い、骨窓を形成する。上顎洞底から上顎洞粘膜を剥離挙上し、上顎洞粘膜と上顎洞底骨面との間に空隙（移植床）を形成する。
B,C：上顎洞粘膜と上顎洞底骨面との間の空隙（移植床）に骨補填材を填入する。
D：上顎洞底部の骨造成後は、上顎臼歯部の歯槽頂から上顎洞底までの骨高径が十分になる。
E：インプラント体を埋入する。

B. クレスタルアプローチ（alveolar crest approach、歯槽頂アプローチ）(図10)

ソケットリフトとよぶこともある。

歯槽頂部から上顎洞底に到達する方法であり、歯槽頂部から上顎洞底までの骨高径が4〜5mm以上ある症例で行われる[9]。

① 上顎洞底まで1mm位のところまで埋入窩を形成する[6]（図10A）。

② オステオトームで上顎洞底に残った骨を槌打して、粘膜を破らないように上顎洞内部に押し込む[6]（図10B）。

③ 埋入窩周囲の上顎洞底粘膜を骨面から剥離して空隙（移植床）を形成し、移植骨片を填入後（図10C）、インプラント体を埋入する[6]（図10C）。

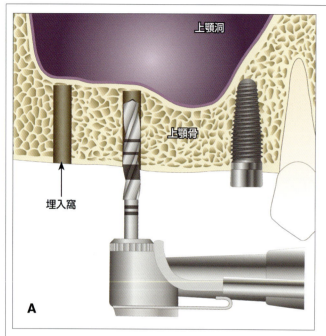
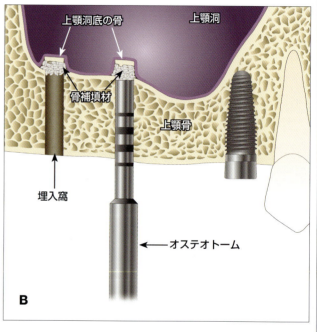
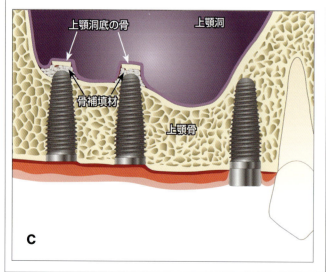

図10：クレスタルアプローチ（歯槽頂アプローチ、ソケットリフト）
A：上顎洞底まで1mm位のところまで埋入窩を形成する。
B：オステオトームで上顎洞底に残った骨を槌打して、粘膜を破らないように上顎洞内部に押し込む。この図では緩衝材として、骨補填材を先に填入している。
C：埋入窩周囲の上顎洞底粘膜を骨面から剥離して空隙（移植床）を形成し、移植骨片を填入後、インプラント体を埋入する。

C. サイナスリフトとソケットリフトの比較（表1）[9]

ソケットリフトの利点は、小さな切開線ですみ、手術侵襲が小さいことである[6]。

ソケットリフトの欠点は、盲目的操作であるため、上顎洞底形態により適用が難しい（上顎洞底に傾斜がある場合など）ことである[6]。また上顎洞粘膜の穿孔を確認できないこと、上顎洞粘膜穿孔時の修復が難しいこと、インプラントが上顎洞内に迷入するリスクが少なくないことも欠点である[9]。

サイナスリフトでは、既存骨量に制限されることなく上顎洞底挙上術が行える。一方、ソケットリフトでは、既存骨量が4〜5mm以上で適応になる[9]。

表1：サイナスリフトとソケットリフトの比較

	サイナスリフト	ソケットリフト
患者への侵襲度	比較的大きい	比較的小さい
インプラント体の長さ	長いインプラント体を選択できる	制限がある
骨、骨補填材の量	十分な量が必要 まんべんなく填入できる	少ない 偏りが出る場合がある
インプラントの洞内迷入	リスクは低い	リスクは高い
上顎洞粘膜の穿孔	確認できる	確認できない
上顎洞粘膜穿孔時の修復	ある程度修復できる	難しい
既存骨量	制限なし	4〜5mm以上で適応

28) 他家骨移植（allograft）

本人以外から採取した骨移植片を用いた骨移植のことである[1]。インプラント治療には凍結乾燥骨（freeze-dried bone、FDB）、脱灰凍結乾燥骨（demineralized freeze-dried bone、DFDB）などが海外では用いられているが、感染のリスクなどから日本ではほとんどが未承認である[1]。

29) 脱灰骨（decalcified bone）

骨移植に用いる材料の一種で、自家骨、他家骨（同種、異種）材料からリン酸カルシウム塩の結晶を溶出させて作製されたものである[2]。同種で他の個体から採取した骨を脱灰凍結乾燥することで、感染の危険性、免疫原性を下げた他家同種骨（脱灰凍結乾燥骨、DFDB）移植が臨床応用されている[1]。

30) インプラント・オーバーデンチャー（implant overdenture）

インプラントによって支持されるオーバーデンチャーのことである[1]。通常は無歯顎に対して2〜4本のインプラントを支台として用いる[1]。

31) インプラント周囲炎（peri-implantitis）

広義には感染により引き起こされるインプラント周囲組織の炎症の総称である[1]。狭義では、その炎症性病変のうち、周囲支持骨の吸収が生じ、歯冠側からオッセオインテグレーションが徐々に失われ進行した状態をいう。周囲軟組織の可逆性の炎症のみで骨吸収を伴わない初期の状態は、インプラント周囲粘膜炎とよばれる[1]。

32) インプラント体の破折（implant fracture）

インプラント体の物理的破壊のこと[1]。インプラント体に過度の咬合力が加わることや、埋入手術時に過度の力が加わることにより、インプラント体に亀裂や破断が生じることがある[1]。

33) インプラントの喪失（implant loss、implant failure）

種々の原因により、インプラント体が体外に取り出されることをいう[1]。主にインプラント体の破損、オッセオインテグレーションを獲得できなかった場合、オッセオインテグレーションを喪失した場合に生じる[1]。

A. インプラントの早期喪失（early implant loss、early implant failure）

最終上部構造を装着する前に、何らかの原因でインプラント体が機能を失い、除去に至ることをいう[1]。オッセオインテグレーションの獲得不全が主な原因とされる[1]。

B. インプラントの後期喪失（late implant loss、late implant failure）

オッセオインテグレーションを獲得し、最終上部構造が装着され機能を開始したインプラントが、何らかの原因で機能を失い、除去に至ることをいう[1]。インプラント周囲炎、負担過重による破折などが主な原因とされている[1]。

第3章文献

1) 日本口腔インプラント学会：口腔インプラント学学術用語集第3版. 医歯薬出版, 東京, 2014.
2) Brånemark PI: Osseointegration and its experimental background. J Prosthet Dent. 50: 399-410, 1983.
3) 赤川安正：口腔インプラントの発展とオッセオインテグレーション. 赤川安正, 松浦正朗, 矢谷博文, 渡邉文彦, 編. よくわかる口腔インプラント学 第2版. 医歯薬出版, 東京, p1-6, 2015.
4) Lekholm U, Zarb GA: Patient selection and preparation. In: Brånemark PI, Zarb GA, Albrektsson T, ed. Tissue-integrated prostheses: Osseointegration in clinical dentistry. Quintessence Publishing Company, Chicago, p199-209, 1985.
5) 日本口腔インプラント学会：インプラント体埋入部顎骨の評価とリスク. 口腔インプラント治療指針 2016. 医歯薬出版, 東京, p18-19, 2016.
6) 松浦正朗, 城戸寛史：骨組織のマネジメント. 赤川安正, 松浦正朗, 矢谷博文, 渡邉文彦 編. よくわかる口腔インプラント学 第2版. 医歯薬出版, 東京, p147-161, 2015.
7) Boyne PJ, James RA: Grafting of the maxillary sinus floor with autogenous marrow and bone. J Oral Surg 38: 613-616, 1980.
8) Tatum H Jr.: Maxillary and sinus implant reconstruction. Dent Clin North Am 30: 207-229, 1986.
9) 日本口腔インプラント学会：上顎洞底挙上術. 口腔インプラント治療指針 2016. 医歯薬出版, 東京, p50, 2016.

第4章
鼻・副鼻腔疾患と口腔インプラント治療

ポイント

1. 口腔インプラント治療を行う歯科医師は、安全な口腔インプラント治療を行うために上顎洞を含めた鼻・副鼻腔の知識が欠かせない。
2. 顎顔面用のコーンビームCTの出現により、口腔インプラント治療を行う歯科医師も歯と鼻・副鼻腔の病態・疾患を正確に把握できる時代になった。
3. 口腔インプラント治療時に、上顎洞を含めた鼻・副鼻腔疾患を診た場合、耳鼻咽喉科・頭頸部外科と適切に連携をとることが望まれる。

1. はじめに

口腔インプラント治療を行う歯科医師は、安全な口腔インプラント治療を行うために上顎洞を含めた副鼻腔と鼻腔、すなわち鼻・副鼻腔の知識が欠かせない時代になってきた。幸いにも顎顔面用のコーンビームCTの出現により、歯科インプラント治療を行う歯科医師も歯と鼻・副鼻腔の病態をより正確に把握できる時代になった[1)2)]。

本章では、日常臨床で遭遇する上顎洞を含めた鼻・副鼻腔疾患を解説し、口腔インプラント治療に際しどのように対応したらよいかを解説する。

2. X線撮影で上顎洞（副鼻腔）の混濁をきたす疾患・病態（表1）

X線撮影で上顎洞の混濁をきたす疾患・病態は・急性・慢性上顎洞（副鼻腔）炎、歯性上顎洞（副鼻腔）炎、真菌性上顎洞（副鼻腔）炎、術後性上顎嚢胞、慢性上顎洞炎（副鼻腔炎）手術術後、気圧性副鼻腔炎、顎骨嚢胞（歯原性嚢胞など）、鼻・副鼻腔良性腫瘍（乳頭腫など）、上顎洞癌、上顎洞血腫などがある。

表1：X線撮影で上顎洞の混濁をきたす疾患・病態

- 急性・慢性上顎洞（副鼻腔）炎
- 歯性上顎洞（副鼻腔）炎
- 真菌性上顎洞（副鼻腔）炎・上顎洞（副鼻腔）真菌症
- 術後性上顎嚢胞
- 慢性上顎洞炎（副鼻腔炎）手術術後
  上顎洞（副鼻腔）根治手術術後
  内視鏡下鼻内上顎洞（副鼻腔）手術術後
- 気圧性副鼻腔炎
- 顎骨嚢胞
- 鼻・副鼻腔良性腫瘍
- 上顎洞癌
- 上顎洞血腫

3. 急性・慢性副鼻腔炎

副鼻腔炎とは、副鼻腔の炎症により、鼻閉、鼻漏、後鼻漏、咳嗽といった呼吸器症状を呈する疾患で、頭痛、頬部痛や嗅覚障害を伴う疾患である[3)]。

ウイルスおよび細菌が鼻腔から副鼻腔の自然口を通じて副鼻腔に逆行性に感染し、急性副鼻腔炎が発症する。そして急性副鼻腔炎の治癒遷延化や急性炎症の反復により慢性副鼻腔炎へと移行する[3)]。

1) 罹病期間による副鼻腔炎の分類

罹病期間により副鼻腔炎は急性と慢性に分類される。

急性副鼻腔炎は、発症後1か月以内に症状が消失する副鼻腔炎とし、感染が主因と考えられ、鼻汁は膿性であることが多く、頬部痛や発熱といった急性炎症症状を伴う場合が多い[3)]。時に症状がない潜在性の慢性副鼻腔炎が、感冒罹患などにより急性上顎洞炎をきたすことがあり、急性と慢性の鑑別が難しい場合がある。

慢性副鼻腔炎は、3ヶ月以上鼻閉、鼻漏、後鼻漏、咳嗽といった呼吸器症状が持続する副鼻腔炎とし、副鼻腔粘膜及び中鼻道自然口ルートに治癒し難い形態的及び機能的な障害を生じていることが多い[3)]。鼻茸（ポリープ）を認める例も多い。ときに再感染により、急性増悪する。

罹病期間が1〜3ヶ月の症例は、急性炎症症状やその反復回数、及び鼻内所見によって、急性あるいは慢性に分類される[3)]。

特殊型として、齲歯などが原因の歯性上顎洞(副鼻腔)炎、真菌感染が原因の真菌性副鼻腔炎、気圧の変動が原因の気圧性副鼻腔炎、副鼻腔気管支症候群における慢性副鼻腔炎などがある。

2) 急性・慢性副鼻腔炎に対する口腔インプラント治療時の対応（図1）

A. 急性副鼻腔炎（図1A）

感冒罹患後などに、膿性鼻漏、頬部痛や発熱といった急性炎症症状を伴い、CTで上顎洞（副鼻腔）に混濁像を認める場合、急性副鼻腔炎を疑う。

耳鼻咽喉科に対診し、保存的治療で急性副鼻腔炎が治癒した後に、口腔インプラント治療を開始する。

保存的治療で副鼻腔炎が改善しない場合は、慢性副鼻腔炎の急性増悪が疑われる。内視鏡下鼻内副鼻腔手術で副鼻腔炎が治癒した後に、口腔インプラント治療を開始する。

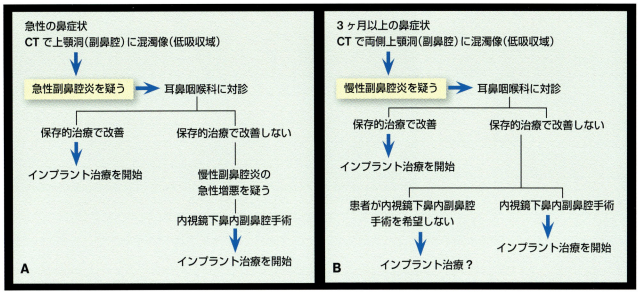

図1：副鼻腔炎に対する口腔インプラント治療時の対応（A：急性副鼻腔炎、B：慢性副鼻腔炎）

B. 慢性副鼻腔炎（図1B）

鼻症状が3ヶ月以上続き、CTで上顎洞（副鼻腔）に混濁像を認める場合、慢性副鼻腔炎を疑う。通常は両側性である。

耳鼻咽喉科に対診し、保存的治療で慢性副鼻腔炎が治癒した後に、口腔インプラント治療を開始する。保存的治療で改善しない場合は、内視鏡下鼻内副鼻腔手術の適応になる。内視鏡下鼻内副鼻腔手術で慢性副鼻腔炎が治癒した後に、口腔インプラント治療を開始する。

問題は慢性副鼻腔炎が改善しないが、その症状が軽微な場合、あるいは慢性副鼻腔炎の症状が続いていても患者が内視鏡下鼻内副鼻腔手術を希望しない場合は、口腔インプラント治療をどうするかである。慢性副鼻腔炎が改善しなければ、口腔インプラント治療は行わないという考えの歯科医師も少なくない。

手術適応がある慢性副鼻腔に罹患していても、十分なインフォームド・コンセントを行い、患者が希望すれば、口腔インプラント治療を先行させても差し支えないと著者は考えている。この際に大切なことは、「口腔インプラント治療前から慢性上顎洞炎（副鼻腔炎）が存在し、慢性上顎洞炎は口腔インプラント治療によるものではない」ことを患者および耳鼻咽喉科の主治医にあらかじめ説明しておくことである。口腔インプラント治療前に耳鼻咽喉科に対診しておくと良い。インプラントの埋入は、歯槽部に限局して行い、上顎洞底挙上術はできれば行わない方が良い。

手術適応がある慢性副鼻腔炎患者に口腔インプラント治療を先に行い、口腔インプラント治療終了後に慢性副鼻腔炎に対して内視鏡下鼻内副鼻腔手術を行った例を提示する。

症例1

患者：66歳、男性

現病歴：2010年頃より両側慢性副鼻腔炎、嗅覚障害、気管支喘息の治療を、近医耳鼻咽喉科で続けていた。2013年3月に歯科を初診した。口腔インプラント治療を開始する前に、歯科医は耳鼻咽喉科の主治医に対診を行ったが、内服治療による経過観察との回答であった。

歯科医は2013年5月に右上顎 7—2 部に2017年3月に左上顎 4—6 部に口腔インプラント治療を行った。いずれも上顎洞底挙上術は行わず、歯槽部に限局してインプラント体を埋入した。

2017年7月に歯科医から紹介され、慢性副鼻腔炎の精査・加療目的で当院を受診した。

初診時口腔内所見（図2）：上顎の口腔インプラント治療は終了していた。

初診時鼻腔内所見（図3）：両側中鼻道と左総鼻道に鼻茸

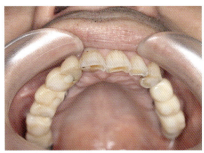

図2：初診時口腔内所見
　口腔インプラント治療は終了している。

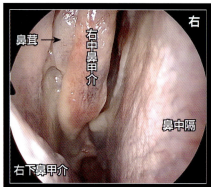
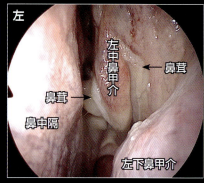

図3：初診時鼻腔内所見
　両側の中鼻道、左側の総鼻道に鼻茸（鼻ポリープ）を認める。

（鼻ポリープ）を認めた。両側下鼻甲介は蒼白で腫脹しており、鼻アレルギーを認めた。

コンビームCT所見（図4）：両側副鼻腔（上顎洞、篩骨洞、蝶形骨洞、前頭洞）の混濁を認めた。埋入されたインプラント体は、上顎洞底の骨は穿破しているが、上顎洞底粘膜を穿破しているかどうかは不明であった。

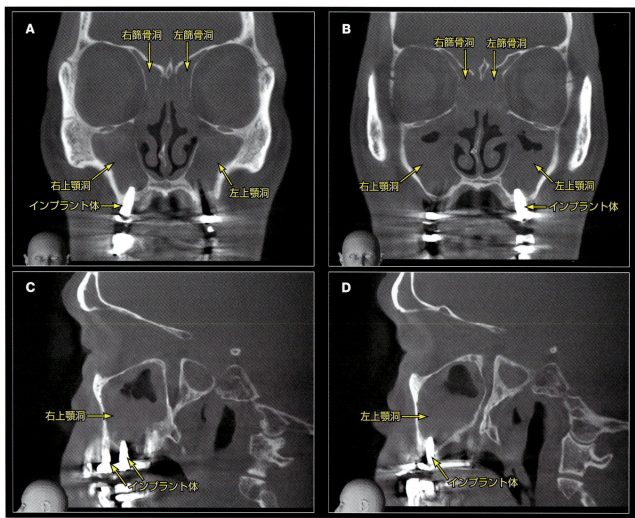

図4：コンビームCT撮影（多断面再構成像、A, B：冠状断、C：右矢状断、D：左矢状断）
　両側副鼻腔の混濁を認めた。埋入されたインプラント体は、上顎洞底の骨は穿破しているが、上顎洞底粘膜を穿破しているかどうかは不明であった。

内視鏡下鼻内副鼻腔手術所見：局所麻酔下に内視鏡下鼻内副鼻腔手術を行った。術中所見では、インプラント体は上顎洞底の粘膜を穿破していなかった。

内視鏡下鼻内副鼻腔手術術後所見（図5）：換気（ventilation）と排泄（drainage）を再獲得した両側の上顎洞は正常化し、上顎洞炎（副鼻腔炎）は治癒した。

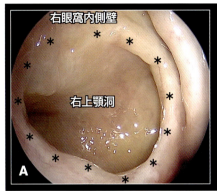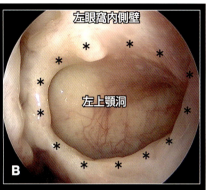

図5：術後上顎洞の70°斜視硬性内視鏡像（術後3か月）（A：右上顎洞、B：左上顎洞）
換気と排泄を再獲得した両側の上顎洞は正常化し、上顎洞炎は治癒している。
＊開大された上顎洞の自然口・膜様部

4. 歯性上顎洞（副鼻腔）炎

　最近の歯性上顎洞炎の病態の特徴は、未処置の齲歯（歯髄死歯）が原因歯になることはまれになり、歯内療法、修復治療など歯科治療あるいは歯科治療後の歯が上顎洞炎の原因になる例が増加している[1]。したがって歯科治療された歯で外見上齲歯がなくても、上顎洞炎の原因歯として疑うことが大切である。

　歯性上顎洞炎の原因歯の取り扱いに関しては、抜歯の適応などその治療方針に一定の見解は得られていない[1)4)]。特に骨植がよい無症状の歯科治療後の歯が原因歯の場合は、抜歯の必要性があるのか慎重に検討する必要がある。抜歯により歯を失う代償は大きい。

　保存的治療に抵抗する歯性上顎洞炎は内視鏡下鼻内副鼻腔手術の適応である[1)5)]。

　詳細は第2章「最近の歯性上顎洞炎の病態と治療」を参照されたい。

5. 真菌性上顎洞（副鼻腔）炎

　鼻腔が広く空気の流出入量の多い側に生じやすいことから、真菌が侵入しやすい局所条件が成因として重要と考えられている[3]。また副鼻腔の嫌気的な環境が真菌の発育を促すとされている[3]。片側性に発症し、副鼻腔の中でも上顎洞に最も発症しやすい。原因菌としてはアスペルギルスが最も多く、少数ながらカンジダやムコールがこれにつぐ[3]。

1) 副鼻腔真菌症（真菌性副鼻腔炎）の分類（表2）

　重篤な症状をきたす浸潤性（invasive）と限局した病変

表2：副鼻腔真菌症の分類（Bent & Kuhnの分類）

浸潤性（invasive）
　急性浸潤性
　慢性浸潤性

非浸潤性（non-invasive）
　慢性非浸潤性
　アレルギー性真菌性鼻副鼻腔炎

の非浸潤性（non-invasive）に大別され、さらに急性浸潤性、慢性浸潤性、慢性非浸潤性および真菌の抗原性が関与するアレルギー性真菌性鼻副鼻腔炎（allergic fungal rhinosinusitis）の4つの病態に分類されている[6)7)]。

　急性・慢性浸潤性副鼻腔真菌症は、免疫力が低下した患者で日和見感染として発症することが多い。急性浸潤性副鼻腔真菌症の場合は、真菌が血管内に浸潤し、血栓形成を伴う血管侵襲により周辺臓器の壊死性感染を引き起こす[6]。副鼻腔から眼窩、海綿静脈洞、頭蓋内へ浸潤すると致命的になる。

　慢性非浸潤性副鼻腔真菌症は、副鼻腔真菌症の中で最も発症頻度が高い。全身の免疫状態と直接の関連はなく、症状がない患者も多いので、口腔インプラント治療の際に偶然発見される場合も少なくない。

　アレルギー性真菌性鼻副鼻腔炎は、1994年にBent & Kuhnによって診断基準が提唱された疾患である[7]。病態は不明な点も多いが、真菌に対するI型・III型アレルギー反応やT細胞応答などによるとされる。鼻・副鼻腔粘膜に著明な好酸球浸潤を認めることも特徴である。

2) 副鼻腔真菌症(真菌性副鼻腔炎)の診断

A. 急性・慢性浸潤性副鼻腔真菌症の診断

急性・慢性浸潤性副鼻腔真菌症ではCTによる画像診断が重要である。副鼻腔内に集簇性あるいは結節性の高濃度域陰影に加えて、骨破壊と周辺軟部組織への浸潤所見を認める。実際の臨床では、真菌培養で真菌が同定されることは少なく、培養に時間を要するので、画像で診断し、手術を行うことが多い[6]。確定診断には培養検査や病理検査が必要である。

B. 慢性非浸潤性副鼻腔真菌症の診断

慢性非浸潤性副鼻腔真菌症の診断もCTによる画像診断が重要である。炎症性軟部濃度で占拠された副鼻腔内に集簇性あるいは結節性の高濃度域陰影を認める。菌球(fungus ball)は真菌菌糸の塊である。菌球はMRIのT1強調像では周囲の炎症性変化と等信号強度で診断困難であるが、T2強調像では結節様低信号を認め診断可能である[8]。

C. アレルギー性真菌性鼻副鼻腔炎の診断

アレルギー性真菌性鼻副鼻腔炎の診断には、American Academy of Allergy, Asthma & Immunology(AAAAI)のガイドラインによる診断基準[9](表3)が用いられることが多い。

アレルギー性真菌性鼻副鼻腔炎の症状は、好酸球性副鼻腔炎と類似している。鼻内所見ではポリープ形成、鼻腔粘膜の浮腫とともに、好酸球性ムチン(多数の好酸球と崩壊した好酸球顆粒が溶出し結晶化したCharcot-Leyden crystal)と呼ばれるニカワ状の粘稠な分泌物、好酸球性ムチンの中に真菌を認めることが多い。

血液検査では、総IgE値とともに真菌に対する特異的IgE値が高くなる。

CTでは炎症性軟部濃度で占拠された副鼻腔内に貯留する好酸球性ムチンに一致して高濃度域陰影を認める。

3) 副鼻腔真菌症(真菌性副鼻腔炎)の治療

A. 急性・慢性浸潤性副鼻腔真菌症の治療

急性・慢性浸潤性副鼻腔真菌症の治療は、外切開による拡大手術が第一選択になり、手術による病巣の徹底的な除去と抗真菌薬の全身投与を行う[6]。しかし実際の症例では、診断された時点で外切開による手術でも病変の全摘出術は困難なことが多く、特に病変が眼窩尖端から海綿静脈洞に浸潤してしまうと、外科的治療は不可能になる[6]。

生存率は約50%とされており、予後は不良である[6]。予後を増悪させる因子として病変の進展範囲の大きさ、特に頭蓋内への進展を指摘する報告が多い[6]。

B. 慢性非浸潤性副鼻腔真菌症の治療

慢性非浸潤性副鼻腔真菌症の治療は、病巣がある副鼻腔を内視鏡下鼻内副鼻腔手術で開放して、真菌塊を除去し病的な粘膜上皮のみを切除する。慢性非浸潤性副鼻腔真菌症では、真菌が粘膜内に浸潤していないので、抗真菌薬の全身投与は必要ない。

非浸潤性副鼻腔真菌症は、真菌塊が除去され、副鼻腔の換気と排泄が十分に行われ、副鼻腔が好気性の環境になれば、予後は良好である。

C. アレルギー性真菌性鼻副鼻腔炎の治療

アレルギー性真菌性鼻副鼻腔炎の治療は、内視鏡下鼻内副鼻腔手術で副鼻腔を単洞化し、副鼻腔の真菌と好酸

表3: アレルギー性真菌性鼻副鼻腔炎の診断基準
(American Academy of Allergy, Asthma & Immunology, 2006)

- 症状が12週以上継続する
- 以下の症状が1つ以上必要
  1. 前・後鼻漏
  2. 鼻閉
  3. 嗅覚低下
  4. 顔面痛・圧迫感
- 必須項目
  1. 内視鏡検査でアレルギー性ムチン(病理検査で脱顆粒好酸球を伴った真菌菌糸)を認める
  2. 内視鏡検査で中鼻道・篩骨領域の浮腫、鼻ポリープを認める
  3. CTあるいはMRIで副鼻腔炎の所見
  4. 真菌に対する特異的IgE値(皮内テストあるいは血液検査)
  5. 病理検査で真菌の浸潤を認めない(浸潤性真菌症の危険性がない)

球性ムチンを除去し、副鼻腔の換気と排泄を確保する。術後のステロイドの全身投与が有効とされているが、ステロイドの投与量と投与期間に関しては一致した見解はない。

> **MEMO　Dystrophic calcification（図6,図7）**
>
> 　CTで片側上顎に混濁像(炎症性軟部濃度)を認め、一部に集簇性あるいは結節性の高濃度域陰影を認めるときは、副鼻腔真菌症を疑うことは上述した。
> 　上顎洞壁に沿った偏在性の高濃度域陰影を認めることがある。これは長期にわたる副鼻腔炎による石灰化（dystrophic calcification）で、副鼻腔真菌症の菌球（fungus ball）とは区別される[8]。
>
>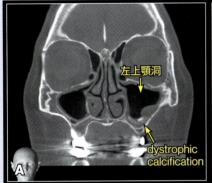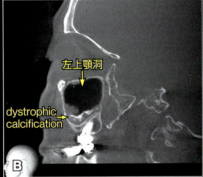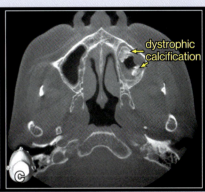
>
> 図6：左上顎洞のDystrophic calcification（コンビームCT撮影、多断面再構成像、A：冠状断、B：矢状断、C：軸位断）
> 　74歳、女性、左上顎に口腔インプラント治療を行うため歯科でCTを撮影し、左上顎に高濃度域陰影を認め、紹介された。
> 　左上顎洞に軽度の慢性副鼻腔炎を認め、左上顎洞下壁に沿った偏在性の高濃度域陰影を認める。長期にわたる副鼻腔炎による石灰化（dystrophic calcification）である。
>
>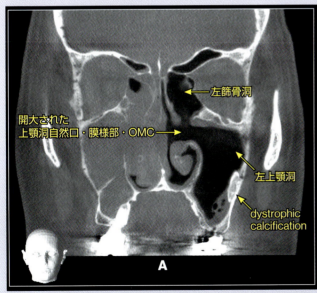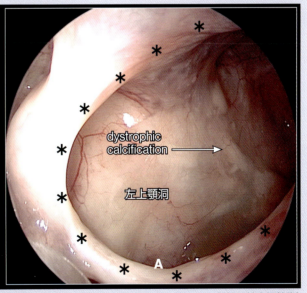
>
> 図7：左上顎洞のDystrophic calcification（A：コンビームCT撮影、多断面再構成像、冠状断、B：術後の左上顎洞70°斜視硬性内視鏡像）
> 　59歳、男性、内視鏡下鼻内副鼻腔手術術後の左上顎に口腔インプラント治療を行うため歯科でCTが撮影された。左上顎洞に高濃度域陰影を認めるため紹介された。
> 　内視鏡下鼻内副鼻腔手術後の左上顎洞は換気と排泄が保たれ正常化している。左上顎洞外側壁に沿った偏在性の高濃度域陰影を認める（A）。左上顎洞の70°斜視硬性内視鏡像では、粘膜下の白色病変として認められる（B）。長期にわたる副鼻腔炎による石灰化（dystrophic calcification）である。OMC：ostiomeatal complex（中鼻道自然口ルート）

4）副鼻腔真菌症（真菌性副鼻腔炎）に対する口腔インプラント治療時の対応（図8）

　副鼻腔真菌症の中で最も発症頻度が高い非浸潤性副鼻腔真菌症は、症状がない患者も多いので、口腔インプラント治療の際に偶然発見される場合も少なくない。非浸潤性副鼻腔真菌症が浸潤性副鼻腔真菌症に移行する場合もあるので、早期に非浸潤性副鼻腔真菌症の治療が必要である。

　CTで片側上顎洞に混濁像（炎症性軟部濃度）があり、一部に集簇性あるいは結節性の高濃度域陰影を認めるときは、非浸潤性副鼻腔真菌症を疑う。非浸潤性副鼻腔真菌症は、内視鏡下鼻内副鼻腔手術の適応である。耳鼻咽喉科に対診し、内視鏡下鼻内副鼻腔手術で非浸潤性副鼻腔真菌症が治癒した後に、口腔インプラント治療を開始する。

　歯性上顎洞炎に合併した非浸潤性上顎洞真菌症に対して内視鏡下鼻内副鼻腔手術を行った例を提示する。

症例2

患者：62歳、女性
現病歴：左膿性鼻漏、左鼻閉を訴え来院した。

初診時口腔内所見（図9）：左上顎第2小臼歯、第1大臼歯は、歯内療法後の根管処置・歯冠修復歯であった。

コンビームCT所見（図10）：左上顎第2小臼歯、第1大臼歯は、歯内療法後の根管処置歯で根尖病巣を認めた。左側上顎洞に混濁像（炎症性軟部濃度）を認め、一部に集簇

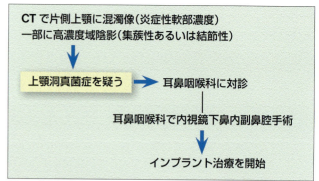

図8：上顎洞真菌症に対する口腔インプラント治療時の対応

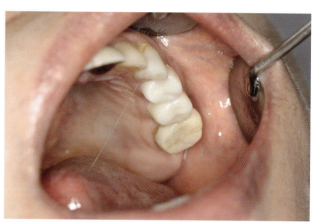

図9：初診時口腔内所見

性あるいは結節性の高濃度域陰影を認め、非浸潤性上顎洞真菌症が疑われた。真菌性歯性上顎洞炎と考えられた。

内視鏡下鼻内副鼻腔手術所見：局所麻酔下に左内視鏡下鼻内副鼻腔手術を行った。左上顎洞の粘膜は赤褐色に肥厚しており、膿性の貯留液、真菌塊（図11, 12）を認めた。

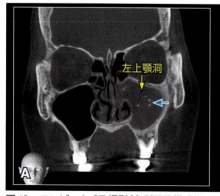
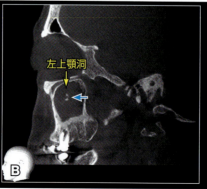
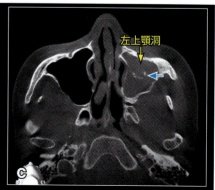

図10：コンビームCT撮影（多断面再構成像、A：冠状断、B：左矢状断、C：軸位断）
　歯内療法後の根管処置歯に根尖病巣を認めた。左側上顎洞に混濁像（炎症性軟部濃度）を認め、一部に集簇性あるいは結節性の高濃度域陰影（青矢印）を認めた。

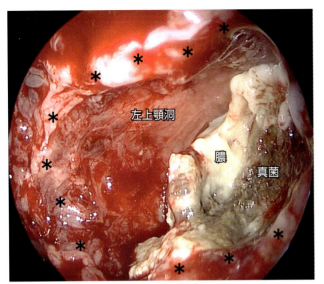

図11：術中左上顎洞の70°斜視硬性内視鏡像
　左上顎洞の粘膜は赤褐色に肥厚しており、膿性の貯留液、真菌塊を認めた。＊開大された上顎洞の自然口・膜様部

病理組織検査（図13）：アスペルギルスによる上顎洞真菌症であった。

内視鏡下鼻内副鼻腔手術術後経過：換気と排泄を再獲得した左上顎洞は正常化し、真菌性歯性上顎洞炎は治癒した。

症例3
患者：60歳、男性
現病歴：右膿性鼻漏、右鼻閉を訴え来院した。

初診時口腔内所見（図14）：右上顎臼歯に歯内療法（根管処置）が行われていた。

パノラマX線撮影所見（図15）：歯内療法後の臼歯は不十分な根管充填が行われており、根尖病巣をきたしており、歯性上顎洞炎の原因歯であった。右側上顎洞に混濁像を認め、真菌菌糸の塊（菌球、fungus ball）を認めた。

コンビームCT撮影所見（図16）：歯内療法後の根管処置歯に根尖病巣を認めた。右側上顎洞に混濁像（炎症性軟部濃度）を認め、真菌菌糸の塊（菌球、fungus ball）を認めた。

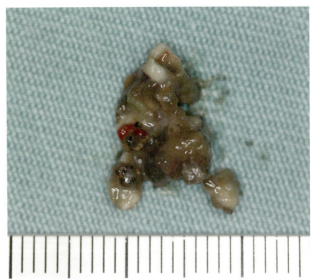

図12：摘出した真菌塊

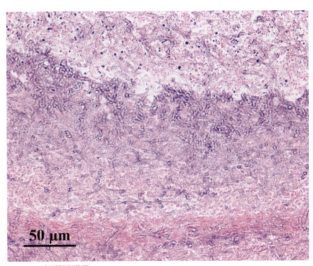

図13：病理組織像
　真菌菌糸（アスペルギルス）を認める。

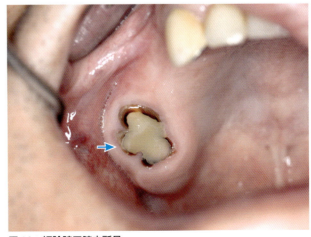

図14：初診時口腔内所見
　右上顎臼歯に歯内療法（根管処置）が行われている。

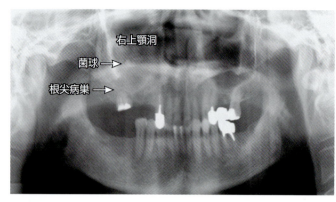

図15：パノラマX線撮影
　歯内療法後の臼歯は不十分な根管充填が行われており、根尖病巣をきたし、歯性上顎洞炎の原因歯になっている。右側上顎洞に混濁像を認め、真菌菌糸の塊（菌球、fungus ball）を認める。

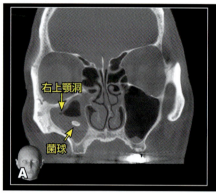 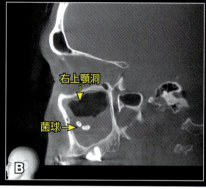 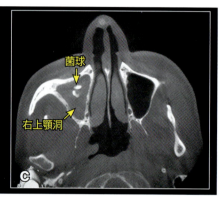

図16：コンビームCT撮影（多断面再構成像、A：冠状断、B：右矢状断、C：軸位断）
　歯内療法後の根管処置歯に根尖病巣を認めた。右側上顎洞に混濁像（炎症性軟部濃度）を認め、真菌菌糸の塊（菌球、fungus ball）を認める。

内視鏡下鼻内副鼻腔手術所見（図17, 18）：右上顎洞の粘膜は浮腫状に肥厚しており、膿性の貯留液、菌球を認めた。上顎洞の自然口・膜様部とostiomeatal complexを広く開大し、菌球を摘出した。

病理組織所見（図19）：アスペルギルスによる上顎洞真菌症であった。

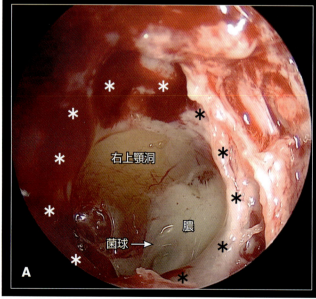 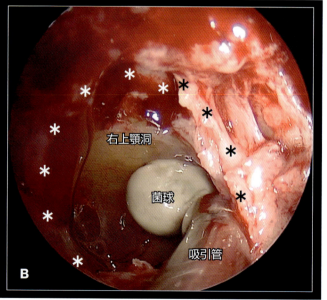

図17：術中右上顎洞70°斜視硬性内視鏡像
　右上顎洞の粘膜は浮腫状に肥厚しており、膿性の貯留液、菌球を認めた（A）。菌球を摘出した（B）。＊開大された上顎洞の自然口・膜様部

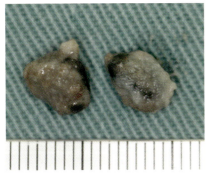

図18：摘出した真菌菌糸の塊（菌球）

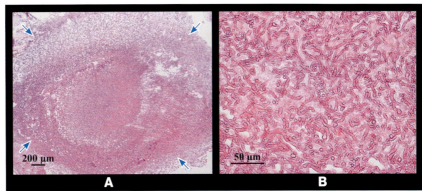

図19：病理肉眼像・組織像
　真菌菌糸の塊（菌球）（A,矢印）を認める。真菌菌糸（アスペルギルス）を認める（B）。

6. 術後性上顎嚢胞

1) 術後性上顎嚢胞の病態

　術後性上顎嚢胞は上顎洞根治手術（Caldwell-Luc法）後に長期間（多くは10数年）を経て発症する疾患（合併症）で、頬部の腫脹、疼痛を生じる[10]。術後性上顎嚢胞は徐々に増大し、歯槽骨・上顎骨を圧迫・吸収していく（図20）。上方に拡大すれば眼窩下神経麻痺（頬部・上口唇のシビレ感など）、眼球偏位（図21）、複視などが起こり、下方に拡大すれば歯根を圧迫（図22）吸収し、歯髄炎、歯髄壊死を起こし、歯髄死にいたる（図23）。したがって口腔インプラント治療の障害になるため、早期の治療が必要である。

　成因は、①手術時の遺残粘膜が瘢痕中あるいは肉芽組

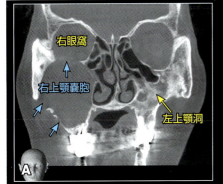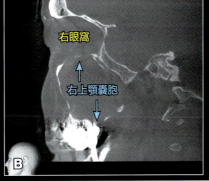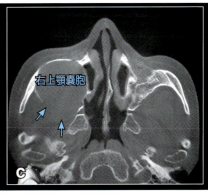

図20：右術後性上顎嚢胞（67歳、女性）、コンビームCT撮影（多断面再構成像、A：冠状断、B：右矢状断、C：軸位断）
　右頬部腫脹を訴えて来院した。15歳時に両側上顎洞根治手術を受けていた。
　術後性上顎嚢胞は徐々に増大し、周囲の顔面骨を圧迫・吸収している。右眼窩下壁（A,B矢印）、上顎洞外側下壁（A矢印）、上顎洞下壁（B矢印）、上顎洞後壁（C矢印）の骨が圧迫・吸収されている。上顎洞根治手術後の左上顎洞は、器質瘢痕化している（A黄矢印）。

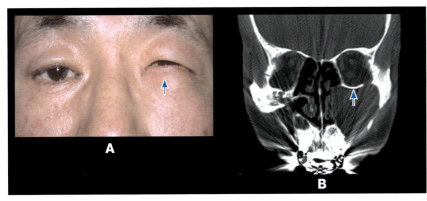

図21：左術後性上顎嚢胞（49歳、男性）
　左頬部腫脹、頬部のシビレ感、複視を訴えて来院した。19歳時に両側上顎洞根治手術を受けていた。
　術後性上顎嚢胞は徐々に増大し、上顎骨を圧迫・吸収する。上方に拡大すれば眼窩下神経麻痺、眼球偏位（矢印）、複視などが起こる。
A：顔貌：眼球が上方に変位し（矢印）、複視が起こる。
B：CT像（冠状断）：左術後性上顎嚢胞が左眼窩底を圧迫している（矢印）。

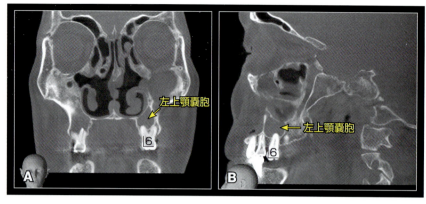

図22：左術後性上顎嚢胞（63歳、男性）（コンビームCT撮影、多断面再構成像、A：冠状断、B：矢状断）

左頬部腫脹を訴え来院した。17歳時に両側上顎洞根治手術を受けていた。左上顎に術後性上顎嚢胞を認め、左上顎第1大臼歯の口蓋根は嚢胞に圧迫されていたが、生活歯であった。

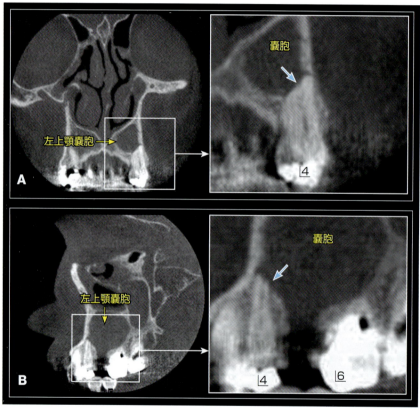

図23：左術後性上顎嚢胞（54歳、男性）（コンビームCT撮影、多断面再構成像、A：冠状断、B：矢状断）

左頬部痛を訴え、歯科を受診した。24歳時に両側上顎洞根治手術を受けていた。歯科で第2小臼歯を抜歯され、抜歯窩から洗浄が繰り返されていた。

第2小臼歯の抜歯窩は肉芽で閉鎖した。局所麻酔下に左内視鏡下鼻内副鼻腔手術（ドレナージ手術）を行った。左上顎第1小臼歯の根は嚢胞の圧迫により吸収されており（青矢印）、歯髄炎をおこしていたが歯髄死にいたっておらず生活歯髄として復活した。術後、左頬部痛は改善した。
（注：この症例では術後性上顎嚢胞の診断を最初に行い、内視鏡下鼻内副鼻腔手術による術後性上顎嚢胞の手術を先行させていれば、歯根膜炎と歯髄炎の治癒に伴って炎症に罹患した第2小臼歯の歯髄は生活歯髄として復活でき、抜歯は必要なかったかもしれない。一方で内視鏡下鼻内副鼻腔手術による術後性上顎嚢胞の手術を行わなければ、嚢胞の圧迫によりその根が吸収し歯髄炎をおこしていた第1小臼歯は歯髄死になっていたかもしれない。）

織中に埋没し、腺組織からの分泌液の貯留をきたして嚢胞を形成するもの、②組織間隙に組織液がたまり、間隙嚢胞を形成するもの、③対孔や自然口が閉鎖して分泌液がたまって生じるものなどがある[10]が、①が最も多く認められる[10]。

耳鼻咽喉科・頭頸部外科では、1980年代までは、歯肉（犬歯窩）切開により上顎洞粘膜を全摘出する経上顎的上顎洞根治手術が副鼻腔炎に行われており、術後合併症として術後性上顎嚢胞が発生していた。しかし1990年代からは、内視鏡下鼻内副鼻腔手術の導入により、術後性上顎嚢胞の発生は極めて稀になった。

2）術後性上顎嚢胞の治療

A. 行ってはいけない治療

歯性上顎洞炎に対して、原因歯を抜歯後に抜歯窩から洞洗浄する治療が歯科では行われており[11]、術後性上顎嚢胞に対してもこの治療法が行われていることがある（図23）。抜歯窩が閉鎖した後は、嚢胞腔は閉鎖腔になり、術後性上顎嚢胞は治癒せず、嚢胞は再度増大する。歯を犠牲にするこのような姑息的治療は行ってはいけない。

B. 行わない方がよい手術

歯肉（犬歯窩）切開により経上顎的に術後性上顎嚢胞を全摘出する手術が、歯科・口腔外科では現在でも行われている[11]。

この術式は手術侵襲が比較的大きく、術後に顔面腫脹をきたし、患者の負担は大きい。術後性上顎嚢胞の嚢胞壁には上皮がない場合もあるので、嚢胞を確実に全摘出することは手技的に難しい。また嚢胞を全摘出すると創傷治癒が遷延化する。嚢胞壁が全摘出された部位は器質瘢痕化し、新たな術後性上顎嚢胞の温床になる可能性があり、上顎嚢胞が再発する可能性が少なくない。嚢胞の後部が翼口蓋窩に進展している場合（図20C）は、嚢胞摘出時に動脈を損傷し大出血をきたす可能性がある。

さらにこの術式は経上顎的に手術操作を行うため、歯槽骨・上顎骨に対して手術操作が行われる。このことは再度の上顎洞底挙上術、インプラント埋入に不利である。

上顎嚢胞穿刺・洗浄は、姑息的処置であり適応を選ぶ必要がある。嚢胞の圧迫による周囲組織の損傷を回避するために、応急処置として術後性上顎嚢胞に対して穿刺排膿が行われる事がある。

C. 内視鏡下鼻内副鼻腔手術

耳鼻咽喉科・頭頸部外科では、内視鏡下鼻内副鼻腔手術が適応である[12]。

内視鏡下鼻内副鼻腔手術での術式は、嚢胞近傍の鼻腔に十分なドレナージをつける開窓手術（ドレナージ手術）が基本術式である（図24）[12]。内視鏡下鼻内副鼻腔手術の導入により、微細な手術操作が経鼻的に行え、低侵襲で手術時間が短く、患者の負担が少ない手術が行えるようになった[1)12]。術後の顔面腫脹はない。創傷治癒が早く、新たな術後性上顎嚢胞発生の温床になることはない。

内視鏡下手術で開窓された術後性上顎嚢胞は術後に含気化して治癒する。嚢胞腔の容積は術後徐々に小さくなるため（図25）、インプラント体の埋入部位あるいは埋入予定部位の垂直軟部組織量が増加し口腔インプラント治療に有利になる。

また経鼻的内視鏡下による手術操作であり、歯槽骨・上顎骨に対する手術操作は行われないため、上顎洞底挙上術、インプラント埋入に有利である。

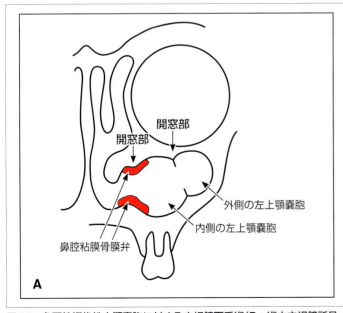
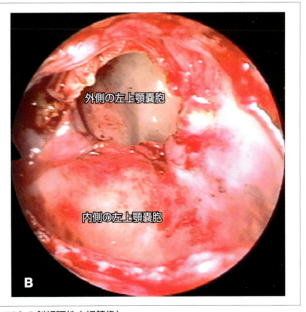

図24：多房性術後性上顎嚢胞に対する内視鏡下手術（B：術中内視鏡所見、70°の斜視硬性内視鏡像）
　内側の左術後性上顎嚢胞を左鼻腔へ開窓した後、さらに外側の左術後性上顎嚢胞を開窓する。

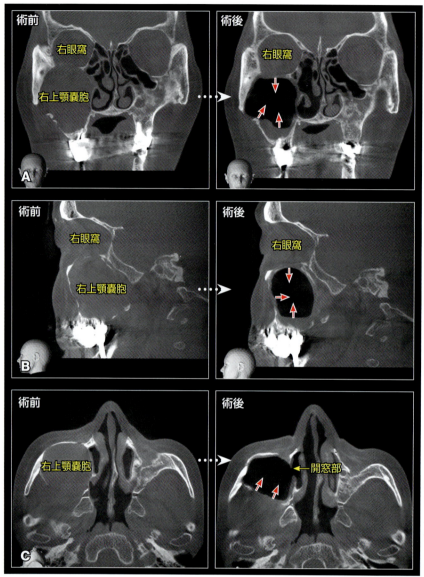

図25：内視鏡下鼻内副鼻腔手術（開窓手術、ドレナージ手術）術後3ヶ月の含気化した術後性上顎嚢胞、コーンビームCT撮影（多断面再構成像、A：冠状断、B：矢状断、C：軸位断）
　含気化して治癒した嚢胞の容積は、術後徐々に小さくなる（赤矢印）。

3）術後性上顎嚢胞に対する口腔インプラント治療時の対応（図26）

　口腔インプラント治療を受ける患者に、鼻（副鼻腔炎）の手術を以前に受けたことがないかを必ず問診する。歯科では鼻の手術の既往を言わない患者が少なくないので、歯科医師から問診する必要がある。

　鼻の手術を受けた既往があれば、その手術方法を問診する。患者が「蓄膿症（副鼻腔炎）に対して、歯茎を切って手術を受けた」と言えば、たとえ症状がなくても術後性上顎嚢胞が存在する可能性がある。一方で経鼻的に内視鏡下鼻内副鼻腔手術を患者が受けていれば、術後性上顎嚢胞はまずないと考えてよい。

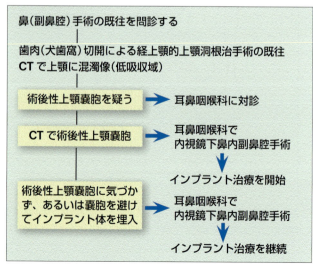

図26：術後性上顎嚢胞に対する口腔インプラント治療時の対応

したがって患者が以前に歯肉（犬歯窩）切開による経上顎的上顎洞根治手術を受けており、CTで上顎に類円形の混濁像（低吸収域）が認められれば、術後性上顎嚢胞の可能性が高い。耳鼻咽喉科に対診する。

A. 口腔インプラント治療を行う予定の上顎に術後性上顎嚢胞がある場合

術後性上顎嚢胞は徐々に増大し、歯槽骨・上顎骨を圧迫・吸収していく。その結果、嚢胞が歯槽骨に近い場合は、インプラント治療にとって大切な、インプラント埋入予定部位の垂直骨量が減少していく。

したがって、たとえインプラント治療時にインプラント埋入部位の垂直骨量が十分でも、術後性上顎嚢胞を認めれば早期に内視鏡下鼻内副鼻腔手術によるドレナージ手術を行うべきである。

耳鼻咽喉科で内視鏡下鼻内副鼻腔手術を行い、術後にインプラント治療を開始する。

B. 術後性上顎嚢胞がある上顎に口腔インプラント治療を行ってしまった場合

術後性上顎嚢胞に気づかず、抜歯を行い排膿してしまった、上顎洞底挙上術を行ってしまった、インプラント体を埋入してしまったなどの事態が予想される。また術後性上顎嚢胞に気づいており、傾斜埋入などでインプラント体を埋入した場合がある。

術後性上顎嚢胞に気づかず抜歯を行い、上顎洞底挙上術を行った例を提示する。

症例4

患者：71歳、男性
既往歴：50年前に慢性副鼻腔炎に対して歯肉（犬歯窩）切開による（経上顎的）上顎洞根治手術（Caldwell-Luc法）を受けた。
現病歴：3年前に右上顎第2大臼歯を抜歯、2～3ヶ月前に右上顎第1、第2小臼歯、第1大臼歯を抜歯された。2週間前に歯槽頂アプローチによる上顎洞底挙上術（FDBAオラグラフト：脱灰凍結乾燥他家骨を使用）が行われ、右上顎 5|4 部にはインプラント体を即時埋入された。右上顎 6| 部を手術操作中に排膿を認め、排膿が止まらないため紹介された。

初診時口腔内所見（図27）：上顎洞底挙上術術後約2週間が経過していたが、右上顎 6| 部の歯肉から排膿を認めた。

コーンビームCT所見（図28）：術後性上顎嚢胞が両側に認められた。上顎嚢胞の下部には、上顎洞底挙上術に用いられた骨補填材が認められた。

経過：炎症に伴い上顎嚢胞が増大すると、口腔インプラント治療に影響を与えるため、抗菌薬による消炎療法を開始した。また早期に内視鏡下鼻内副鼻腔手術を予定した。

内視鏡下鼻内副鼻腔手術（図29）：初診から約2週間後、局所麻酔下に両側内視鏡下鼻内副鼻腔手術（ドレナージ手術、開窓手術）を行った。

術後経過（図30、31）：開窓された術後性上顎嚢胞は術後に含気化して治癒した。嚢胞腔の容積が術後徐々に小さくなるのを待って、6| 部にインプラント体を埋入した。その後、インプラントの上部構造を装着した。

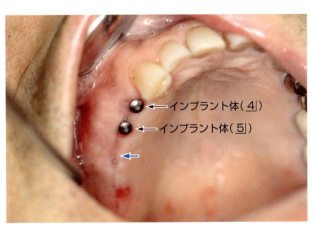

図27：初診時口腔内所見
 5|4 部にはインプラント体が埋入されている。6| 部からの排膿を認める（青矢印）。

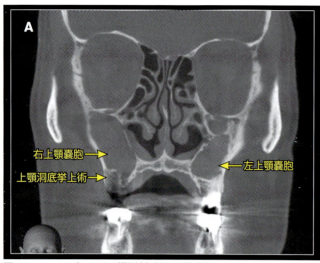
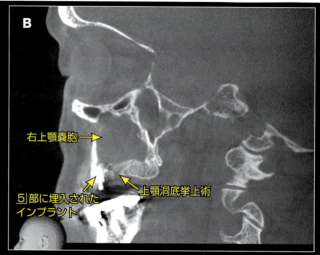

図28：コーンビームCT撮影（多断面再構成像、A：冠状断、B：矢状断）
　両側上顎に術後性上顎囊胞を認める。右術後性上顎囊胞の下部に上顎洞底挙上術が行われている。

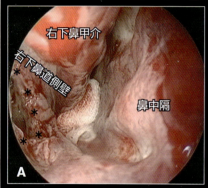
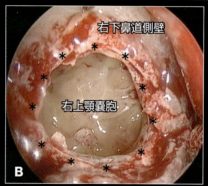

図29：内視鏡下鼻内副鼻腔手術、術中内視鏡所見（A：直視硬性内視鏡像、B：70°斜視硬性内視鏡像）
　局所麻酔下に両側内視鏡下鼻内副鼻腔手術を同時に行った。内視鏡下鼻内副鼻腔手術による開窓手術（ドレナージ手術）は、両側同時に行っても手術侵襲が小さく、患者の負担は少ない。
　経鼻的内視鏡下に右下鼻道側壁に右術後性上顎囊胞を開窓する（ドレナージ手術）（＊印：開窓部）

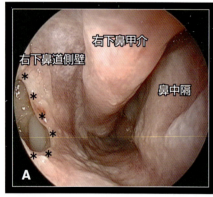
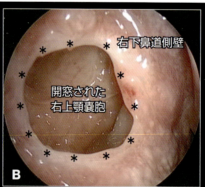

図30：術後の内視鏡所見（A：直視硬性内視鏡像、B：70°斜視硬性内視鏡像）
　鼻腔に十分なドレナージをつけられ開窓された（＊印：開窓部）術後性上顎囊胞は含気化し治癒している。

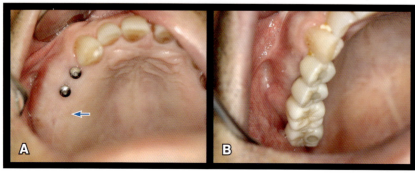

図31：術後口腔内所見
A：6|部からの排膿は停止した（矢印）。
B：6|部にインプラント体を埋入し、インプラントの上部構造を装着した。

コメント

　口腔インプラント治療を行う上顎に術後性上顎嚢胞が存在する場合は、内視鏡下鼻内副鼻腔手術（嚢胞開窓手術、ドレナージ手術）を先行させ、術後性上顎嚢胞を治癒させた後にインプラント治療を行うことが望ましい。インプラント体が埋入できても、嚢胞は徐々に増大するので、いずれインプラント体に影響が及ぶ。

　症例5に術後性上顎嚢胞がある上顎にインプラント体を埋入し、インテグレーションしている例を提示する。

症例5

患者：64歳、男性

現病歴：38年前に歯肉（犬歯窩）切開による上顎洞根治手術（Caldwell-Luc法）を受けた。8年前に左上顎犬歯のインプラント治療を受けた。左頬部腫脹を訴え来院した。

コーンビームCT所見（図32）：左上顎に術後性上顎嚢胞を認め、嚢胞壁がインプラント体に接していた。

経過：このまま嚢胞が増大すると、すでに埋入されインテグレーションしているインプラント体に影響を及ぼすことが懸念されたため、早期に内視鏡下鼻内副鼻腔手術を予定した。

内視鏡下鼻内副鼻腔手術（図33）：局所麻酔下に左内視鏡下鼻内副鼻腔手術（嚢胞開窓手術、ドレナージ手術）を行った。

術後経過（図34, 35）：術後、嚢胞は含気化し治癒し、インプラントは傷害されなかった。

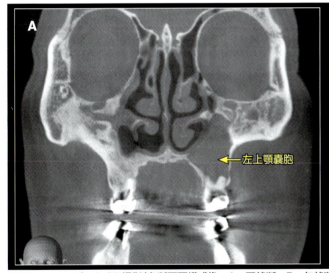
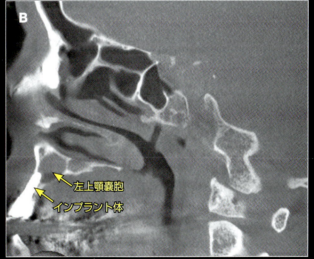

図32：コーンビームCT撮影（多断面再構成像、A：冠状断、B：矢状断）
　左上顎に術後性上顎嚢胞を認める(A)。左術後性上顎嚢胞が増大し、インプラント体に接している(B)。

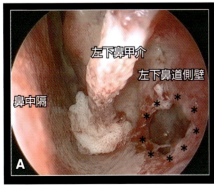
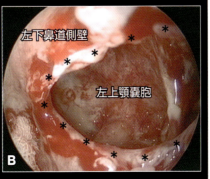

図33：内視鏡下鼻内副鼻腔手術、術中内視鏡所見（A：直視硬性内視鏡像、B：70°斜視硬性内視鏡像）
　経鼻的内視鏡下に左下鼻道側壁に左術後性上顎嚢胞を開窓する（ドレナージ手術）（*印：開窓部）。

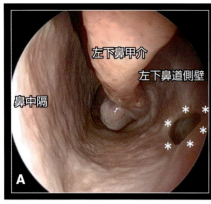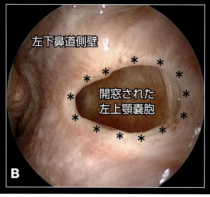

図34：術後の内視鏡所見（A：直視硬性内視鏡像、B：70°斜視硬性内視鏡像）

鼻腔に十分なドレナージをつけられ開窓された術後性上顎嚢胞は含気化し治癒している（＊印：開窓部）。

コメント

このような症例に歯肉（犬歯窩）切開により嚢胞壁を全摘出する術後性上顎嚢胞摘出術を行えばインプラントに対する影響は計り知れない。

おそらく8年前に左上顎のインプラント治療を受ける際に、無症状の術後性上顎嚢胞が存在していたと考えられる。たとえインプラント埋入部位の垂直骨量が十分でも、術後性上顎嚢胞は徐々に増大する。口腔インプラント治療を行う上顎に術後性上顎嚢胞が存在する場合は、内視鏡下鼻内副鼻腔手術（嚢胞開窓手術、ドレナージ手術）を先行させ、術後性上顎嚢胞を治癒させた後に口腔インプラント治療を行うことが望ましい。

7. 慢性副鼻腔炎（上顎洞炎）の手術術後

以前に慢性副鼻腔炎の手術を受けた患者に、口腔インプラント治療を行うことがある。

1) 慢性副鼻腔炎に対する手術の変遷

耳鼻咽喉科・頭頸部外科では、慢性上顎洞炎に対して、1980年代までは、歯肉（犬歯窩）切開により上顎洞粘膜を全摘出する（経上顎的）上顎洞根治手術が行われていた。しかし1990年代からは、（経鼻的）内視鏡下鼻内副鼻腔手術の導入により、上顎洞粘膜の粘骨膜は保存し病的粘膜だけを掻爬し、上顎洞に換気と排泄を獲得させ、上顎洞の形態と機能を温存する手術術式に変遷した。両術式の移行期に、歯肉（犬歯窩）切開を行うが、上顎洞粘膜の粘骨膜は保存し病的粘膜だけを掻爬する、上顎洞の形態と機能を温存する手術を著者は行っていた時期がある。

A. 上顎洞根治手術

上顎洞根治手術が行われると、粘膜が全摘出された上顎洞骨壁面は線毛機能が廃絶した結合組織が増生し、器質瘢痕化した上顎洞の形態は大きく変化し、上顎洞は副鼻腔としての機能を失う（図35）（第1章 図26）。また上述したように、術後性上顎嚢胞の発生母地になる。

口腔外科のマニュアルでは、上顎洞根治手術で洞粘膜を

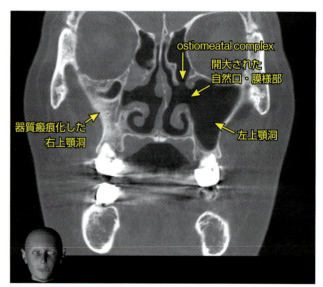

図35：慢性副鼻腔炎術後のコーンビームCT撮影（多断面再構成像、冠状断）

上顎洞根治手術が行われた右上顎洞は、粘膜が全摘出され、上顎洞骨壁面には線毛機能が廃絶した結合組織が増生し、器質瘢痕化している。上顎洞の形態は大きく変化し、上顎洞は副鼻腔としての機能を失っている。垂直骨・軟部組織量は十分であり、インプラント治療に支障はない。

内視鏡下鼻内副鼻腔手術が行われた左上顎洞は、ostiomeatal complex・上顎洞自然口・膜様部は開大され、換気と排泄を再度獲得した上顎洞には線毛機能が正常な洞粘膜が再生している。上顎洞は本来の形態と機能が温存されている。垂直骨量が不十分な場合は、上顎洞底挙上術を行っても支障ない。

全摘出した洞骨壁面は、再生した洞粘膜の被覆により治癒し、洞は正常化する[11]と解説されているが、上顎洞粘膜を全摘出した場合、再生した洞粘膜の被覆により洞骨壁面が治癒し洞が正常化することは通常ない(第1章:「上顎洞の機能的臨床組織解剖－上顎洞の換気と排泄－」の図26参照)。1980年代から耳鼻咽喉科・頭頸部外科ではしだいにこの手術が行われなくなった理由の一つである。

B. 内視鏡下鼻内副鼻腔(上顎洞)手術

経鼻的内視鏡下鼻内副鼻腔(上顎洞)手術では、病的な洞粘膜は掻爬するが、洞粘膜の粘骨膜は可及的に保存する。開大された ostiomeatal complex・上顎洞自然口・膜様部経由で、換気と排泄を再度獲得した上顎洞には、線毛機能が正常な洞粘膜が再生する。上顎洞は本来の形態と機能が温存される(図35)(第1章 図26, 図27)。すなわち内視鏡下鼻内副鼻腔手術は上顎洞の形態と機能を温存する手術である。

2) 慢性上顎洞炎の手術術後例に対する口腔インプラント治療時の対応(図36)

口腔インプラント治療を受ける患者に、鼻(副鼻腔炎)の手術を以前に受けたことがないかを必ず問診する。歯科では鼻の手術の既往を言わない患者が少なくないので、歯科医師から問診する必要がある。

鼻の手術を受けた既往があれば、その手術方法を問診する。患者が「蓄膿症(副鼻腔炎)に対して、歯茎を切って手術を受けた」と言えば、上顎洞粘膜を全摘出する上顎洞根治手術が行われている可能性が高い。患者が「鼻から内視鏡で手術を受けた」と言えば、経鼻的内視鏡下鼻内副鼻腔(上顎洞)手術が行われている可能性が高い。

A. 上顎洞根治手術術後

術後性上顎嚢胞がなければ、上顎洞は器質瘢痕化しその形態は大きく変化している。垂直骨量・垂直軟部組織量は十分であり、口腔インプラント治療を開始する。

B. 内視鏡下鼻内上顎洞手術術後

内視鏡下鼻内上顎洞手術術後の上顎洞は、換気と排泄が保たれており、口腔インプラント治療を開始してよい。

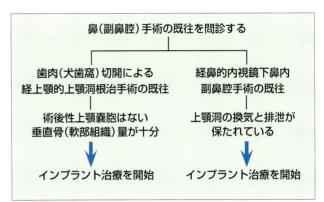

図36:副鼻腔(上顎洞)術後の上顎に対する口腔インプラント治療時の対応

上顎臼歯部の垂直骨量が十分でなく、上顎洞底挙上術が必要な場合、たとえ上顎洞底の粘膜が肥厚していても、上顎洞の換気と排泄が保たれていれば、上顎洞底挙上術を行ってよい。

8. 気圧性副鼻腔炎(航空性副鼻腔炎)

気圧性副鼻腔炎は、気圧が急激に変化する環境(飛行機搭乗、潜水、高圧酸素療法など)で発症する副鼻腔炎である。

特に航空機に搭乗することにより、気圧の急激な変化に副鼻腔の換気が適応できず症状をきたす気圧性副鼻腔炎を航空性副鼻腔炎という。

1) 気圧性副鼻腔炎(航空性副鼻腔炎)の病態

既往に慢性副鼻腔炎や鼻炎があって、副鼻腔の自然口が狭くなっている場合に、気圧の急激な変化により副鼻腔の換気障害をきたす。

特に上顎洞内部が相対的に陰圧になった場合、上顎洞の自然口付近の粘膜が腫脹すると、自然口の粘膜が弁作用を起こし、空気の流入を妨げやすい。したがって航空性副鼻腔炎の場合は、着陸時に症状がより起こりやすい。

鼻・副鼻腔疾患の重症度と、気圧性副鼻腔炎の発症とは関連性はない。鼻・副鼻腔疾患が軽症でも、上顎洞の換気障害がある例では気圧性副鼻腔炎を発症しやすい。

2) 気圧性副鼻腔炎(航空性副鼻腔炎)の治療

鼻・副鼻腔の原疾患の治療を行う。飛行機に搭乗する直前と、飛行機が着陸する前に血管収縮薬(プリビナ®な

ど）を点鼻すると、粘膜の腫脹が改善され、症状が起きにくい。

症例6に、既往に慢性歯性上顎洞炎があって航空性副鼻腔炎をきたした例を提示する。

症例6

患者：52歳、女性

現病歴：感冒罹患時に飛行機に搭乗して、左頬部腫脹を訴え来院した。

コーンビームCT所見（図37）：歯内療法（根管処置）を受けた左上顎臼歯の頬側根に根尖病巣を認め、左上顎洞底に軽度の炎症所見を認めた。左上顎洞の自然口は開存していた。

経過：抗菌薬の投与で症状は改善した。今後、感冒罹患時に飛行機に搭乗することは避けること。飛行機に搭乗するときは、飛行機に搭乗する直前と、飛行機が着陸する前に血管収縮薬（プリビナ®など）を点鼻することを指示した。その後6回飛行機に搭乗したが、症状はでていない。

症例7に、既往に鼻アレルギーがあって、インプラント治療後に気圧性副鼻腔炎きたした例を示す。

症例7

患者：68歳、女性

現病歴：8年前に左上顎の口腔インプラント治療を受けてから、左頬部の拍動性顔面圧迫感と疼痛をきたしたが、歯科では異常がないと言われていた。鼻アレルギー（抗原はハウスダスト）に罹患していた。

コーンビームCT所見（図38）：左上顎洞に軽度の炎症所見を認めた。左上顎洞の自然口は狭小化していた。鼻中隔弯曲を認め、左 ostiomeatal complex が狭くなっていた。

経過：抗菌薬と抗アレルギー薬の投与で症状は改善した。今後、感冒罹患時に急性上顎洞炎に罹患しやすいことを説明した。その後、鼻アレルギーの治療を適切に行うことで、症状はでていない。

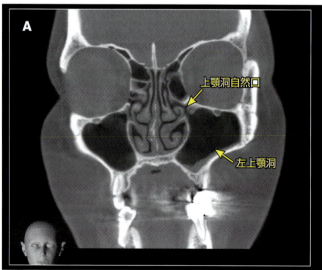
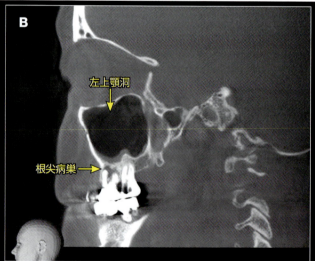

図37：気圧性副鼻腔炎のコーンビームCT撮影（多断面再構成像、A：冠状断、B：矢状断）
A：左上顎洞の自然口は開存している。
B：歯内療法（根管処置）を受けた左上顎臼歯の頬側根に根尖病巣を認め、左上顎洞底に軽度の炎症所見を認める。

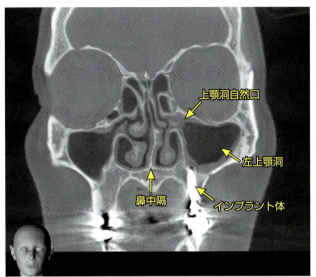

図38：気圧性副鼻腔炎のコーンビームCT撮影（多断面再構成像、冠状断）

左上顎洞に軽度の炎症所見を認める。左上顎洞の自然口は狭小化している。鼻中隔弯曲を認め、左ostiomeatal complexが狭くなっている。

3) 気圧性副鼻腔炎（航空性副鼻腔炎）に対する口腔インプラント時の対応（図39）

気圧の変化で顔面痛、拍動性顔面圧迫感をきたす場合は、気圧性副鼻腔炎を疑い耳鼻咽喉科に対診する。

鼻・副鼻腔疾患の重症度と、気圧性副鼻腔炎の発症とは関連性はなく、鼻・副鼻腔疾患が軽症でも、上顎洞の換気障害がある例では気圧性副鼻腔炎を発症しやすいことに注意が必要である。

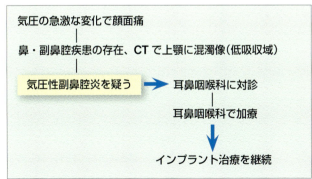

図39：気圧性副鼻腔炎（航空性副鼻腔炎）例に対する口腔インプラント治療時の対応

9. 顎骨嚢胞

顎顔面領域の嚢胞の分類は、いまだ意見の統一がなされていないが、WHOの分類が広く用いられている。1971年、1992年、2005年、2017年に改訂されてきた。1992年のWHO分類では、歯原性嚢胞に分類されていた歯原性角化嚢胞は、その性格から2005年のWHO分類では歯原性腫瘍として分類が改められ、角化嚢胞性歯原性腫瘍と改称された。しかし2017年のWHO分類では、歯原性腫瘍として取り扱われていた角化嚢胞性歯原性腫瘍、石灰化嚢胞性歯原性腫瘍が、それぞれ歯原性角化嚢胞、石灰化歯原性嚢胞としての分類に再度なった[13]。

上顎骨に生じた顎骨嚢胞は鼻腔や上顎洞に進展する場合がある。また顎骨嚢胞に伴う慢性炎症が感冒罹患などによる感染で急性増悪し上顎洞炎をきたす場合がある。嚢胞が増大し、嚢胞と上顎洞粘膜との間の骨が吸収され、嚢胞壁と上顎洞粘膜とが接した状態では炎症が波及しやすい。

1) 顎骨嚢胞の分類

顎骨嚢胞は発育性嚢胞と炎症性嚢胞に分類され、さらに発育性嚢胞は、歯原性嚢胞と非歯原性嚢胞に分類される。

A. 発育性嚢胞（developmental cyst）

① 歯原性嚢胞（odontogenic cyst）

歯原性嚢胞は歯原性上皮すなわち歯胚のエナメル器や歯堤の遺残、あるいはMalassez（マラッセ）の上皮遺残などが嚢胞化したものである。含歯性（濾胞性歯）嚢胞、側方性歯周嚢胞などがある。臨床的には含歯性（濾胞性歯）嚢胞の頻度が高い。

含歯性（濾胞性歯）嚢胞は埋伏歯の歯冠を腔内に入れる発育性嚢胞である。無症状に経過することが多い。

症例8

患者：15歳、男性
主訴：左頬部腫脹、左頬部痛
現病歴：誘因なく左頬部腫脹、左頬部痛をきたし来院した。

CT所見（図40）：左上顎洞内に嚢胞を認め、埋伏歯の歯冠を嚢胞腔内に認めた。

経過：抗菌薬による消炎療法を行い、左頰部痛は改善した。内視鏡下鼻内副鼻腔手術を行った。

内視鏡下鼻内副鼻腔手術（図41）：局所麻酔下に左経鼻的内視鏡下鼻内副鼻腔手術（含歯性嚢胞摘出術、埋伏歯摘出術）を行った。

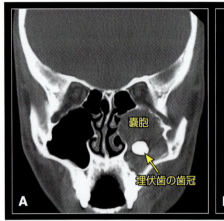
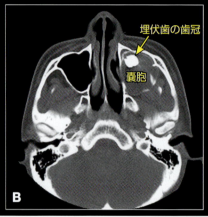

図40：含歯性（濾胞性歯）嚢胞のCT撮影（A：冠状断、B：軸位断）
　埋伏歯の歯冠を腔内に入れる発育性嚢胞を左上顎洞内に認める。

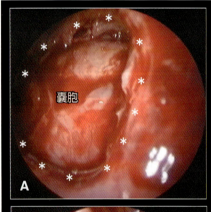
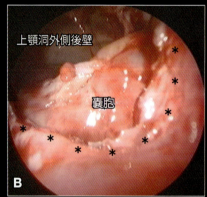
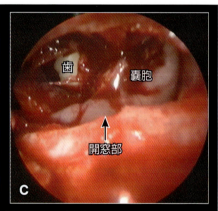
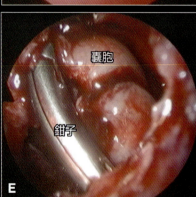

図41：内視鏡下鼻内副鼻腔手術、術中内視鏡所見（70°斜視硬性内視鏡像）（＊：開大した左上顎洞自然口・膜様部）
A：左上顎洞自然口・膜様部を開大し、嚢胞を明視下におく。
B：嚢胞の内容液を吸引し、working spaceを確保する。
C：左下鼻道側壁を開窓し、同部から上顎洞内の嚢胞を観察する。
D：開大した左上顎洞自然口・膜様部から斜視硬性内視鏡で観察しながら、下鼻道側壁の開窓部から鉗子を挿入し埋伏歯を上顎骨から脱臼させる。
E：開大した左上顎洞膜様部から斜視硬性内視鏡で観察しながら、下鼻道側壁の開窓部から鉗子を挿入し嚢胞を剥離し、嚢胞を摘出する。

病理組織所見（図42）：囊胞の内腔は重層扁平上皮に覆われており、囊胞壁にはリンパ球主体の炎症細胞浸潤を認めた。

術後経過（図43）：換気と排泄を再獲得した左上顎洞は正常化した。

②**非歯原性囊胞（non-odontogenic cyst）**

鼻口蓋管（切歯管）囊胞などがある。

B. **炎症性囊胞（inflammatory cyst）**

炎症性囊胞のうち臨床的には歯根囊胞の頻度が高い。

歯根囊胞は根尖病巣内に囊胞が形成される病態である。無症状に経過することが多い。慢性根尖病巣、顎骨の炎症、囊胞に伴う慢性炎症が感冒罹患などによる感染で急性増悪し上顎洞炎をきたす。囊胞が増大し、囊胞と上顎洞粘膜との間の骨が吸収され、囊胞壁と上顎洞粘膜とが接した状態では炎症が波及しやすい。

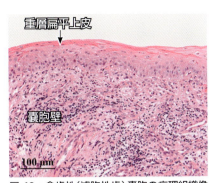

図42：含歯性（濾胞性歯）囊胞の病理組織像
囊胞の内腔は重層扁平上皮に覆われており、囊胞壁にはリンパ球主体の炎症細胞浸潤を認める。

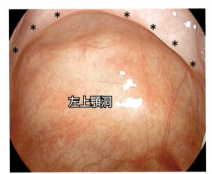

図43：術後の左上顎洞内視鏡所見（70°斜視硬性内視鏡像）（＊：開大した左上顎洞自然口・膜様部）
換気と排泄を再獲得した左上顎洞は正常化している。

症例9

患者：63歳、女性
主訴：左上顎歯肉からの排膿
現病歴：左上顎歯肉からの排膿を訴え、歯科で左上顎第1大臼歯を抜歯された。その後も排膿が続くため来院する。

コーンビームCT所見（図44）：左上顎に歯根囊胞を認めた。歯根囊胞は左上顎洞内に進展していた。

内視鏡下鼻内副鼻腔手術（図45）：局所麻酔下に左経鼻的

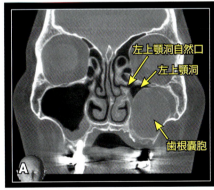
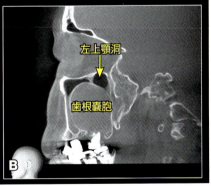

図44：歯根囊胞のコーンビームCT撮影（多断面再構成像、A：冠状断、B：矢状断）
左上顎に歯根囊胞を認める。歯根囊胞は左上顎洞内に進展している。

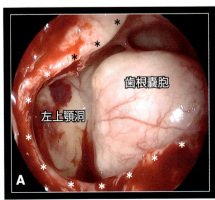
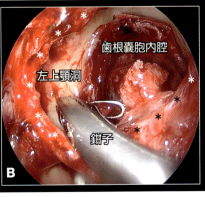

図45：内視鏡下鼻内副鼻腔手術、術中内視鏡所見（70°斜視硬性内視鏡像）（＊：開大した左上顎洞自然口・膜様部）
A：左上顎洞自然口・膜様部を開大し、歯根囊胞を明視下におく。
B：開大した左上顎洞自然口・膜様部経由で鉗子を挿入し、歯根囊胞の基底部を残して囊胞壁を切除し、囊胞開窓術を行った。

内視鏡下鼻内副鼻腔手術（歯根嚢胞開窓術）を行った。左上顎洞自然口・膜様部を開大し、下鼻道側壁を開窓した。両方の部から鉗子を挿入し、歯根嚢胞の基底部を残して嚢胞壁を切除し、嚢胞開窓術を行った。

術後経過：換気と排泄を再獲得した左上顎洞は正常化した。

C. 術後性上顎嚢胞

WHO分類では、術後性上顎嚢胞は顎顔面領域の嚢胞に分類されていない。（本章の6. 術後性上顎嚢胞を参照）

2）顎骨嚢胞に対する口腔インプラント治療時の対応（図46）

顎骨嚢胞は症状がない患者も多いので、口腔インプラント治療の際に偶然発見される場合も少なくない。口腔インプラント治療に支障をきたす場合は、顎骨嚢胞の手術を行う。

経上顎的嚢胞摘出術あるいは経鼻的内視鏡下嚢胞摘出術・嚢胞開窓術を行い顎骨嚢胞が治癒した後に、口腔インプラント治療を開始する。

10. 鼻・副鼻腔良性腫瘍

鼻・副鼻腔の良性腫瘍には、上皮性腫瘍（乳頭腫など）、軟部組織腫瘍（線維腫など）、骨軟骨腫瘍（骨腫、軟骨腫など）、腫瘍様病変（炎症性ポリープなど）などがある[14)15)]。

最近では炎症性病変のみならず、腫瘍性病変に対しても内視鏡下鼻内鼻・副鼻腔手術の適応が拡大されている[15)]。

1）乳頭腫

乳頭腫は鼻・副鼻腔に発生する良性上皮性腫瘍で最も頻度が高い。約半数は内反性乳頭腫（inverted papilloma）が占める。

内反性乳頭腫は鼻・副鼻腔の上皮から発生する腫瘍で、その特徴的な組織像は上皮が間質組織内へ陥凹性あるいは逆転性に増殖する。良性腫瘍であるが、再発傾向があり、局所破壊性であり、時に悪性化するため、根治治療として手術が選択される。

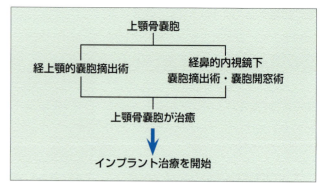

図46：顎骨嚢胞に対する口腔インプラント治療時の対応

表4：鼻・副鼻腔内反性乳頭腫の進展度分類（Krouse, 2001）

T1	鼻腔内に限局し、副鼻腔に進展していない
T2	ostiomeatal complex、篩骨洞、上顎洞内側壁に存在
T3	上顎洞外側壁・下壁・上壁・前壁・後壁、蝶形骨洞、前頭洞に存在
T4	鼻・副鼻腔領域外に進展、悪性腫瘍の混在

多くが鼻腔外側壁から生じ、隣接する上顎洞、篩骨洞へと進展していく。臨床的な病期診断にはKrouseの進展度分類（staging system）（表4）[16)17)]が用いられ、治療計画に用いられている。T1、T2症例に対しては内視鏡下鼻内鼻・副鼻腔手術を、T3症例に対してはmedian maxillectomyが推奨されるが内視鏡下鼻内鼻・副鼻腔手術も選択可能とされている。T4では腫瘍の進展範囲が副鼻腔領域外であり、癌を合併している可能性が高い。

症例10

患者：64歳、男性
主訴：右鼻閉
現病歴：右鼻閉を訴え来院する。

初診時鼻内所見（図47）：右総鼻道にポリープを認めた。ポリープの表面は粗大顆粒状、乳頭状であり、乳頭腫が疑われた。

コーンビームCT所見（図48）：右鼻腔の腫瘍は、右篩骨洞、蝶形骨洞に進展していた。

内視鏡下鼻内副鼻腔手術（図49）：局所麻酔下に右内視鏡下鼻内副鼻腔手術を行った。左上顎洞自然口・膜様部を

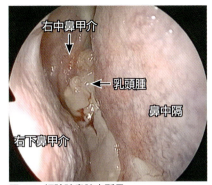

図47:初診時鼻腔内所見
　右総鼻道に粗大顆粒状、乳頭状のポリープを認めた。乳頭腫が疑われた。

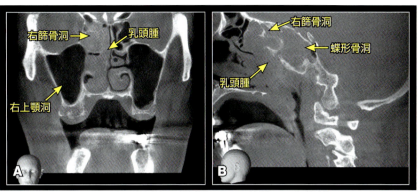

図48:コーンビームCT撮影(多断面再構成像、A:冠状断、B:矢状断)
　右鼻腔の腫瘍は、右篩骨洞、蝶形骨洞に進展している。

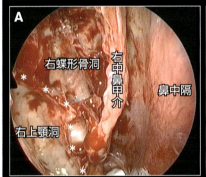
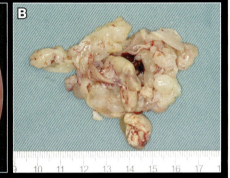

図49:内視鏡下鼻内副鼻腔手術
　A:術中内視鏡所見(直視硬性内視鏡像)
　(*:開大した右上顎洞自然口・膜様部)、腫瘍摘出後の右副鼻腔
　B:摘出した乳頭腫

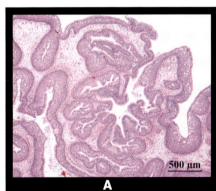
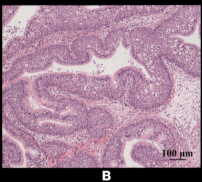

図50:病理組織像(内反性乳頭腫、inverted papilloma)
　腫瘍は乳頭状に増殖しており、増殖は内反性に内方に向かって増殖している(A)。移行上皮様の腫瘍細胞に異型はなく(B)、悪性の所見はない。

開大し、右篩骨洞、蝶形骨洞を開放し、腫瘍を摘出した。腫瘍の基部は鼻腔外壁の蝶篩陥凹付近であり、腫瘍は右篩骨洞、蝶形骨洞に進展していた。

病理組織所見(図50):腫瘍は乳頭状に増殖しており、増殖は内反性に内方に向かって増殖していた。腫瘍細胞に異型はなく、悪性の所見はなかった。内反性乳頭腫(inverted papilloma)であった。

2) 上顎洞性後鼻孔ポリープ

　上顎洞性後鼻孔ポリープは、上顎洞粘膜から発生し、同側の慢性上顎洞炎を伴うことが多い孤立性のポリープで、小児に比較的多い。ポリープ切除のみでは再発率が高く、上顎洞性後鼻孔ポリープの再発を予防するには、上顎洞内のポリープ基部の粘膜を含めてポリープを切除する必要がある[18～21]。

　慢性副鼻腔炎の多くは副鼻腔の換気と排泄を再獲得させることで治癒する。しかし上顎洞性後鼻孔ポリープを伴う慢性副鼻腔炎では、上顎洞の自然口・膜様部が開大

され上顎洞の換気と排泄が十分であっても、上顎洞内の後鼻孔ポリープ基部の粘膜を処置しなければポリープが再発しやすい[18〜21)]。

　上顎洞性後鼻孔ポリープ症例では、上顎洞粘膜に基部を持つ後鼻孔ポリープにより上顎洞膜様部が菲薄化し、上顎洞の自然口が開大されていることが多い。

　斜照射パイプガイドを用いた炭酸ガスレーザーによるポリープ基部の蒸散、あるいは湾曲したマイクロデブリダーによるポリープ基部の搔爬を内視鏡下に行うことは、上顎洞性後鼻孔ポリープの再発予防に有用である[18〜21)]。

症例11
患者：22歳、男性
主訴：鼻閉、いびき
現病歴：鼻閉といびきを訴え来院する。

初診時鼻内所見（図51）：左中鼻道から、後鼻孔、上咽頭にかけてポリープを認めた。

コーンビームCT所見（図52）：左上顎洞底に基部を持つ上顎洞性後鼻孔ポリープを認めた。ポリープは後鼻孔、上咽頭にかけて嵌頓していた。

内視鏡下鼻内副鼻腔手術（図53）：局所麻酔下に左内視鏡下鼻内副鼻腔手術を行った。左上顎洞自然口・膜様部を開大し、上顎洞性後鼻孔ポリープを摘出し（図53A）、同部からマイクロデブリダーを挿入し、ポリープの基底部を搔爬した（図53B）。

病理組織所見（図54）：ポリープは多列線毛円柱上皮に覆われており、間質は浮腫状でリンパ球主体の炎症細胞浸潤を軽度認めた。炎症性ポリープであった。

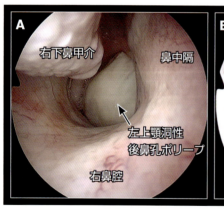
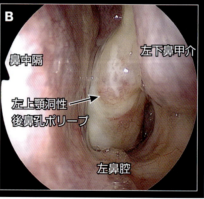

図51：初診時鼻内所見（A：右鼻腔、B：左鼻腔）
　左中鼻道から、後鼻孔、上咽頭にかけてポリープを認める。ポリープは上咽頭に嵌頓している。

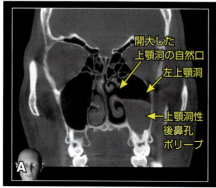
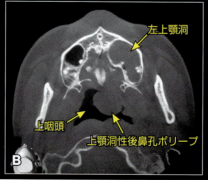
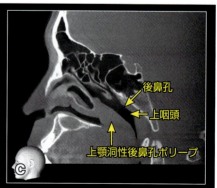

図52：コーンビームCT撮影（多断面再構成像、A：冠状断、B：軸位断、C：矢状断）
　左中鼻道から、後鼻孔、上咽頭にかけてポリープを認める。ポリープは上咽頭に嵌頓している。

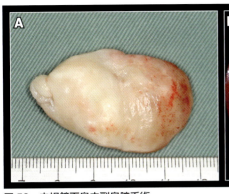

図53：内視鏡下鼻内副鼻腔手術
A：摘出した上顎洞性後鼻孔ポリープ
B：術中内視鏡所見（70度斜視硬性内視鏡像）（＊：開大した右上顎洞自然口・膜様部）
　開大した左上顎洞自然口・膜様部からマイクロデブリッダーを挿入し、ポリープの基底部を掻爬する。

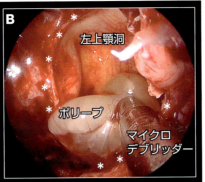

図54：病理組織像
　ポリープは多列線毛円柱上皮に覆われており、間質は浮腫状であり、リンパ球主体の炎症細胞浸潤を認めた。炎症性ポリープであった。

3) 鼻ポリープ（鼻茸）

　鼻・副鼻腔の粘膜から生じる炎症性増殖性腫瘤を鼻茸（鼻ポリープ）と呼ぶ[22]。

　副鼻腔炎に伴う鼻茸では、副鼻腔手術の一環として鼻茸摘出術を行う必要がある。鼻茸が存在するが副鼻腔病変が軽度な場合は、鼻茸摘出術のみを考慮する。この際に大切なことは、鼻茸を切除する際に副鼻腔の換気と排泄が良くなるようにostiomeatal complex（中鼻道自然口ルート）の鼻茸・浮腫状粘膜をマイクロデブリッダーで掻爬切除し、同部を広く開大しておくと、鼻閉がより改善され保存的治療で副鼻腔炎を治癒に導きやすい[22]。

症例12

患者：57歳、男性
主訴：繰り返す左上顎洞炎、左鼻閉
現病歴：繰り返す左上顎洞炎、左鼻閉を訴え来院した。特に感冒罹患時に症状が増悪する。

コーンビームCT所見（図55）：左上顎第1小臼歯と第1大臼歯の口蓋根に根尖病巣を認め、左上顎洞底に慢性炎症が存在した。

内視鏡下鼻内副鼻腔手術（図56）：鼻茸がostiomeatal complexを狭小化し、左上顎洞の自然口を閉鎖していた（図56A）。内視鏡下にマイクロデブリッダーで鼻茸を切除し（図56B）、ostiomeatal complexを開大し、副鼻腔自然口の換気と排泄を確保した（図56C）。

経過：左上顎洞炎を繰り返さなくなった。

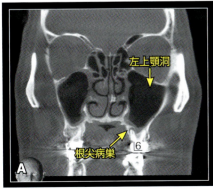
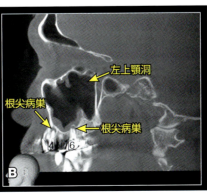

図55：コーンビームCT撮影（多断面再構成像、A：冠状断、B：矢状断）
　左上顎第1小臼歯と第1大臼歯の口蓋根に根尖病巣を認め、左上顎洞底に慢性炎症が存在する。

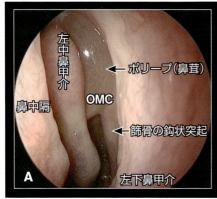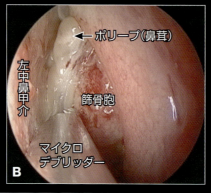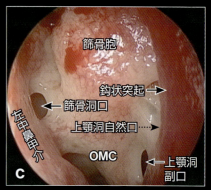

図56：内視鏡下鼻内副鼻腔手術（直視硬性内視鏡像）
A：鼻茸が ostiomeatal complex を狭小化し、左上顎洞の自然口を閉鎖している。
B：内視鏡下にマイクロデブリッダーで鼻茸を切除した。
C：ostiomeatal complex は開大され、副鼻腔自然口の換気と排泄が確保されている。（OMC：ostiomeatal complex）

4）Fibroosseous lesions

Fibroosseous lesions には、骨腫（osteoma）（図57）、骨形成性線維腫（ossifying fibroma）（図58）、線維性骨異形成（fibrous dysplasia）（図59）、骨芽細胞腫（osteoblastoma）がある[23]。

A. 骨形成性線維腫（ossifying fibroma）（図58）

病変は顔面骨に発生し、発育が遅く、圧排性に増殖する。X線像はびまん性の陰影を示し、骨組織が多いものは high-density に、逆に線維組織が多いものは正常の骨よりも low-density になる。X線像で線維性骨異形成（fibrous dysplasia）との鑑別はしばしば困難である。上顎骨では上顎洞内面から発生する。

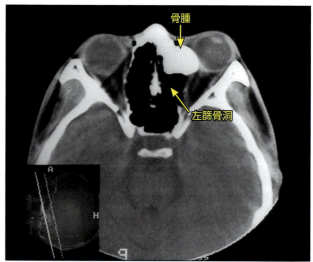

図57：左篩骨の骨腫（osteoma）（CT撮影、軸位断）

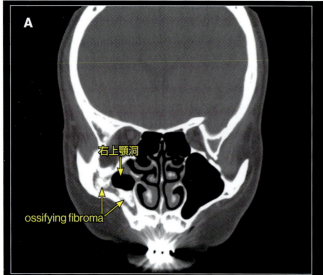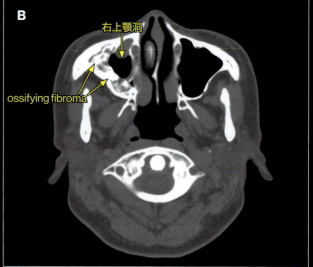

図58：右上顎の骨形成性線維腫（ossifying fibroma）（CT撮影、A：冠状断、B：軸位断）

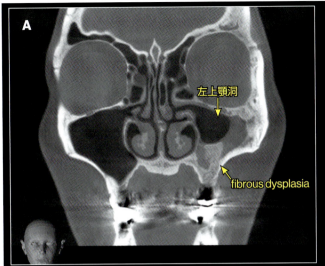
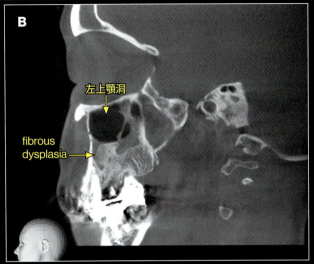

図59：左上顎の線維性骨異形成（fibrous dysplasia）（コーンビームCT撮影、多断面再構成像、A：冠状断、B：矢状断）

病理組織像は、線維性結合織の間質に不規則に配列した骨梁を認める。骨梁の中心部は線維性骨からなり、辺縁部では層板骨に移行する。骨梁の周囲を骨芽細胞でふちどられる所見で、線維性骨異形成（fibrous dysplasia）と鑑別される。病理組織像は、反応性骨形成と類似している。

B. 線維性骨異形成（fibrous dysplasia）（図59）

X線像は境界不明瞭でスリガラス様（ground glass appearance）である。

病理組織像は、線維性結合織の間質に不規則に配列した骨梁を認め、部分的に石灰化を認める。骨梁は線維性骨からなり層板骨は見られない。

5）鼻・副鼻腔良性腫瘍に対する口腔インプラント治療時の対応（図60）

鼻・副鼻腔良性腫瘍は症状がない患者も多いので、口腔インプラント治療の際に偶然発見される場合も少なくない。

CTで片側鼻・副鼻腔に腫瘍性病変を認める時は、耳鼻咽喉科に対診し精査する。

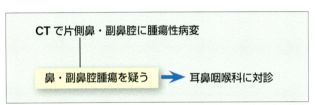

図60：鼻・副鼻腔良性腫瘍に対する口腔インプラント治療時の対応

11. 上顎洞癌

1）上顎洞癌の頻度

鼻・副鼻腔の悪性腫瘍は全悪性腫瘍の1％以下で、頭頸部癌の約3％を占める[14]。鼻・副鼻腔悪性腫瘍は上顎洞に最も多く発生し、頻度は上顎洞（約60％）、鼻腔（20〜30％）、篩骨洞（10〜15％）前頭洞と蝶形骨洞（約1％）である[14]。病理組織型では扁平上皮癌が最も多い。60〜70歳代の男性に多い。

2）上顎洞癌の診断

上顎洞癌は頻度が高い疾患ではないが、中・高齢者、特に男性のX線検査で、片側の上顎洞が混濁している場合には、常に鑑別診断にあげておかねばならない。

早期診断が大切である。中・高齢者で片側性の鼻閉・鼻漏（特に血性鼻漏）、頬部痛・頬部シビレ感などの三叉神経麻痺がある場合は、上顎洞癌を疑い、CT検査を行う。CT検査で症状を訴える片側上顎洞に混濁像を認め、上顎洞壁の骨破壊を認める場合は上顎洞癌を強く疑う。確定診断には、上顎洞試験開洞術により病理組織検査を行う。

> **MEMO　X線検査で片側の上顎洞が混濁する上顎洞疾患の鑑別**
>
> CTで片側上顎洞に混濁像（炎症性軟部濃度）を認める場合、①歯性上顎洞炎、②片側性慢性上顎洞炎、③真菌性上顎洞炎、④腫瘍性病変、⑤上記疾患の合併が疑われる（表5）。
>
> X線検査などで容易に鑑別できる場合もあるが、できない場合もある。内視鏡下鼻内副鼻腔手術は、低侵襲な手術（Minimum Invasive Surgery）であるばかりでなく、病変副鼻腔を明視下に精細に観察・手術でき、病変が疑われれば、病理組織検査が行える。腫瘍性病変であれば、副鼻腔試験開洞手術に留め、系統的なその後の治療が行える。すなわち内視鏡下鼻内副鼻腔手術は診断と治療を兼ねた手術でもある（表6）。
>
> **表5：X線検査で片側上顎洞が混濁する疾患**
> 1. 歯性上顎洞炎（副鼻腔炎）
> 2. 片側性慢性上顎洞炎（副鼻腔炎）
> 3. 真菌性上顎洞炎（副鼻腔炎）
> 4. 腫瘍性病変
> 5. 上記疾患の合併
>
> **表6：経鼻的内視鏡下鼻内副鼻腔手術：診断と治療を兼ねた手術**
> 1. 低侵襲な手術（Minimum Invasive Surgery）である
> 2. 病変副鼻腔を明視下に精細に観察・手術できる
> 3. 病変が疑われれば、病理組織検査が行える
> 4. 腫瘍性病変であれば、副鼻腔試験開洞手術に留め、系統的なその後の治療が行える
> 5. 内視鏡下鼻内副鼻腔手術は診断・治療を兼ねた手術である

3）上顎洞癌の治療

従来は手術治療・放射線治療が行われてきたが、機能保存と整容の観点から、超選択的動注を用いた化学療法併用放射線治療や粒子線（重粒子線、陽子線など）を用いた治療も行われるようになってきた。

症例13
患者：68歳、男性
主訴：右顔面のシビレ感

現病歴：右顔面のシビレ感（三叉神経第Ⅱ枝領域）を訴え来院する。

コーンビームCT所見（図61）：左上顎の後下壁に腫瘍性病変を認め、上顎骨の骨破壊を認めた。

経過：口腔内からの生検で扁平上皮癌であった。右上顎癌（T3N0M0）の診断で、動注化学療法（白金製剤）併用放射線治療（60Gy）が行われた。

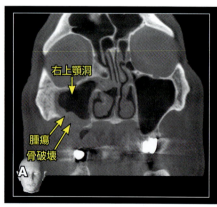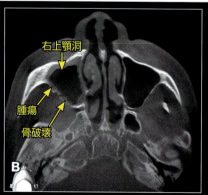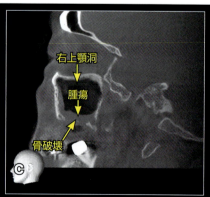

図61：右上顎洞癌（コーンビームCT撮影、多断面再構成像、A：冠状断、B：軸位断、C：矢状断）
右上顎洞の後下壁に腫瘍性病変を認め、上顎骨の骨破壊を認める。

4) 上顎洞癌疑い例に対する口腔インプラント治療時の対応（図62）

中・高齢者で片側性の鼻閉・鼻漏（特に血性鼻漏）、三叉神経麻痺があり、CT検査で片側上顎洞に混濁像を認め、上顎洞壁の骨破壊を認める場合は上顎洞癌を疑い、耳鼻咽喉科に対診する。

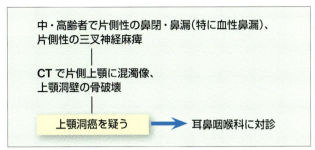

図62：上顎洞癌に対する口腔インプラント治療時の対応

12. 上顎洞血腫

上顎洞血腫は顔面外傷に伴い、上顎洞を形成する骨が骨折し、上顎洞内に出血することによる場合が多い。偏位骨折があれば診断は容易である。逆に外傷後に偏位骨折を認めないにもかかわらず上顎洞血腫をきたしていれば、不偏位骨折がどこかにあると考えてよい。

感染を来さなければ、血腫は経過とともに自然に排出される。

症例14
患者：75歳、女性
主訴：右顔面の疼痛、右血性鼻漏
現病歴：転倒し右顔面を打撲した。右顔面の疼痛、右血性鼻漏を訴え来院した。

コーンビームCT所見（図63）：右上顎の外側壁に偏位骨折を認め、上顎洞内に血腫を認めた。

経過：顔面の変形はないことから、患者は手術を希望しなかった。抗菌薬を投与し、感染を予防した。血腫は自然に排出された（図64）。

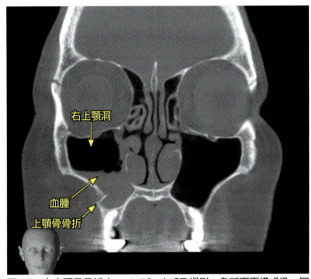

図63：右上顎骨骨折（コーンビームCT撮影、多断面再構成像、冠状断）
右上顎の外側壁に偏位骨折を認め、上顎洞内に血腫を認める。

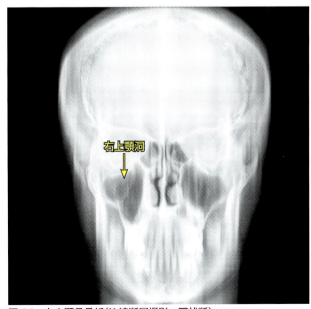

図64：右上顎骨骨折（X線断層撮影、冠状断）
1ヶ月後には、右上顎洞内の血腫は自然に排出されている。

13. 下鼻甲介肥大

下鼻甲介粘膜の肥厚をきたす疾患には、鼻アレルギー（図65）、肥厚性鼻炎などがある。下鼻甲介粘膜の肥厚による下鼻甲介肥大は、上顎洞の自然口を狭小化させ（図66）、上顎洞の病態に関与する。

鼻アレルギー（アレルギー性鼻炎）は鼻粘膜のⅠ型アレルギー性疾患で、発作性反復性のくしゃみ、水様性鼻漏、鼻閉を3主徴とする。花粉が原因の鼻アレルギーが花粉症である。

耳鼻咽喉科・頭頸部外科では、薬物療法のみならず局所処置、アレルゲン免疫療法、手術療法などにより、鼻アレルギー・花粉症を集学的に治療している[24]。

鼻アレルギー治療の目標は、患者を以下の状態にもっていくことにある[25]。①症状はない、あるいはあってもごく軽度で、日常生活に支障のない、薬もあまり必要ではない状態。②症状は持続的に安定していて、急性増悪があっても頻度は低く、遷延しない状態。③抗原誘発反応がないか、または軽度の状態。

下鼻甲介肥大に対する集学的治療の一環として、下鼻甲介粘膜焼灼術、下鼻甲介手術などの手術が行われる。

手術療法の第一の目的は、鼻閉の改善にある。鼻閉が継続すると頭痛、睡眠障害などをきたし、患者の生活の質（quality of life）は著しく損なわれる。手術療法の適応は保存的治療で鼻閉が改善せず、点鼻用血管収縮薬に反応しにくい例である。症状の改善と使用薬物の減量が期待できる。

1) 下鼻甲介粘膜焼灼術

下鼻甲介粘膜の縮小と変性を目的とした手術である。各種レーザー（図67）、高周波電極を用いた下鼻甲介粘膜焼灼術が一般的に行われている。内視鏡下に下鼻甲介粘膜焼灼術を行うと、微細な手術操作が行える[26〜28]。

通年性のみならず季節性鼻アレルギー（花粉症）にも効果があり[29]、外来で行える。

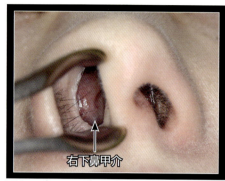

図65：鼻アレルギーの鼻腔所見
両側の下鼻甲介が肥大しており、高度の鼻閉をきたしている。

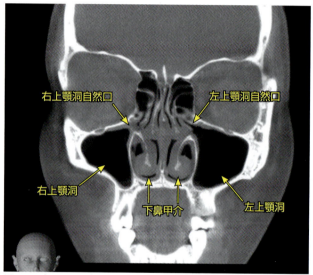

図66：鼻アレルギー（コーンビームCT撮影、多断面再構成像、冠状断）
両側の鼻腔粘膜が腫大しており、下鼻甲介が肥大しており、上顎洞の自然口が狭小化している。上顎洞の換気不全が予想される。

2) 下鼻甲介手術

下鼻甲介の容積を減量する手術である。下鼻甲介粘膜切除術、粘膜下下鼻甲介骨切除術（図68）、下鼻甲介粘膜広範切除術（図69）が一般的に行われている。内視鏡下に下鼻甲介手術を行うと、微細な手術操作が行える[30]。

レーザー手術などよりも粘膜下下鼻甲介骨切除術、下鼻甲介粘膜広範切除術などの方が、治療効果が高い。しかしまず侵襲が少ないレーザー手術などを行い、効果不十分な症例や再発症例に、粘膜下下鼻甲介骨切除術などを行うのも一つの手段である。

3) 下鼻甲介肥大に対する口腔インプラント治療時の対応

　下鼻甲介肥大による ostiomeatal complex の閉塞・換気不全（図66）は、上顎洞炎（副鼻腔炎）の発症を助長あるいは上顎洞炎（副鼻腔炎）の治癒を遷延化させる因子である。上顎洞底挙上術など口腔インプラント治療で上顎洞底を手術操作する際には注意が必要である。

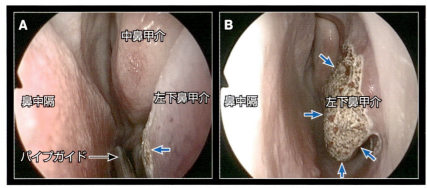

図67：CO_2 レーザーを用いた内視鏡下下鼻甲介粘膜レーザー焼灼術
　下鼻甲介のほぼ全面に正確に微細に CO_2 レーザー照射が可能である。下鼻甲介粘膜の緻密な蒸散が可能であり、蒸散の程度を加減できる。
A：内視鏡を用いると、下鼻甲介粘膜の後部まで粘膜の蒸散が確実に行える（青矢印：蒸散した部位）。
B：内視鏡下 CO_2 レーザー焼灼術終了時（青矢印：蒸散した部位）
　内視鏡を用いると、下鼻甲介の内側面、下面、外側面を確実に精密に蒸散できる。さらに下鼻甲介の上面（中鼻道）を蒸散し、ostiomeatal complex を開大する。

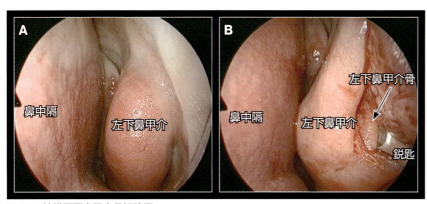

図68：粘膜下下鼻甲介骨切除術
A：肥大した左下鼻甲介
B：左下鼻甲介粘膜の前端に切開を加える。この際に左下鼻甲介骨前端の骨膜も切開する。骨膜下に下鼻甲介内側粘膜と外側粘膜を剥離する。下鼻甲介骨全体を露出させ、下鼻甲介骨を適切な長さに切除する。

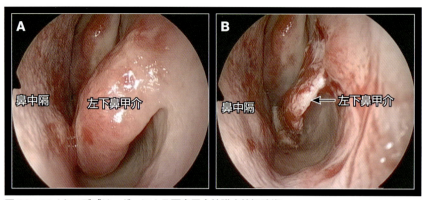

図69：マイクロデブリッダーによる下鼻甲介粘膜広範切除術
A：肥大した左下鼻甲介
B：下鼻甲介の上面、内側面、下面、外側面の粘膜を、粘骨膜を保存してマイクロデブリッダーで広範囲に掻爬切除する。下鼻甲介骨を適切な長さに切除する。

14. 鼻中隔弯曲症

鼻中隔弯曲（図70）は鼻閉、嗅覚障害、いびき、鼻根部痛、頭痛、鼻出血の原因になる[31]。また鼻中隔弯曲によるostiomeatal complexの閉塞・換気不全は上顎洞炎（副鼻腔炎）発症の誘因になる[31]。

鼻中隔が弯曲し、前述した症状の原因になっている場合は、鼻中隔矯正術の適応である。鼻腔形態を是正し、鼻腔通気度を改善するために、下鼻甲介手術の併用が必要な症例も少なくない。

1) 鼻中隔弯曲症に対する口腔インプラント治療時の対応

鼻中隔弯曲症によるostiomeatal complexの閉塞・換気不全（図71）は、上顎洞炎（副鼻腔炎）の発症を助長あるいは上顎洞炎（副鼻腔炎）の治癒を遷延化させる因子である。上顎洞底挙上術など口腔インプラント治療で上顎洞底を手術操作する際には注意が必要である。

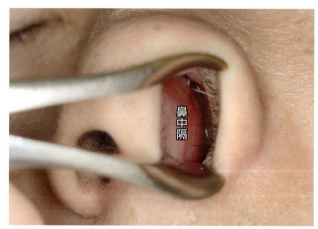

図70：鼻中隔弯曲の鼻腔所見

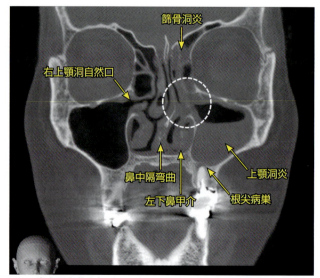

図71：鼻中隔弯曲症（コーンビームCT撮影：多断面再構成像、冠状断）
左上顎第2小臼歯の口蓋根の根尖病巣による左歯性上顎洞炎。鼻中隔弯曲が、ostiomeatal complexを狭小化し、左上顎洞の自然口を閉鎖している（点線丸）。

15. まとめ

顎顔面用のコーンビームCTの出現により、口腔インプラント治療を行う歯科医師も歯と鼻・副鼻腔の病態・疾患を正確に把握できる時代になった。

口腔インプラント治療時に、上顎洞を含めた鼻・副鼻腔疾患を診た場合、耳鼻咽喉科・頭頸部外科と適切に連携をとることが望まれる。

第4章文献

1) 佐藤公則：現代の歯性上顎洞炎 ー医科と歯科のはざまでー（改訂第2版）．九州大学出版会，福岡，2016．
2) 佐藤公則：Conebeam CTによる歯性上顎洞炎の診断．耳展50: 214-221, 2007．
3) 日本鼻科学会：副鼻腔炎診療の手引き．金原出版，東京，2007．
4) 佐藤公則：歯性上顎洞炎に対する内視鏡下鼻内手術時の原因歯処置．耳鼻臨床99: 1029-1034, 2006．
5) 佐藤公則：歯性上顎洞炎の病態と内視鏡下鼻内手術の有用性．日耳鼻104: 715-720, 2001．
6) 吉川衛：副鼻腔真菌症の診断と治療．日耳鼻118: 629-635, 2015．
7) Bent JP, Kuhn FA: Diagnosis of allergic fungal sinusitis. Otolaryngol Head Neck Surg 111: 580-588, 1994.
8) 尾尻博也：真菌性副鼻腔炎．頭頸部の臨床画像診断学．南江堂，東京，p63-72, 2011．
9) Meltzer EO, et al: Rhinosinusitis: developing guidance for clinical trials. J Allergy Clin Immunol 118: s17-61, 2006.
10) 日本耳鼻咽喉科学会：耳鼻咽喉科学用語解説集．金芳堂，東京，p247-248, 2010．
11) 高橋哲, 宮本郁也：上顎洞関連手術．口腔外科専門医マニュアル（日本口腔外科学会編）．医歯薬出版，東京，P124-133, 2011．
12) 佐藤公則：副鼻腔嚢胞開窓術．実践！耳鼻咽喉科・頭頸部外科オフィスサージャリー．中山書店，東京，p90-92, 2015．
13) Wright JM, Vered M: Update from the 4th Edition of the World Health Organization Classification of Head and Neck Tumors. Odontogenic and maxillaofacial bone tumors. Head Neck Pathol 11: 68-77, 2017.
14) Barness L, et al: Tumors of the nasal cavity and paranasal sinuses. In: Barness L, Eveson JW, Reichart P, Sidransky D, eds. Pathology and genetics of head and neck tumors. IARC Press, Lyon, p9-80, 2005.
15) 佐藤公則：鼻腔良性腫瘍摘出術．実践！耳鼻咽喉科・頭頸部外科オフィスサージャリー．中山書店，東京，p77-81, 2015．
16) Krouse JH: Development of a staging system for inverted papilloma. Laryngoscope 110: 965-968, 2000.
17) Krouse JH: Endoscopic treatment of inverted papilloma: safety and efficacy. Am J Otolaryngol 22: 87-99, 2001.
18) 佐藤公則：後鼻孔ポリープ切除術．実践！耳鼻咽喉科・頭頸部外科オフィスサージャリー．中山書店，東京，p73-76, 2015．
19) Sato K, Nakashima T: Endoscopic sinus surgery for chronic sinusitis with antrochoanal polyp. Laryngoscope 110: 1581-1583, 2000.
20) Sato K, Nakashima T: Endoscopic sinus surgery for antrochoanal polyp using CO_2 laser and/or microresector: a long-term result. J Laryngol Otol 119: 362-365, 2005.
21) Sato K: Endoscopic sinus surgery for the anterior maxillary sinus, using a 135° reflective CO_2 laser. J Laryngol Otol 122: 918-920, 2008.
22) 佐藤公則：鼻茸摘出術．実践！耳鼻咽喉科・頭頸部外科オフィスサージャリー．中山書店，東京，p71-72, 2015．
23) Saleh H, Lund VJ: Benign maxillary sinus masses. In: Duncavage JA, Becker SS, eds. The maxillary sinus. Medical and surgical management. Thieme, New York, p87-103, 2011.
24) 佐藤公則：鼻アレルギーの集学的治療．耳・鼻・のどのプライマリケア．中山書店，東京，p83-87, 2014．
25) 鼻アレルギー診療ガイドライン作成委員会：鼻アレルギー診療ガイドライン ー通年性鼻炎と花粉症ー 2013年版．ライフサイエンス，東京，2013．
26) 佐藤公則：鼻アレルギーに対する内視鏡下レーザー手術．耳鼻臨床90: 1009-1012, 1997．
27) 佐藤公則, 中島格：難治性鼻アレルギーに対する手術的治療．レーザーを併用した内視鏡下手術．耳鼻臨床91: 1213-1217, 1998．
28) 佐藤公則：鼻アレルギーに対する下鼻甲介粘膜焼灼術．実践！耳鼻咽喉科・頭頸部外科オフィスサージャリー．中山書店，東京，p64-67, 2015．
29) 佐藤公則：重度スギ花粉症の季節前内視鏡レーザー手術．耳鼻臨床92: 851-855, 1999．
30) 佐藤公則：下鼻甲介肥大に対する下鼻甲介手術．実践！耳鼻咽喉科・頭頸部外科オフィスサージャリー．中山書店，東京，p68-70, 2015．
31) 佐藤公則：鼻中隔矯正術．実践！耳鼻咽喉科・頭頸部外科オフィスサージャリー．中山書店，東京，p98-102, 2015．

第5章
口腔インプラント治療に伴う上顎洞炎：病態と治療

ポイント

1. 口腔インプラント治療に伴う上顎洞炎に関して歯科医師が最も関心を抱くのは、上顎洞底である。しかし上顎洞炎に最も関与するのは、上顎洞の自然口と ostiomeatal complex（中鼻道自然口ルート）である。
2. 上顎洞の換気（ventilation）と排泄（drainage）は、直径が 5mm 弱の狭い管腔状の上顎洞自然口を通して行われ、排泄は、上顎洞粘膜の粘液線毛輸送機能によって行われている。上顎洞自然口と ostiomeatal complex の閉塞性病変による上顎洞の換気と排泄不全が、上顎洞炎の主な原因である。
3. 上顎洞炎を含めた副鼻腔炎治療の基本理念は、ostiomeatal complex の閉塞性病変を除去し、各副鼻腔の換気と排泄を十分にし、副鼻腔炎を治癒に導くことである。
4. 上顎洞炎の治癒を遷延化させる因子には、鼻・副鼻腔形態の異常、粘膜防御機能の低下、鼻腔・副鼻腔・上気道粘膜の炎症、感染などがある。周術期の感染予防、あるいは急性上顎洞炎の治療では、これらの上顎洞炎の治癒遷延化因子が互いに影響を及ぼして閉鎖副鼻腔での炎症の悪循環を形成しないようにすることが大切である。
5. 口腔インプラント治療による上顎洞炎の発症は、①インプラント治療の手術操作によりインプラント周囲炎などの感染症をきたし急性上顎洞炎を発症する場合と、②患側の隣接上顎歯に慢性炎症性病変（根尖病巣など）が存在し、インプラント治療の手術操作を契機に急性歯性感染症（歯周組織炎など）をきたし急性上顎洞炎を発症する場合と、③として①と②の組み合わせの場合がある。
6. 急性上顎洞炎をきたした場合、すでに埋入された初期固定・インテグレーションが良好なインプラント体を必ずしも早期に抜去する必要はない。
7. 急性上顎洞炎をきたした場合、上顎洞へ漏出した骨補填材を必ずしも早期に摘出する必要はない。

1. はじめに

口腔インプラント治療を行う歯科医師は、安全な口腔インプラント治療を行うために上顎洞を含めた副鼻腔と鼻腔、すなわち鼻・副鼻腔の知識が不可欠な時代になってきた。幸い顎顔面用のコーンビームCTの出現により、口腔インプラント治療を行う歯科医師も歯と鼻・副鼻腔の病態をより正確に把握できる時代になった[1),2)]。

日本顎顔面インプラント学会による口腔インプラント手術関連の重篤な医療トラブルに関するアンケート調査(2017)[3)]では、下歯槽神経麻痺などの神経損傷が29.7%と最も多く、次いで上顎洞炎(20.3%)、上顎洞内インプラント迷入(18.6%)、であり、上顎洞関連のトラブルは約40%を占めた(図1)。

しかし上顎洞関連の合併症、特に上顎洞炎は、日常臨床でもっと頻度が高いのではないかと著者は感じている[4〜12)]。このアンケート調査の対象が日本顎顔面インプラント学会の認定施設あるいは歯科医療機関に限られており、医科の医療機関は含まれていないことなどがこのような調査結果になった一因かもしれない。

神経損傷と大きく異なることは、上顎洞合併症のほとんどは回復・治癒が可能であることである。また鼻・副鼻腔の知識を習得することで上顎洞合併症を回避することも可能である。口腔インプラント治療に伴う合併症であればこそ、トラブルを回避し、トラブルが起こった場合は、患者の負担を最小限にした、病態に応じた適切な治療法で合併症を回復・治癒させなければならない。歯科と耳鼻咽喉科との連携が求められている[1)]。

本項では口腔インプラント治療に伴う上顎洞炎の病態を解説し、各病態に対してどのように治療を行えばよいかを解説する。

2. 歯性上顎洞炎（歯性副鼻腔炎）の病態と発症[1)]

歯性上顎洞炎の発症に関しては、第2章「最近の歯性上顎洞炎の病態と治療」で詳述した。

根尖性歯周炎（根尖病巣）などの歯の炎症性病変と歯性感染症（歯槽骨炎・顎骨炎・顎骨骨髄炎）が上顎洞底に常に存在すると、上顎洞底は感染を受ける機会に常にさらされている。このような上顎洞底に存在する歯の炎症性

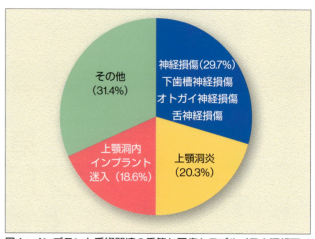

図1：インプラント手術関連の重篤な医療トラブル（日本顎顔面インプラント学会によるアンケート調査、2017年）

表1：歯性上顎洞炎（歯性副鼻腔炎）の治癒遷延化因子

1. 鼻腔形態の異常 ・Ostiomeatal complex（中鼻道自然口ルート）の閉塞・換気不全 ・鼻中隔弯曲 ・中鼻甲介蜂巣 ・下鼻甲介肥大
2. 粘膜防御機能の低下 ・気道液の産生分泌と粘液線毛系機能の低下 ・粘膜免疫機能の低下
3. 鼻腔・上気道粘膜の炎症 ・鼻アレルギー ・気管支喘息 ・アスピリン喘息
4. 感染 ・ウイルス、細菌、真菌

病変と歯性感染症（歯槽骨炎など）が、感冒罹患や歯科治療による感染で急性増悪し、急性歯性上顎洞炎を惹起する。さらに上顎洞の換気(ventilation)と排泄(drainage)が十分ではないと、急性上顎洞炎の治癒は遷延化し、難治性・慢性の歯性上顎洞炎をきたす[13)]。

3. 歯性上顎洞炎（歯性副鼻腔炎）の治癒遷延化因子（表1）[1)]

歯性上顎洞炎の治癒遷延化因子に関しては、第2章「最近の歯性上顎洞炎の病態と治療」で詳述した。

上顎洞炎（副鼻腔炎）の治癒を遷延化させる因子にはいくつかの因子がある。副鼻腔炎の治癒を遷延化させる因子は互いに影響を及ぼし炎症の連鎖、閉鎖副鼻腔での炎

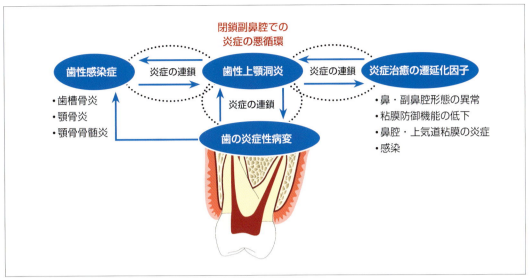

図2：歯性あるいは歯科治療に伴う上顎洞炎（副鼻腔炎）の病態

症の悪循環を形成し、急性・慢性副鼻腔炎の治癒を遷延化させている（図2, 3）。

4. 歯性上顎洞炎（歯性副鼻腔炎）の病態と治療理念

難治性・慢性歯性上顎洞炎（歯性副鼻腔炎）では、歯の炎症性病変と歯性感染症（歯槽骨炎・顎骨炎・顎骨骨髄炎）、歯性上顎洞炎（歯性副鼻腔炎）そして炎症治癒を遷延化させる因子の間で炎症の連鎖が形成されている（図2）。特にostiomeatal complex（中鼻道自然口ルート）と上顎洞自然口の閉塞・換気不全、感染、粘液線毛系機能の低下による閉鎖副鼻腔での炎症の悪循環が形成されている（図3）。

したがって歯性上顎洞炎（歯性副鼻腔炎）の治療、特に保存的治療に抵抗する難治性・慢性歯性上顎洞炎の治療を行う際には、その病態を正確に把握し、これらの炎症の連鎖を断ち切り、閉鎖副鼻腔での炎症の悪循環を改善させることが大切である。

5. 口腔インプラント治療に伴う上顎洞炎（副鼻腔炎）の病態と発症機序（図4）

口腔インプラント治療（抜歯、インプラント体の埋入、インプラント埋入のためのソケットリフト、サイナスリフトなどの上顎洞底挙上術）、口腔インプラント治療に伴う合併症（上顎洞底挙上術時の上顎洞内への骨補填材漏出、インプラント体の上顎洞内迷入）などにより、歯周組織に感染し、歯槽骨炎・顎骨炎・顎骨骨髄炎（インプラント周囲炎）、上顎洞炎などの感染症をきたす[4〜6]。

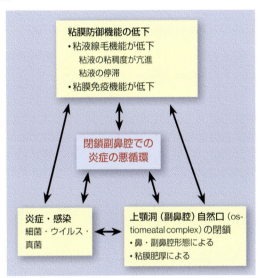

図3：歯性上顎洞炎（歯性副鼻腔炎）の閉鎖副鼻腔での炎症の悪循環

口腔インプラント治療による上顎洞炎（副鼻腔炎）の発症機序（図4）は、以下の場合がある[4]。

①：口腔インプラント治療の手術操作により歯槽骨炎、顎骨炎などの感染症をきたし急性上顎洞炎を発症する場合。

②：患側の隣接上顎歯に慢性炎症性病変（根尖病巣など）が存在し、インプラント治療の手術操作を契機に急性歯性感染症（歯周組織炎など）をきたし急性上顎洞炎を発症する場合（図5）。

③：①と②の病態の組み合わせの場合。

さらに炎症治癒の遷延化因子が加わり、閉鎖副鼻腔での炎症の悪循環を形成すると、急性上顎洞炎は難治性・慢性上顎洞炎（副鼻腔炎）に移行する。

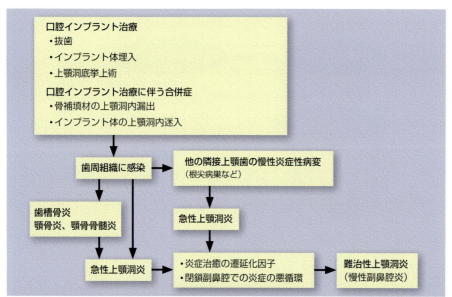

図4：口腔インプラント治療に伴う上顎洞炎（副鼻腔炎）の病態

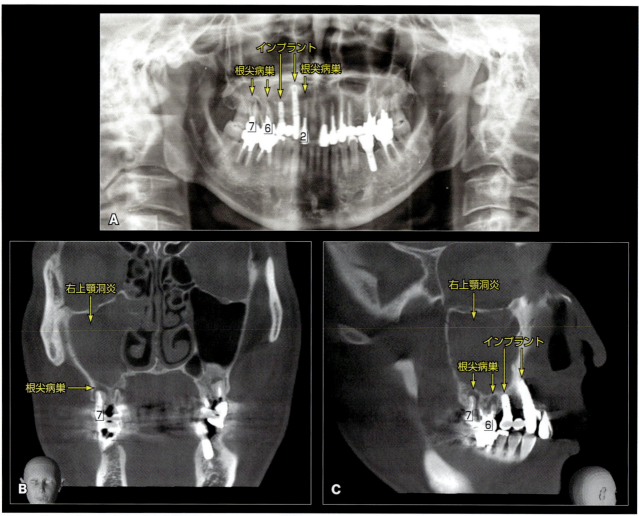

図5：口腔インプラント治療に伴う上顎洞炎（A：パノラマX線撮影、B：コーンビームCT撮影、多断面再構成像、冠状断、C：コーンビームCT撮影、多断面再構成像、矢状断）

7̲6̲2̲部に根尖病巣を認める。5̲3̲部のインプラント埋入を契機に、急性歯性感染症（歯周組織炎など）をきたし、右上顎洞炎が発症した。

6. 口腔インプラント治療に伴う上顎洞炎（副鼻腔炎）の病態と治療理念

通常の歯性上顎洞炎と口腔インプラント治療に伴う上顎洞炎の決定的な違いは、インプラント体、骨補填材は炎症性・感染性病変ではないことである。生体内にインプラント体、骨補填材を移植しても支障はない。極論すれば、上顎洞内にインプラント体が突出あるいは迷入しただけでは上顎洞炎は発症しない。また上顎洞底挙上術の際に上顎洞底粘膜が裂開し、上顎洞内に骨補填材が漏出しただけでは上顎洞炎は発症しない。

口腔インプラント治療に伴う上顎洞炎（副鼻腔炎）では、歯性感染症（歯槽骨炎・顎骨炎・顎骨骨髄炎）、上顎洞炎（副鼻腔炎）そして炎症治癒を遷延化させる因子の間の炎症の連鎖が形成されている（図6）。特に ostiomeatal complex と上顎洞自然口の閉塞・換気不全、感染、粘液線毛系機能の低下による閉鎖副鼻腔での炎症の悪循環（図3）が形成されると、急性上顎洞炎（急性副鼻腔炎）は難治性・慢性上顎洞炎（慢性副鼻腔炎）に移行する。

口腔インプラント治療に伴う上顎洞炎の病態の進展（図7）は、まずインプラント手術を行うだけで、局所に炎症が100％必ず起こる。次に感染が起こればそれに対する炎症が起こる。そして炎症の連鎖が形成され、急性上顎洞炎が発症する。さらに閉鎖副鼻腔（上顎洞）での炎症の悪循環が形成されると、難治性の慢性上顎洞炎（副鼻腔炎）になる。

したがって口腔インプラント治療に伴う上顎洞炎を予防するためには、あるいは急性上顎洞炎が発症した場合は、その病態を正確に把握し、上顎洞炎（副鼻腔炎）の病態が進展しないように、これらの炎症の連鎖、閉鎖副鼻腔（上顎洞）での炎症の悪循環に陥らないようにすることが大切である。

また口腔インプラント治療に伴う上顎洞炎（副鼻腔炎）の治療、特に保存的治療に抵抗する例の治療を行う際には、その病態を正確に把握し、これらの炎症の連鎖を断ち切り、閉鎖副鼻腔（上顎洞）での炎症の悪循環を改善させることが大切である。特に ostiomeatal complex の閉塞性病変を改善させ、上顎洞を含めた副鼻腔の換気と排泄を確保し、上顎洞（副鼻腔）の機能を正常に導くことである。

すなわち口腔インプラント治療に伴う上顎洞炎（副鼻腔炎）の病態の進展が図7のどのレベルにあるかを把握し、病態に応じた治療計画を立てなければならない。またインプラントと上顎洞底のみに目を向けるのではなく、インプラントと鼻・副鼻腔全体の関連性、すなわち「上顎洞炎」ではなく「副鼻腔炎」の病態としてとらえる必要がある。

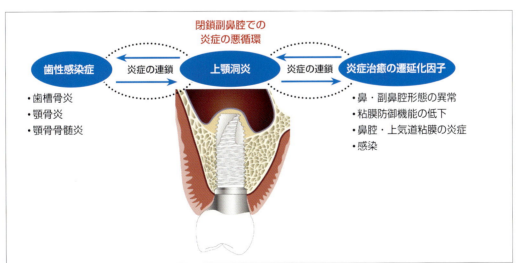

図6：口腔インプラント治療に伴う上顎洞炎（副鼻腔炎）の病態
　幸いインプラント体は炎症性・感染性病変を伴っていない。口腔インプラント治療に伴う上顎洞炎は、インプラントと上顎洞のみに目を向けるのではなく、インプラントと鼻・副鼻腔全体の関連性、すなわち副鼻腔炎の病態としてとらえることが大切である。

MEMO　炎症・感染・発症

学会では枝葉末節と思われる議論が白熱していることがある。上顎洞底挙上術を例にとれば、「上顎洞底粘膜を破らなければ炎症は起こらない」、「上顎洞底粘膜を破らなくても粘膜のmicro-perforationが感染の原因である」、「上顎洞底粘膜を破るから上顎洞炎をおこす」、「上顎洞内に骨補填材が漏出するから上顎洞炎をおこす」、「上顎洞内にインプラント体が迷入するから上顎洞炎をおこす」、などの議論である。

炎症(inflammation)と感染(infection)と発症(onset)を混同してはいけない。これらを区別して理解する必要がある。

炎症とは外部からの種々の刺激（多くは有害作用）に対する生体の局所反応で、有害作用から生体を防護し、障害物を破壊除去し、損傷部の被害を補修して、生体の安全を保持しようとする一連の防衛反応である[14]。

感染とは病原性微生物が人体に作用して病変を起こすことをいい、これによって起こる疾患を感染症という[15]。

口腔インプラント治療では、インプラント体の埋入、上顎洞底挙上術などの手術を行うだけで、局所あるいは上顎洞底に炎症が100％必ず起こる（図7①）。感染が起これば（図7②）それに対する炎症が起こる（図7③）。そして急性上顎洞炎（副鼻腔炎）が発症する（図7④）。閉鎖副鼻腔（上顎洞）での炎症の悪循環が形成されると、上顎洞炎（副鼻腔炎）は難治性になり、慢性・難治性上顎洞炎（副鼻腔炎）になる（図7⑤⑥）。

上顎洞底挙上術を行えば、上顎洞底に炎症が100％必ず起こることを知っておかねばならない。したがって術後感染予防のために、また感染しても発症しないように周術期に抗菌薬の投与が行われる。

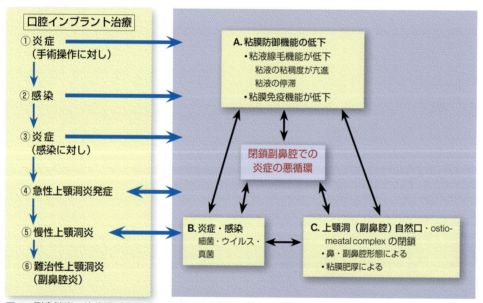

図7：副鼻腔炎の治癒遷延化因子による閉鎖副鼻腔の炎症の悪循環と口腔インプラント治療に伴う上顎洞炎の病態の進展

7. 口腔インプラント治療に伴う上顎洞炎（副鼻腔炎）の治療

1) 口腔インプラント治療に伴う上顎洞炎（副鼻腔炎）の治療理念

上顎洞炎を含めた副鼻腔炎治療の基本理念は、「ostiomeatal complexの閉塞性病変を改善させ、上顎洞を含めた副鼻腔の換気と排泄を確保し、上顎洞炎（副鼻腔炎）を治癒に導く」ことである。

2) 口腔インプラント治療に伴う上顎洞炎（副鼻腔炎）の保存的治療

上顎洞炎の保存的治療は、鼻処置、上顎洞自然口開大処置などにより上顎洞を含めた副鼻腔の換気と排泄を促し、経皮的上顎洞穿刺・洗浄、経鼻的内視鏡下上顎洞穿刺・洗浄、カテーテル療法、ネブライザー療法、抗菌薬の投与（内服、点滴静脈注射）で消炎治療を行う（参照：第2章「最近の歯性上顎洞炎の治療」P41）。

重症例、難治例では抗菌薬の点滴静脈注射が効果的である。特にインプラント治療に伴う上顎洞炎では、医事

紛争の可能性もあるので、適切でより確実な治療が望まれる。

　準清潔手術である口腔インプラント手術（口腔・上顎洞手術）の周術期（感染予防）の抗菌薬選択は、第1、第2世代セフェム系抗菌薬の投与が中心になる[16]。根尖性や辺縁性歯周炎などの歯周組織炎と顎骨炎に対する第1選択薬はペニシリン系薬、セフェム系薬である[16]。また急性上顎洞炎（副鼻腔炎）に対する第1選択薬はβ-ラクタマーゼ阻害薬配合ペニシリン系薬、第3世代セフェム系薬である[16]。したがって口腔インプラント手術周術期の感染予防、あるいは口腔インプラント治療に伴う急性上顎洞炎の治療にはこれらの抗菌薬が第一選択になる（表2）。

　日本鼻科学会の副鼻腔炎診療の手引きでは、成人の通常の急性副鼻腔炎の抗菌薬治療は、軽症で耐性菌がないあるいは耐性菌のリスクファクターがない場合は、アモキシシリン（パセトシン®、サワシリン®）が第一選択であり、セフジトレン（メイアクト®）、セフカペン（フロモックス®）も有効としている[17]。中等症以上では、レボフロキサシン（クラビット®）などのキノロン系抗菌薬が推奨されるとしている[17]。キノロン系抗菌薬の抗菌活性は用量依存性であるので投与回数ではなく1回の投与量を多くすることが重要である[17]。経口抗菌薬治療の無効例では、セフトリアキソン（ロセフィン®）、アンピシリン（ビクシリン®）、の注射薬が推奨される[17]。

　日本口腔インプラント学会の「口腔インプラント治療指針2016」では、口腔インプラント治療に伴う上顎洞炎にはマクロライド系抗菌薬の長期投与と記載されている[18]が、これは慢性上顎洞炎（副鼻腔炎）に対する選択薬[17]であることに注意が必要である。口腔インプラント治療に伴う急性上顎洞炎（副鼻腔炎）に対する抗菌薬は、ペニシリン系薬、セフェム系抗菌薬、キノロン系抗菌薬を選択しなければならない。

　また上顎洞炎（副鼻腔炎）の治癒遷延化因子に対する治療も同時に行う必要がある。鼻アレルギー、気管支喘息があれば、その治療も同時に行う。

3）口腔インプラント治療に伴う上顎洞炎（副鼻腔炎）の手術的治療

　閉鎖上顎洞（閉鎖副鼻腔）での炎症の悪循環に陥ってしまった慢性上顎洞炎（副鼻腔炎）は難治性であり手術の適応になる。

　耳鼻咽喉科・頭頸部外科では、内視鏡下鼻内副鼻腔手術が難治性・慢性上顎洞炎（副鼻腔炎）に対する標準術式である[1)4)19]。

　Naumannが1965年に提唱した概念[20]に基づき、副鼻腔の換気と排泄の要であるostiomeatal complexを開大して、副鼻腔の閉塞・換気不全を改善し、副鼻腔粘膜を正常化させ、換気と排泄機能を再獲得させる手術である。

　また副鼻腔炎の治癒遷延化因子を考慮した手術、例えば鼻中隔矯正術、中鼻甲介蜂巣の処置、粘膜下下鼻甲介

表2：歯性上顎洞炎に対する抗菌薬療法

- 根尖性や辺縁性歯周炎などの歯周組織炎と顎骨炎に対する
  - 第1選択薬はペニシリン系薬、セフェム系薬
  - 第2選択薬はペネム系薬、ケトライド系薬
  - 第3選択薬はニューキノロン系薬
  - 抗菌薬使用のガイドライン（日本感染症学会、日本化学療法学会、2010）

- 急性上顎洞炎（副鼻腔炎）に対する
  - 第1選択薬はβ-ラクタマーゼ阻害薬配合ペニシリン系薬、第3世代セフェム系薬
  - 抗菌薬使用のガイドライン（日本感染症学会、日本化学療法学会、2010）

- 慢性上顎洞炎（副鼻腔炎）に対しては
  - 14員環マクロライド系抗菌薬の少量投与を行う
  - 副鼻腔炎診療の手引き（日本鼻科学会、2007）

MEMO　口腔インプラント治療に伴う急性上顎洞炎の予防、治療にどの程度の抗菌薬の投与量と投与期間が必要か

　口腔インプラント治療に伴う上顎洞炎の予防、すでに起こってしまった急性上顎洞炎の治療には、急性上顎洞炎（副鼻腔炎）対する第1選択薬であるペニシリン系薬、第3世代セフェム系薬が用いられる[16)17]。

　口腔インプラント治療に伴う急性上顎洞炎に対して、抗菌薬の投与量と投与期間がどの程度必要なのか、明確な基準はない。口腔インプラント治療の際に、上顎洞底の手術操作をどの程度行ったかにもよるであろう。

　特に口腔インプラント治療に伴う上顎洞炎では、医事紛争の可能性があるので、適切でより確実な治療が望まれる。重症例、難治例では抗菌薬の点滴静脈注射が効果的である。

骨切除術などの鼻腔形態を是正する内視鏡下鼻腔手術も同時に行う必要がある。

口腔インプラント治療に伴う上顎洞迷入インプラントに対しても、内視鏡下鼻内副鼻腔手術の導入により経鼻的摘出手術が行え、上顎洞炎を合併していても同時に同一視野で内視鏡下鼻内副鼻腔手術が行えるなど多くの利点がある[6〜9]。詳細は第6章「口腔インプラント治療に伴う上顎洞異物：病態と治療」を参照されたい。

8. 口腔インプラント治療に伴う上顎洞炎の病態に応じた治療計画

口腔インプラント治療に伴う上顎洞炎（副鼻腔炎）の病態の進展は、まずインプラント手術を行うだけで、局所に炎症が100％必ず起こる（図7-①）。感染（図7-②）が加わればそれに対する炎症が起こる（図7-③）。さらに急性上顎洞炎が発症し（図7-④）、慢性上顎洞炎へ移行する（図7-⑤）。そして炎症の連鎖、閉鎖上顎洞（副鼻腔）での炎症の悪循環が形成されると、慢性上顎洞炎（副鼻腔炎）が難治性になる（図7-⑥）[21]。

したがって口腔インプラント治療に伴う上顎洞炎の治療戦略は、まず図7の①炎症（手術操作）から②感染、③炎症（感染に対して）、④急性上顎洞炎（副鼻腔炎）に病態が進展しないようにする[21]。さらに副鼻腔炎の治癒遷延化因子による閉鎖副鼻腔での炎症の悪循環に陥って、⑤慢性上顎洞炎（副鼻腔炎）、⑥難治性上顎洞炎（副鼻腔炎）に進展しないように、周術期の感染対策と急性上顎洞炎の取り扱いをより確実に行うことが重要である[21]。

幸いにも口腔インプラント手術直後は、上顎洞の粘膜防御機能（図7のA）は低下していない。したがって炎症・感染（図7のB）に対する対策と、上顎洞（副鼻腔）自然口・ostiomeatal complexの閉塞（図7のC）を予防し上顎洞の換気と排泄を保つことで、閉鎖上顎洞（副鼻腔）での炎症の悪循環に陥ることを予防できる[21]。

9. 口腔インプラント治療に伴う上顎洞炎治療の実際

1）抜歯による急性上顎洞炎

抜歯による根尖病巣の急性増悪、抜歯による口腔上顎洞穿孔などにより急性上顎洞炎が発症する。

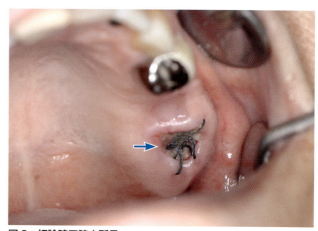

図8：初診時口腔内所見
左上顎臼歯部の歯肉の創は縫合されている（矢印）。

治療は上顎洞の換気と排泄の確保と抗菌薬の投与である。第2章「最近の歯性上顎洞炎の病態と治療」P35の抜歯による歯性上顎洞炎を参照されたい。

症例1

患者：61歳、女性
主訴：頬部鈍痛
現病歴：口腔インプラントの目的で、歯科で左上顎第2大臼歯の抜歯を受けた。抜歯後から左頬部鈍痛をきたした。7日後に当院へ紹介された。
初診時口腔内所見（図8）：左上顎臼歯部の歯肉の創は縫合されていた。

初診時鼻腔内所見：鼻漏などの所見はなかった。

コーンビームCT所見（図9）：一部口腔上顎洞穿孔をきたしていた。左上顎洞底を中心に炎症性粘膜肥厚あるいは貯留液を認め、左急性上顎洞炎をきたしていた。左上顎洞の自然口は開存していた。中鼻甲介蜂巣を認め、ostiomeatal complexが狭小化していた。

病態（図10）：一部口腔上顎洞穿孔をきたし、抜歯により図10-①の手術操作による炎症、図10-②の感染、図10-③の感染による炎症、図10-④の急性上顎洞炎がおこっている。上顎洞の自然口は開存しており、急性期であることから粘膜防御機能は保たれていると考えられ、閉鎖副鼻腔での炎症の悪循環は起こっていない。中鼻甲

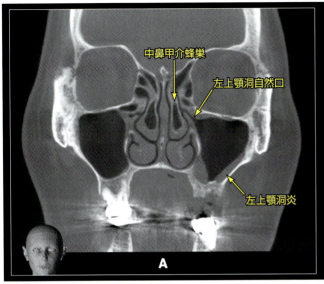
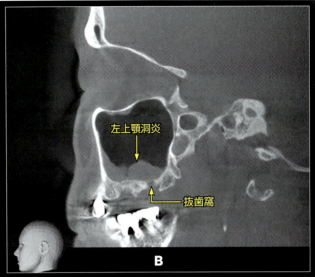

図9：初診時のコーンビームCT撮影（多断面再構成像、A：冠状断、B：矢状断）
　一部口腔と上顎洞が穿孔している。左上顎洞炎をきたしている。上顎洞自然口は開存している。

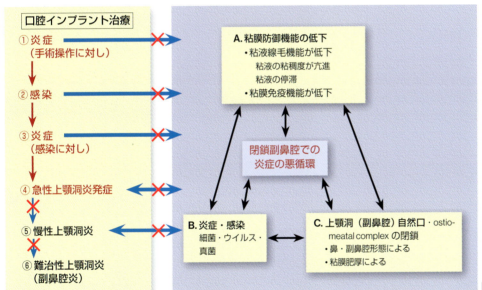

図10：症例1の病態

介蜂巣により、ostiomeatal complex の換気が十分ではないことが推察される。

したがって上顎洞自然口の開存を保ち、上顎洞の換気と排泄を保ち、抗菌薬により図10-④の急性上顎洞炎が増悪しないように、あるいは閉鎖副鼻腔（上顎洞）での炎症の悪循環に陥り、図10-⑤の慢性上顎洞炎（副鼻腔炎）に移行しないようにすることが、この症例の治療戦略になる。

保存的治療：左上顎洞の自然口の開大処置を行い、急性上顎洞炎が増悪しないように抗菌薬の投与を行った。具体的には第4世代セフェム系抗菌薬（ファーストシン®2g）の点滴静脈注射を3日間、経口用第3世代セフェム系抗菌薬（メイアクト®300mg）の内服投与を7日間、経口用ニューキノロン系抗菌薬（クラビット®500mg）の内服投与を7日間行った。

治療後の経過：左急性上顎洞炎は治癒した。

本症例のポイント：口腔インプラント治療の一環である抜歯により急性上顎洞炎をおこした場合、あるいは口腔上顎洞穿孔により急性上顎洞炎を起こした場合、歯肉粘

膜を縫合することで口腔と上顎洞の交通を遮断し、上顎洞自然口の開存と上顎洞の換気・排泄を保ち、抗菌薬により急性上顎洞炎の消炎療法を行えば、急性上顎洞炎は治癒する。確実な消炎のためには、抗菌薬の点滴静脈注射が推奨される。

2）インプラント体埋入による急性上顎洞炎

上顎骨の既存垂直骨量が十分にある場合は、インプラント体の埋入だけで急性上顎洞炎をおこすことは少ない。

インプラント体を埋入すると、手術操作による炎症が起こる。さらに感染が加わると感染による炎症をきたし、急性上顎洞炎が発症する。

治療は抗菌薬の投与と上顎洞の換気と排泄の確保である。

3）上顎洞底挙上術による急性上顎洞炎

上顎洞底挙上術（ソケットリフト、サイナスリフト）を行うと、手術操作による炎症が起こり、感染が加わると急性上顎洞炎が発症する。

症例 2
患者：66歳、男性
主訴：患者の症状はない

現病歴：歯科で上顎洞底挙上術（サイナスリフト）を受けた。術中上顎洞底粘膜の裂開も認めなかったが、術後のCTで上顎洞炎を認めた。術後21日目に当院へ紹介された。
初診時口腔内所見（図11）：左上顎臼歯部の歯肉の創は閉鎖していた。

初診時鼻腔内所見：鼻漏などの所見はなかった。

コーンビームCT所見（図12）：左上顎洞底を中心に炎症性粘膜肥厚あるいは貯留液を認め、左急性上顎洞炎をきたしていた。上顎洞底挙上術（サイナスリフト）に用いられた骨補填材は上顎洞内に漏出していなかった。左上顎洞の自然口は開存していた。

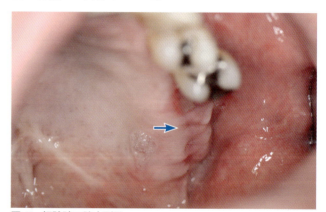

図11：初診時口腔内所見
左上顎臼歯部の歯肉の創は閉鎖している（矢印）。

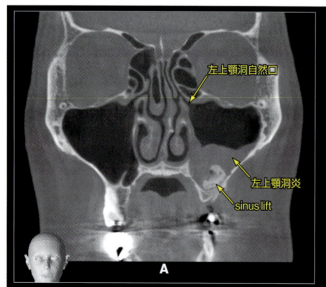
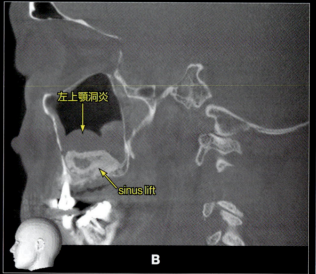

図12：初診時のコーンビームCT撮影（多断面再構成像、A：冠状断、B：矢状断）
左上顎洞底に上顎洞底挙上術（sinus lift）が行われているが、骨補填材は上顎洞内に漏出していない。左上顎洞炎をきたしている。上顎洞自然口は開存している。

病態（図13）：上顎洞底粘膜は裂開していないが、上顎洞底挙上術（サイナスリフト）により図13-①の手術操作による炎症、図13-②の感染、図13-③の感染による炎症、図13-④の急性上顎洞炎が起こっている。上顎洞の自然口は開存しており、急性期であることから粘膜防御機能は保たれていると考えられ、閉鎖副鼻腔での炎症の悪循環は起こっていない。

したがって上顎洞自然口の開存を保ち、上顎洞の換気と排泄を保ち、抗菌薬により図13-④の急性上顎洞炎が増悪しないように、あるいは閉鎖副鼻腔（上顎洞）での炎症の悪循環をおこし図13-⑤の慢性上顎洞炎に移行しないようにすることが、この症例の治療戦略になる。

保存的治療：左上顎洞の自然口の開大処置を行い、感染による炎症が進展しないように抗菌薬の投与を行った。具体的には第4世代セフェム系抗菌薬（ファーストシン® 2g）の点滴静脈注射を3日間、経口用第3世代セフェム系抗菌薬（メイアクト® 300mg）の内服投与を11日間、経口用ニューキノロン系抗菌薬（クラビット® 500mg）の内服投与を7日間行った。

治療後の顔面断層撮影所見（図14）：左急性上顎洞炎は治癒した。

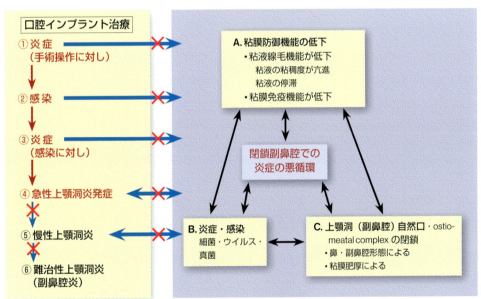

図13：症例2の病態

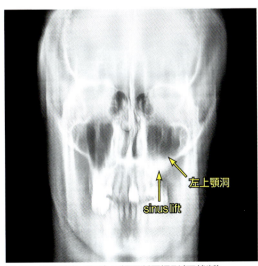

図14：治療後（3週間）の顔面断層撮影（冠状断）
左上顎洞炎は治癒している。

本症例のポイント：上顎洞底挙上術（サイナスリフト）により急性上顎洞炎をおこしても、上顎洞自然口の開存と上顎洞の換気と排泄を保ち、抗菌薬により急性上顎洞炎の消炎療法を行えば、急性上顎洞炎は治癒する。確実な消炎のためには、抗菌薬の点滴静脈注射が推奨される。

4) 上顎洞底挙上術・インプラント体即時埋入による慢性上顎洞炎

上顎洞底挙上術（ソケットリフト、サイナスリフト）・即時インプラント埋入を行うと、手術操作による炎症が起こり、感染が加わると急性上顎洞炎が発症する。

症例3

患者：59歳、女性
主訴：後鼻漏
現病歴：歯科で上顎洞底挙上術（ソケットリフト）とインプラント即時埋入を受けた。術後10日間、左鼻出血が続いた。抗菌薬による消炎療法が歯科で行われたが、左後鼻漏が改善しないため4ヶ月後に患者自らが来院した。

初診時鼻腔内所見：鼻漏などの所見はなかった。

コーンビームCT所見（図15）：左上顎洞底を中心に軽度の炎症性粘膜肥厚あるいは貯留液を認め、左慢性上顎洞炎をきたしていた。

病態（図16）：上顎洞底粘膜が裂開していないが、上顎洞底挙上術（ソケットリフト）とインプラント即時埋入により図16-①の手術操作による炎症、図16-②の感染、図16-③の感染による炎症、図16-④の急性上顎洞炎を経て図16-⑤の慢性上顎洞炎が軽度おこっている。上顎洞の自然口は開存しており、4ヶ月が経過しているが粘膜防御機能は保たれていると考えられ、閉鎖副鼻腔（上顎洞）での炎症の悪循環は起こっていない。

したがって上顎洞自然口の開存を保ち、上顎洞の換気と排泄を保ち、抗菌薬により図16-⑤の慢性上顎洞炎が増悪しないように、あるいは閉鎖副鼻腔での炎症の悪循環をおこし、図16-⑥の難治性上顎洞炎に移行しないようにすることが、この症例の治療戦略になる。

保存的治療：左上顎洞の自然口の開大処置を行い、急性上顎洞炎が増悪しないように抗菌薬の投与を行った。具体的には第4世代セフェム系抗菌薬（マキシピーム®2g）の点滴静脈注射を1日間、経口用第3世代セフェム系抗菌薬（メイアクト®300mg）の内服投与を7日間、経口用ニューキノロン系抗菌薬（クラビット®500mg）の内服投与を7日間行った。

治療後の経過：左慢性上顎洞炎は治癒した。

本症例のポイント：上顎洞底挙上術（ソケットリフト）と

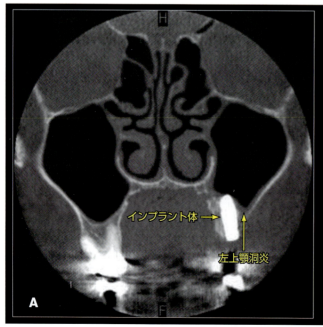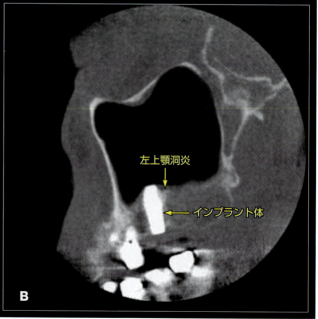

図15：初診時のコーンビームCT撮影（多断面再構成像、A：冠状断、B：矢状断）
軽度の左上顎洞炎をきたしている。上顎洞自然口は開存していた。

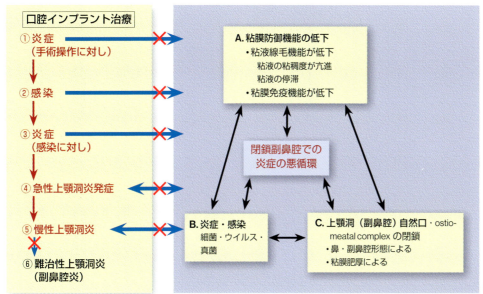

図16：症例3の病態

インプラント体の即時埋入により急性・慢性上顎洞炎をおこしても、上顎洞自然口の開存と上顎洞の換気と排泄を保ち、抗菌薬により慢性上顎洞炎の消炎療法を行えば、慢性上顎洞炎は治癒する。確実な消炎のためには、抗菌薬の点滴静脈注射が推奨される。初期固定・インテグレーションが良いインプラント体を早期に抜去する必要はない。

症例4

患者：57歳、男性
主訴：右頬部痛
現病歴：歯科で上顎洞底挙上術（サイナスリフト）・インプラント即時埋入を受けた。術中上顎洞底粘膜の裂開は認めなかった。術後より右頬部痛が続いた。術後15日目に当院に紹介された。
初診時口腔内所見（図17）：右上顎臼歯部の歯肉の創は閉鎖していた。

初診時鼻腔内所見：鼻漏などの所見はなかった。

コーンビームCT所見（図18）：右上顎洞底を中心に炎症性粘膜肥厚あるいは貯留液を認め、右急性上顎洞炎をきたしていた。骨補填材の一部は上顎洞内に漏出していた。右上顎洞の自然口は狭小化していた。

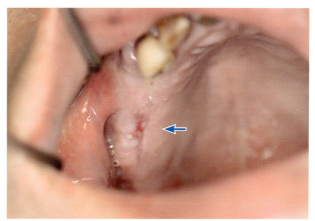

図17：初診時口腔内所見
　左上顎臼歯部の歯肉の創は閉鎖している（矢印）。

病態（図19）：上顎洞底粘膜が一部裂開し、上顎洞底挙上術・インプラント即時埋入により図19-①の手術操作による炎症、図19-②の感染、図19-③の感染による炎症、図19-④の急性上顎洞炎が起こっている。上顎洞の自然口は狭小化しているが、急性期であり粘膜防御機能は保たれていると考えられ、閉鎖副鼻腔での炎症の悪循環は起こっていない。

したがって上顎洞自然口の開存を保ち、上顎洞の換気と排泄を保ち、抗菌薬により図19-④の急性上顎洞炎が増悪しないように、あるいは閉鎖副鼻腔での炎症の悪循環を起こし図19-⑤の慢性上顎洞炎に移行しないようにすることが、この症例の治療戦略になる。

第5章 口腔インプラント治療に伴う上顎洞炎：病態と治療

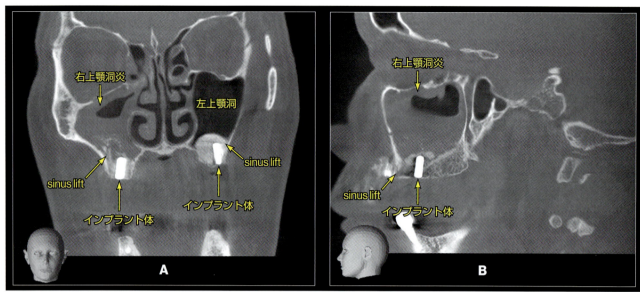

図18：初診時のコーンビームCT撮影（多断面再構成像、A：冠状断、B：矢状断）
　両側上顎洞底に骨補填材を認め、両側上顎洞底挙上術が行われ、インプラントの即時埋入が行われている。骨補填材が一部右上顎洞に漏出し、右上顎洞炎をきたしている。上顎洞自然口の粘膜は肥厚し、自然口が狭小化している。

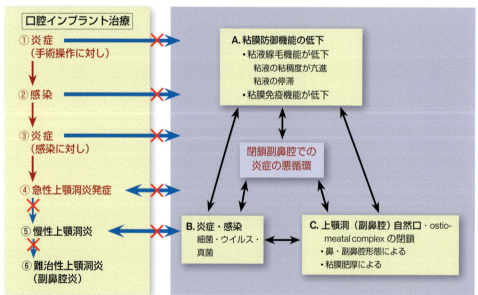

図19：症例4の病態

保存的治療：右上顎洞の自然口の開大処置を行い、感染による炎症が進展しないように抗菌薬の投与を行った。具体的には第4世代セフェム系抗菌薬（ファーストシン® 2g）の点滴静脈注射を5日間、経口用第3世代セフェム系抗菌薬（メイアクト® 300mg）の内服投与を6日間、経口用ニューキノロン系抗菌薬（クラビット® 500mg）の内服投与を4日間行った。この例では、治療開始後2日目に歯科医の判断でインプラント体は抜去された。

治療後の経過：右急性上顎洞炎は治癒した。

本症例のポイント：上顎洞底挙上術（サイナスリフト）・インプラント即時埋入により急性上顎洞炎をおこしても、上顎洞自然口の開存と上顎洞の換気・排泄を保ち、抗菌薬により急性上顎洞炎の消炎療法を行えば、急性上顎洞炎は治癒する。確実な消炎のためには、抗菌薬の点滴静脈注射が推奨される。

　歯科医の判断でインプラント体は早期に抜去されたが、インプラント体自体は感染源ではないので、初期固定が良ければインプラント体は抜去する必要はなかったと考えられる。

5）上顎洞底挙上術で上顎洞底粘膜が裂開し、骨補填材が上顎洞内へ漏出

上顎洞挙上術の際に上顎洞底粘膜が裂開しただけでは、上顎洞炎は発症しない。

症例5

患者：72歳、男性

主訴：患者の症状はない

現病歴：歯科で上顎洞底挙上術を受けた。上顎洞底粘膜が裂開し、骨補填材（非脱灰凍結乾燥骨：Mineralized Freeze-dried bone allograft：FDBA）が上顎洞内に漏出した。歯科医は即時に上顎洞と口腔の交通を遮断し、術後2日目に当院に紹介した。

初診時口腔内所見（図20）：左上顎臼歯部の歯肉の創は縫合されていた。

初診時鼻腔内所見：鼻漏などの所見はなかった。

初診時のコーンビームCT所見（図21）：左上顎洞底を中心に炎症性粘膜肥厚あるいは貯留液を認め、炎症が存在した。左上顎洞底に骨補填材を認めた。左上顎洞の自然口は開存しており、上顎洞の換気と排泄は保たれていた。

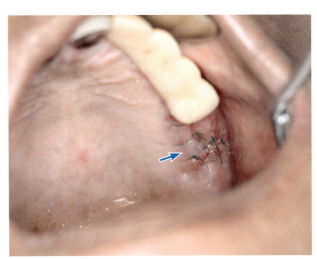

図20：初診時口腔内所見
左上顎臼歯部の歯肉の創は縫合されている（矢印）。

病態（図22）：上顎洞底挙上術により上顎洞底粘膜が裂開し、骨補填材が上顎洞内に漏出している。図22-①の手術操作による炎症は既に起こっている。上顎洞と口腔の交通は遮断されているので、口腔からの感染は予防されている。術後2日目であり、図22-②の感染、図22-③の感染による炎症が起こり始めている。上顎洞の自然口は開存しており、急性期であるため粘膜防御機能は保たれていると考えられ、閉鎖副鼻腔（上顎洞）での炎症の悪循環は起こっていない。

したがって上顎洞自然口の開存を保ち、上顎洞の換気

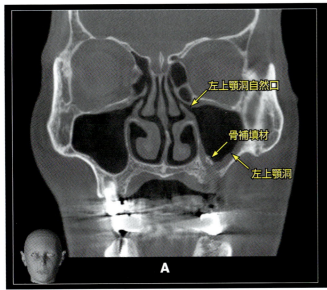

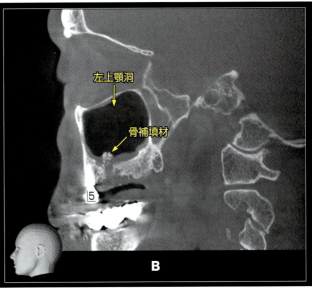

図21：初診時のコーンビームCT撮影（多断面再構成像、A：冠状断、B：矢状断）
左上顎洞底を中心に低吸収域を認め、炎症が疑われる。左上顎洞底に骨補填材を認める。左上顎洞の自然口は開存している。上顎洞の換気と排泄は保たれていると考えられる。

と排泄を保ち、抗菌薬により図22-③の感染による炎症が起こらないように、あるいは図22-④の急性上顎洞炎が発症しないように、また閉鎖副鼻腔での炎症の悪循環をおこさないようにすることが、この症例の治療戦略になる。

保存的治療：左上顎洞の自然口の開大処置を行い、感染による炎症が進展しないように抗菌薬の投与を行った。具体的には第4世代セフェム系抗菌薬（ファーストシン®2g）の点滴静脈注射を5日間、経口用第3世代セフェム系抗菌薬（メイアクト®300mg）の内服投与を6日間、経口用ニューキノロン系抗菌薬（クラビット®500mg）の内服投与を11日間行った。

治療後のコーンビームCT所見（図23）：左上顎底の炎症性粘膜肥厚あるいは貯留液はほぼ改善し、炎症はほぼ改善した。左上顎洞の自然口は開存していた。左上顎底の骨補填材のほとんどは、上顎洞自然口から排泄されていた。

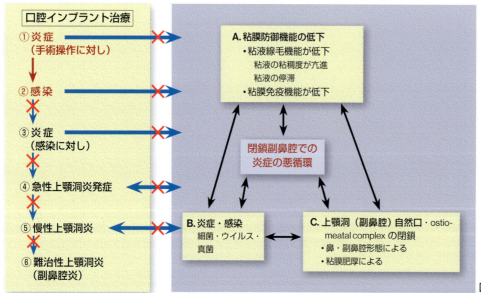

図22：症例5の病態

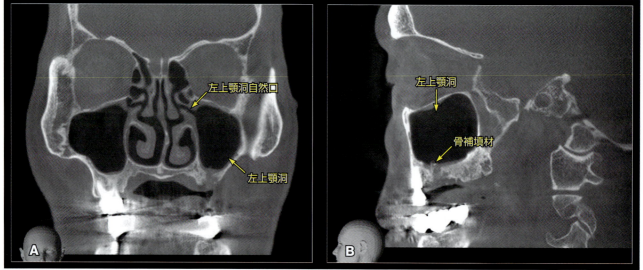

図23：治療後（3週間）のコーンビームCT撮影（多断面再構成像、A：冠状断、B：矢状断）
　左上顎底の低吸収域はほぼ改善し、炎症は改善している。左上顎洞の自然口は開存している。骨補填材のほとんどは上顎洞の自然口経由で排泄されている。上顎洞の換気と排泄は保たれていると考えられる。

本症例のポイント：上顎洞挙上術の際に上顎洞底粘膜が裂開しただけでは、上顎洞炎は発症しない。手術操作などの感染により急性上顎洞炎が惹起され、閉鎖副鼻腔での炎症の悪循環に陥ると難治性の慢性上顎洞炎になる。

上顎洞底粘膜が裂開しても、即時に上顎洞と口腔の交通を遮断し（歯肉の粘骨膜を確実に縫合・閉鎖することが大切であり、複雑な手術方法は必ずしも必要ない）口腔からの感染を予防し、上顎洞自然口の開存と上顎洞の換気と排泄を保ち、抗菌薬により急性上顎洞炎が発症しないようにすれば問題はない[22]。たとえ骨補填材が上顎洞内に漏出しても、上顎洞粘膜の粘液線毛輸送機能で自然排出されることが少なくない。

6）上顎洞底挙上術で上顎洞底粘膜が裂開し、骨補填材が上顎洞内へ漏出、上顎洞炎を併発

上顎洞挙上術の際に上顎洞底粘膜が裂開しただけでは、上顎洞炎は発症しないことを症例5で示した。次に上顎洞挙上術の際に上顎洞底粘膜が裂開し、上顎洞底を何度も手術操作したため上顎洞炎を惹起した症例を提示する。

症例6

患者：58歳、女性
主訴：右膿性鼻漏
現病歴：歯科で右上顎洞底挙上術を受けた。術中に上顎洞粘膜に直径5mmの穿孔を認めたため、歯科医は吸収性コラーゲン膜を置き、骨補填材（ウシ骨由来脱タンパク移植材：Bio-Oss）を填入し歯肉粘膜を縫合した。術後12日目に口腔内の創が一部離開し排膿を認めた。また右膿性鼻漏と発熱（38.2度）を認めた。内科で抗菌薬の点滴静脈注射を行った（期間と量は不明）。術後26日目に歯科でCTを撮影し右上顎洞炎と骨補填材の上顎洞内漏出を認めた。歯科医は歯肉創を再度切開し、骨補填材を可及的に摘出し、同部より上顎洞を洗浄した。マクロライド系抗菌薬の内服を続けたが、歯肉創部からの排膿と右膿性鼻漏が改善しないため、術後68日目に当院に紹介された。

初診時口腔内所見：右上顎臼歯部の歯肉創から浸出液が漏出していた。

初診時鼻腔内所見：右膿性鼻漏を認めた。

初診時のコーンビームCT所見（図24）：右上顎洞炎を認めたが、骨補填材の上顎洞内漏出は認めなかった。

病態（図25）：上顎洞底挙上術により上顎洞底粘膜が裂開し、骨補填材が上顎洞内に漏出し、上顎洞炎を併発している。

術後26日目に歯科医が骨補填材を可及的に摘出したことにより感染が助長され、閉鎖副鼻腔（上顎洞）での炎症の悪循環が形成され、図25-⑤の慢性上顎洞炎に移行している。

したがって上顎洞自然口の開存を保ち、上顎洞の換気と排泄を保ち、抗菌薬により図25-⑤の慢性上顎洞炎が図25-⑥の難治性上顎洞炎にならないように、あるいは閉鎖副鼻腔での炎症の悪循環を断ち切ることが、この症例の治療戦略になる。

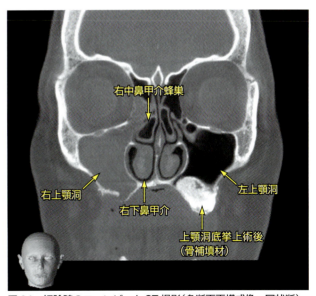

図24：初診時のコーンビームCT撮影（多断面再構成像、冠状断）
右上顎洞炎を認める。中鼻甲介蜂巣がostiomeatal complexを狭小化している。

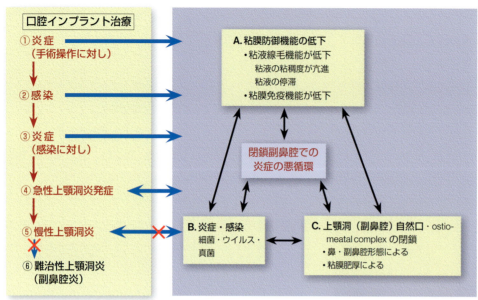

図25：症例6の病態

保存的治療：右上顎洞の自然口の開大処置を行い、抗菌薬の投与を行った。具体的には第4世代セフェム系抗菌薬（ファーストシン®2g）の点滴静脈注射を5日間、経口用第3世代セフェム系抗菌薬（メイアクト®300mg）の内服投与を7日間、経口用ニューキノロン系抗菌薬（クラビット®500mg）の内服投与を7日間、経口用マクロライド系抗菌薬（クラリス®400mg）の内服投与を14日間行った。また経鼻的内視鏡下上顎洞穿刺・洗浄（図26）を行った。

治療後のコーンビームCT所見（図27）：右上顎洞炎はほぼ改善した。右上顎洞の自然口は開存していた。

本症例のポイント：骨補填材自体は感染源ではないので、骨補填材が上顎洞に漏出しただけでは、上顎洞炎はおこらない。骨補填材の上顎洞内漏出を契機に感染が加わると、急性上顎洞炎を発症し、閉鎖副鼻腔（上顎洞）での炎症の連鎖と悪循環が形成されると、慢性上顎洞炎に移行する。

したがって骨補填材が上顎洞に漏出することに伴う上顎洞炎の治療は、歯性感染症、上顎洞炎、そして炎症治癒を遷延化させる因子の間の炎症の連鎖を断ち切り、閉鎖副鼻腔（上顎洞）での炎症の悪循環に陥らないようにすること、あるいはすでに起こった炎症の悪循環を断ち切ることである。

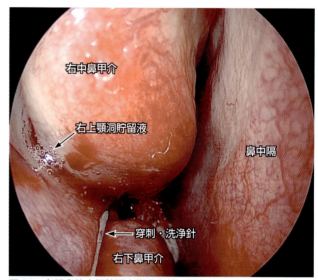

図26：右経鼻的内視鏡下上顎洞穿刺・洗浄

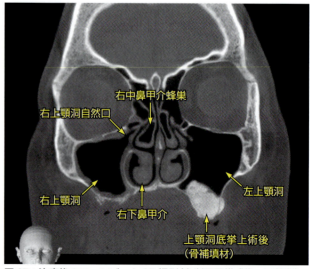

図27：治療後のコーンビームCT撮影（多断面再構成像、冠状断）
右上顎洞炎は改善している。右上顎洞の自然口は開存している。右上顎洞内に骨補填材は認めない。

> **MEMO** 口腔と上顎洞との交通の遮断
>
> 　上顎洞底挙上術の際に上顎洞底粘膜が裂開したり、同部から骨補填材が上顎洞内へ漏出した場合、即時に口腔と上顎洞との交通を遮断することが感染予防になり、重要な処置であることには異論はないであろう。
> 　一方で歯科・口腔外科では、歯性上顎洞炎に対して排膿をはかるために抜歯を行い、口腔内へドレナージをつけ、洗浄針を用いて抜歯窩から上顎洞内洗浄を繰り返す処置を推奨している[7) 23)]。口腔と上顎洞との交通をあえてつけることが感染を助長しないのか、この矛盾に著者は疑問を感じている。副鼻腔の亜部位である上顎洞は口腔ではない。ドレナージは鼻腔へすべきである。
> 　トラブルに関して歯科医師が最も関心を抱くのは、上顎洞底であるが、上顎洞のトラブルに最も関与するのは、上顎洞の自然口と ostiomeatal complex である。上顎洞炎の病態は「上顎洞の自然口あるいは ostiomeatal complex の閉塞性病変による、上顎洞の換気と排泄不全」である。この病態を考慮していない治療、しかも歯を犠牲にする治療は、適切な治療とはいいがたい。

　歯科医師が上顎洞内に漏出した骨補填材の摘出を何度も試みると、上顎洞の炎症・感染を助長するので注意が必要である。

　詳細は第6章「口腔インプラント治療に伴う上顎洞異物：病態と治療」を参照されたい。

7）上顎洞内にインプラント体が迷入

　上顎洞自然口の開存を保ち、上顎洞の換気と排泄が保たれ、感染による炎症が起こらなければ、上顎洞底粘膜が裂開し骨補填材が上顎洞内に漏出しても急性上顎洞炎は発症しないことを症例5で示した。症例7ではインプラント体が上顎洞内に迷入しただけでは上顎洞炎は発症しないことを示す。

症例7
患者：55歳、男性
主訴：患者の症状はない
現病歴：上顎洞底挙上術（ソケットリフト）を行い、インプラント体を埋入した。6ヶ月後に暫間補綴処置を行い、2ヶ月間咬合を行っていた。その後補綴処置を行っている途中で、骨結合を喪失して、インプラント体が上顎洞内に迷入した。

経過：上顎と鼻の症状がないため、1ヶ月後にCTを撮影すると、インプラント体は左上顎洞の自然口に嵌頓していた（図28）。

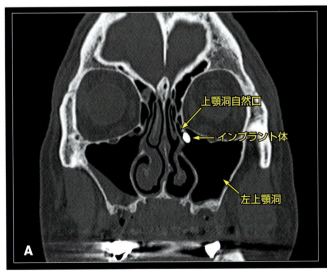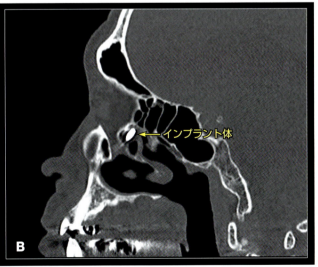

図28：CT撮影（A：冠状断、B：矢状断）
　左上顎洞の自然口は開存している。左上顎洞底に迷入したインプラント体は、上顎洞粘膜の粘液線毛輸送機能により、上顎洞底から上顎洞の自然口に輸送され、左上顎洞の自然口に嵌頓している。驚くべき上顎洞粘膜の粘液線毛輸送機能である。

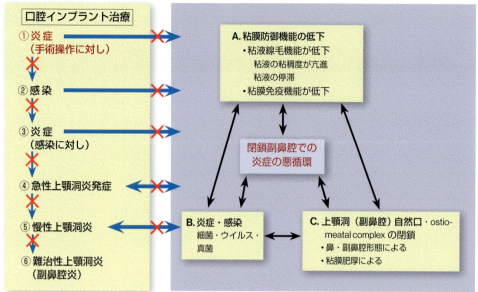

図29：症例7の病態

病態（図29）：インプラント体埋入時に、図29-①の手術操作による炎症は起こっていた。術後の抗菌薬の投与により図29-②の感染はおこらなかった。その後上顎洞底粘膜が裂開し、インプラント体が上顎洞内に迷入した。しかし上顎洞の換気と排泄は保たれており、図29-②の感染もおこらなかった。

上顎洞粘膜の粘液線毛輸送機能（mucociliary transport system）は、上顎洞の自然口に向かって働いている。上顎洞内の異物は外層粘液に補足され、粘液とともに線毛運動によって上顎洞の自然口に向かって輸送され、排除される。

手術的治療：内視鏡下鼻内副鼻腔手術でインプラント体を摘出した。

本症例のポイント：上顎洞の換気と排泄が保たれ、感染が起こらなければ、インプラント体が上顎洞内に迷入しても上顎洞炎は発症しない。

8）上顎洞内にインプラント体が迷入し、急性上顎洞炎を発症

インプラント体が上顎洞内に迷入しただけでは上顎洞炎は発症しないことを症例7で示した。症例8では迷入したインプラント体の摘出を埋入窩から何度も試みると急性上顎洞炎をきたすことを示す。

症例8

患者：71歳、男性

主訴：患者の症状はない

現病歴：|5 6 部にインプラント体を埋入中に、|5 部のインプラントが上顎洞に迷入した。歯科医はインプラント埋入窩を拡大して、上顎洞に迷入したインプラント体の摘出を何度も試みたが摘出できなかった。翌日当院に紹介された。

既往歴：慢性副鼻腔炎に対し、52年前に右上顎洞根治手術を受けた。

初診時口腔内所見（図30）：左上顎臼歯部の歯肉の創は縫合され、ドレーンが挿入されていた。

初診時鼻腔内所見：鼻漏などの所見はなかった。

初診時のパノラマX線撮影（図31）：左上顎洞内に迷入したインプラント体を認めた。

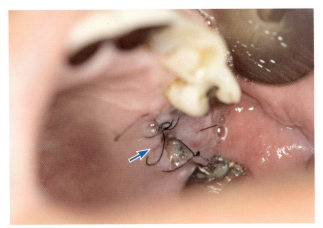

図30：初診時口腔内所見
　左上顎臼歯部の歯肉の創は縫合されている（矢印）。ドレーンが挿入されている。

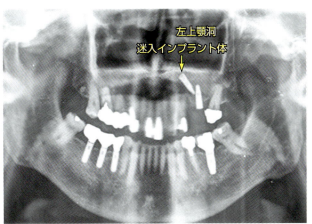

図31：初診時のパノラマX線像
　左上顎洞にインプラント体が迷入している。

初診時のコーンビームCT撮影（図32）：左上顎洞底を中心に炎症性粘膜肥厚あるいは貯留液を認め、急性上顎洞炎をきたしていた。左上顎洞底に迷入したインプラント体を認めた。左上顎洞の自然口は開存していた。

病態（図33）：インプラント体埋入の際に上顎洞底粘膜が裂開し、インプラント体が上顎洞内に迷入している。図33-①の手術操作による炎症は既に起こっている。さらに歯科医がインプラント埋入窩を拡大して、上顎洞に迷入したインプラント体の摘出を何度も試みたため、術後2日目であるが、図33-②の感染、図33-③の感染による急性上顎洞炎が発症している。上顎洞の自然口は開存しており、粘膜防御機能は保たれていると考えられ、閉鎖副鼻腔での炎症の悪循環は起こっていない。

　したがって上顎洞自然口の開存を保ち、上顎洞の換気と排泄を保ち、抗菌薬により図33-④の急性上顎洞炎が増悪しないように、あるいは閉鎖副鼻腔（上顎洞）での炎症の悪循環に陥り、図33-⑤の慢性上顎洞炎に進展しないようにし、時期を観て内視鏡下迷入インプラント摘出術を行うことがこの症例の治療戦略になる。

保存的治療：第4世代セフェム系抗菌薬（ファーストシン®2g）の点滴静脈注射を4日間、経口用第3世代セフェム系抗菌薬（メイアクト®300mg）の内服投与を7日間行った。

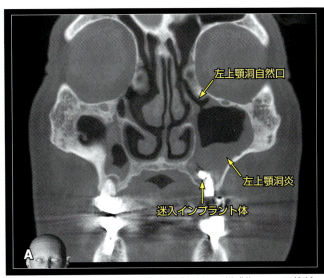

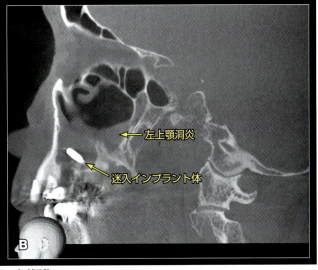

図32：初診時のコーンビームCT撮影（多断面再構成像、A：冠状断、B：矢状断）
　左上顎洞にインプラント体が迷入し、左上顎洞炎をきたしている。左上顎洞の自然口は開存している。

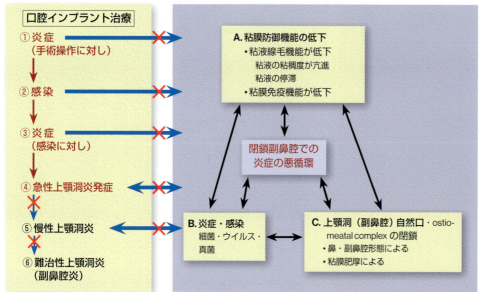

図33：症例8の病態

内視鏡下上顎洞迷入インプラント摘出術（図34）：局所麻酔下に左上顎洞の自然口・膜様部を開大すると左上顎洞底の粘膜は浮腫状であった（図34-A）。粘骨膜を保存して浮腫状粘膜をマイクロデブリッダーで掻爬し、迷入したインプラント体を明視下におき（図34-B）、吸引管に吸着させインプラント体を摘出した（図34-C）。

術後のファイバースコープ所見（図35）：左上顎洞自然口・膜様部は開大されており、十分な換気と排泄を獲得した左上顎洞粘膜は正常化し、上顎洞炎は完治している。

本症例のポイント：埋入窩を拡大して上顎洞に迷入したインプラント体の摘出を何度も試みることが、上顎洞の炎症・感染を助長するので注意が必要である。

上顎洞内へインプラント体が迷入した場合、上顎洞内の迷入インプラント体摘出だけに専念するのではなく、個々の鼻・副鼻腔の病態に応じた系統的な治療計画と術式の選択が必要である。経鼻的内視鏡下副鼻腔手術は、上顎洞内迷入インプラントに合併したどのような鼻・副鼻腔の病態に対しても同時に同一視野・術野で手術が行える利点がある。詳細は第6章「口腔インプラント治療に伴う上顎洞異物：病態と治療」を参照されたい。

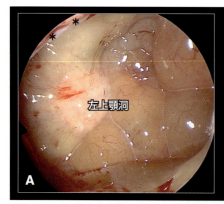
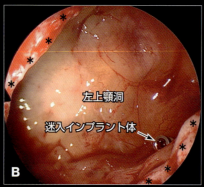
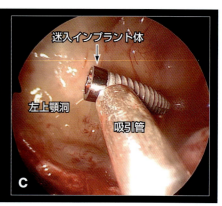

図34A～C：術中内視鏡所見（70°斜視硬性内視鏡像）
A：左上顎洞の自然口・膜様部、ostiomeatal complex を開放し、左上顎洞を観察すると、左上顎洞底の粘膜は浮腫状で迷入したインプラント体を確認できなかった。
B：左下鼻道側壁を開窓し、粘骨膜を保存して、マイクロデブリッダーで浮腫状の上顎洞粘膜を掻爬すると、迷入したインプラント体を確認できた。＊：開大された上顎洞自然口・膜様部
C：吸引管に吸着させてインプラント体を摘出した。

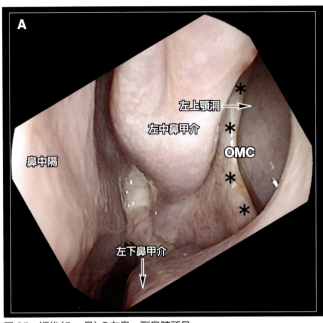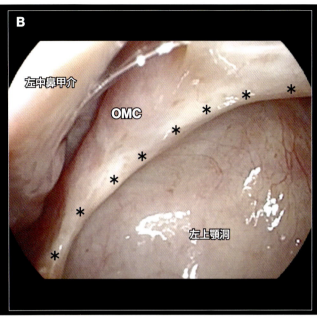

図 35：術後（5 ヶ月）の左鼻・副鼻腔所見
A：ostiomeatal complex（OMC）、上顎洞自然口・膜様部は広く開大されている。
B：上顎洞の換気と排泄は保たれ、左上顎洞粘膜は正常化し、左上顎洞炎は治癒している。
＊：開大された上顎洞自然口・膜様部

9）口腔インプラント治療後、経過観察中に鼻アレルギーの症状を訴える

症例 9

患者：43 歳、女性

主訴：鼻閉、頭痛

現病歴：6 年前に両側上顎にインプラント埋入した。その後から頭痛が続いている。

初診時口腔内所見：両側上顎のインプラントのインテグレーションは良好であった。

初診時鼻腔内所見：両側下鼻甲介は蒼白で腫脹していた。

初診時のコーンビーム CT 撮影（図 36）：両側下鼻甲介は腫脹していた。埋入されたインプラント体が両側上顎洞内に突出していた（図 36-B、36-C）が、上顎洞の自然口は開存しており（図 36-A）、上顎洞炎・副鼻腔炎はなかった。

血清特異的 IgE 抗体定量検査：ハウスダスト、ヤケヒョウヒダニ、スギが陽性であり、鼻アレルギーを認めた。

病態：インプラント治療による頭痛ではなく、鼻アレルギーによる鼻腔粘膜の腫脹と副鼻腔の換気と排泄不全に

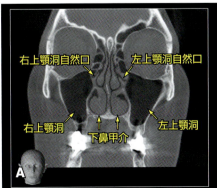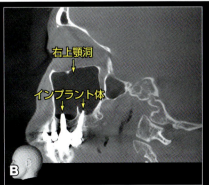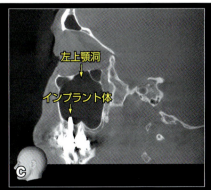

図 36：初診時のコーンビーム CT 撮影（多断面再構成像、A：冠状断、B：右上顎洞矢状断、C：左上顎洞矢状断）
　両下鼻甲介が肥大している。両側上顎洞にインプラント体が突出しているが、両側上顎洞の自然口は開存し、上顎洞の換気と排泄は確保されている。

よる鼻閉と頭痛である。

保存的治療：抗アレルギー薬の内服で鼻閉、頭痛は改善した。

本症例のポイント：インプラント埋入の際に、インプラント体が上顎洞内に突出しても、上顎洞自然口が開存しており、上顎洞の換気と排泄が保たれていれば、上顎洞炎をきたさない。

10) 口腔インプラント治療後、経過観察中に急性上顎洞炎を発症

症例10

患者：71歳、男性

主訴：左頬部痛

現病歴：上顎洞底挙上術を行い、インプラントを即時埋入した。上顎洞底挙上術時は上顎洞底粘膜が裂開したため、吸収性コラーゲンで閉鎖し骨補填材は用いず、静脈血のみを入れた。1年1ヶ月後に最終補綴を行い経過は良好であった。最終補綴の2年後に感冒に罹患し、左頬部痛を訴えた。

初診時口腔内所見（図37）：|5 6 部にはインプラント体が埋入されており、インテグレーションは良好であった。

初診時鼻腔内所見：左中鼻道に膿性鼻漏を認めた。

初診時のコーンビームCT撮影（図38）：左上顎洞底に炎症性粘膜肥厚あるいは貯留液を認め、急性上顎洞を認めた。左上顎洞底にインプラント体が突出していた。歯科で撮影されたCTには左上顎洞の自然口は写っていなかった。

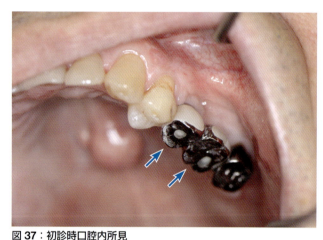

図37：初診時口腔内所見
|5 6 部にはインプラントが埋入されており、インテグレーションは良好であった。

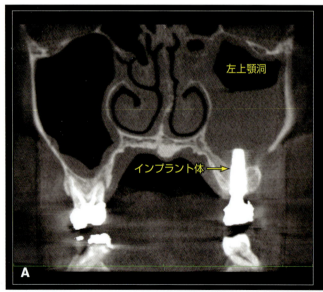 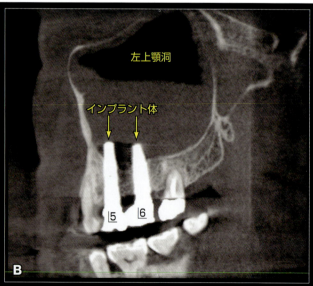

図38：初診時のコーンビームCT撮影（多断面再構成像、A：冠状断、B：矢状断）
左上顎洞に炎症性粘膜肥厚、貯留液を認め、急性上顎洞炎を認める。左上顎洞底にインプラント体が突出している。

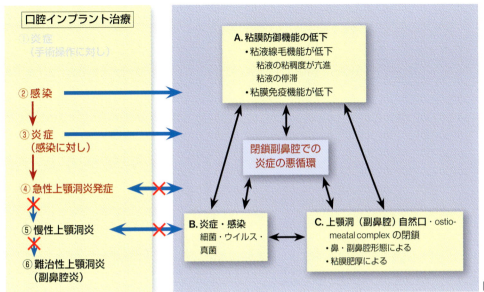

図39：症例10の病態

病態（図39）：最終補綴から2年後であり、図39-①の手術操作による炎症は問題なかった。感冒に罹患し図39-②の感染、図39-③の感染による炎症を経て、図39-④の急性上顎洞炎が発症している。上顎洞自然口の開存は不明であるが、急性期であり粘膜防御機能は保たれていると考えられ、閉鎖副鼻腔（上顎洞）での炎症の悪循環にはおそらく陥っていない。

したがって上顎洞自然口の開存を保ち、上顎洞の換気と排泄を保ち、抗菌薬により図39-④の急性上顎洞炎を押さえ込む、また閉鎖副鼻腔での炎症の悪循環に陥り、図39-⑤の慢性上顎洞炎に進展しないようにすることがこの症例の治療戦略になる。

このような症例が誤った医学知識を持った医師あるいは歯科医師を受診すると、インプラント体が上顎洞内に突出していることが急性上顎洞炎の原因とされ、インテグレーションが良いにもかかわらず、インプラント体の抜去をまず求められる。インプラント体が上顎洞内に突出しただけでは上顎洞炎は発症しないことは症例9で示した。インプラン体が上顎洞内に突出していることが急性上顎洞炎の原因ではないことに留意しなければいけない。

保存的治療：感染による炎症が進展しないように抗菌薬の投与が歯科で行われた。具体的には第3世代セフェム系抗菌薬（ロセフィン®1g）の点滴静脈注射が4日間、リンコマイシン系抗菌薬（ダラシン®300mg）の点滴静脈注射が3日間、経口用ニューキノロン系抗菌薬（ジェニナック®400mg）の内服が7日間、経口用リンコマイシン系抗菌薬（ダラシン®450mg）の内服が7日間行われた。

治療後のコーンビームCT所見（図40）：左上顎底の限局的な粘膜肥厚を認めるが、上顎洞炎はほぼ改善した。左上顎洞の自然口は開存していた。

患者への説明：このような症例では、今後感冒罹患時に急性上顎洞炎をおこすことがあることを患者に説明しておかなければならない。感冒罹患時は、感冒に対する治療だけを行うのではなく、急性上顎洞炎（副鼻腔炎）に対する治療も合わせて行う必要がある。

本症例のポイント：インプラント体が上顎洞内に突出していることが、急性上顎洞炎の原因ではない。感冒、手術操作などの感染により急性上顎洞炎が惹起され、閉鎖副鼻腔（上顎洞）での炎症の悪循環に陥ると難治性の慢性上顎洞炎になる。

たとえインプラント体が上顎洞内に突出していても、上顎洞自然口の開存を保ち、上顎洞の換気と排泄を保ち、抗菌薬により急性上顎洞炎を治癒させれば、インテグレーションが良いインプラント体は抜去しなくて良い。

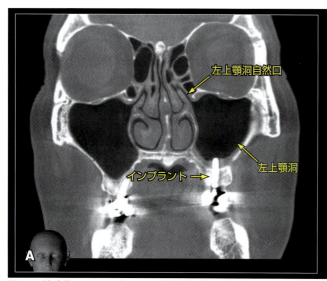
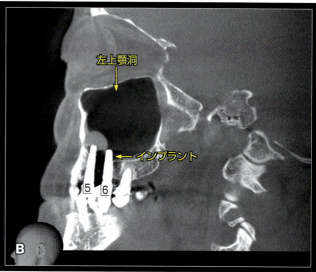

図40：治療後のコーンビームCT撮影（多断面再構成像、A：冠状断、B：矢状断）
左上顎底の限局的な粘膜肥厚を認めるが、上顎洞炎はほぼ改善している。左上顎洞の自然口は開存している。

11）上顎洞底挙上術・インプラント体埋入による難治性慢性上顎洞炎（副鼻腔炎）

　上顎洞自然口の開存を保ち、上顎洞の換気と排泄を保ち、抗菌薬による消炎療法で急性上顎洞炎の進展を抑え、閉鎖副鼻腔（上顎洞）での炎症の悪循環に陥らないように、慢性上顎洞炎に移行しないようにすれば、たとえ急性上顎洞炎を起こしても、インプラント体が上顎洞内に突出していても、インテグレーションが良いインプラント体を抜去せずに上顎洞炎を治癒に導けることを症例10で示した。

　一方で閉鎖副鼻腔（上顎洞）での炎症の悪循環に陥ってしまった慢性上顎洞炎は、インプラント体を抜去しても治癒しない。以下、症例を提示する。

症例11

患者：51歳、男性

主訴：左鼻閉、左頬部鈍痛

現病歴：3年8ヶ月前に歯科で上顎洞底挙上術を受けた。上顎洞底挙上術には自家骨が用いられた。歯科でのCT撮影で左上顎洞炎を指摘されたが、いつ頃から左上顎洞炎が発症していたのかは不明である。1年前に 6 部にインプラントを埋入したが、インテグレーションしないためインプラントは抜去された。

初診時口腔内所見（図41）： 5 部にインプラントが埋入されており、 6 部のインプラントは1年前に抜去されていた。

初診時鼻腔内所見（図42）：左膿性鼻漏を認め、中鼻道の粘膜は浮腫状であった。

初診時のコーンビームCT撮影（図43）：左上顎洞と篩骨洞には炎症性粘膜肥厚あるいは貯留液を認め、慢性副鼻腔炎を認めた。左上顎洞の自然口周囲（図43-A）、左上顎洞底（図43-B）に骨補填材を認めた。左上顎洞の自然口は閉鎖していた。

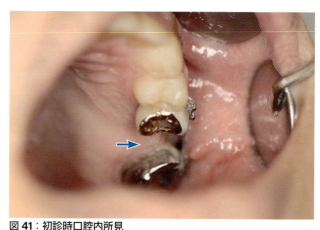

図41：初診時口腔内所見
 5 部にインプラント体が埋入されており、 6 部のインプラント体は1年前に抜去されている（矢印）。

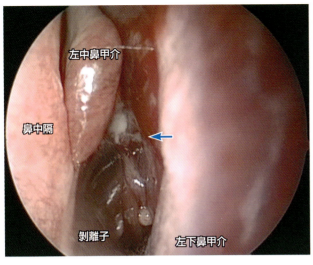

図42：初診時鼻内所見
　左膿性鼻漏を認め、中鼻道の粘膜は浮腫状である（矢印）。ostiomeatal complex の閉塞性病変を認め、左上顎洞と篩骨洞の換気と排泄は障害されている。

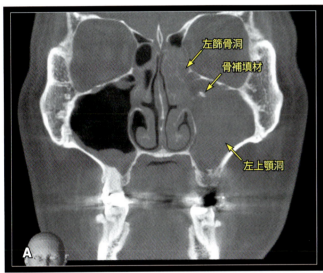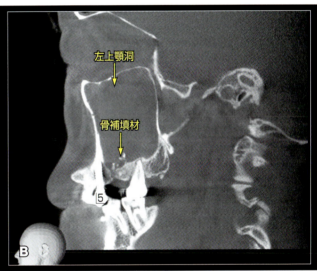

図43：初診時のコーンビームCT撮影（多断面再構成像、A：冠状断、B：矢状断）
　左上顎洞、左篩骨洞に低吸収域を認め、慢性副鼻腔炎を認める。左上顎洞自然口周囲（A）、左上顎洞底（B）に骨補填材を認める。左上顎洞の自然口は閉鎖している。

病態(図44)：上顎洞底挙上術により上顎洞底粘膜が裂開し、骨補填材（自家骨）が上顎洞内に漏出している。左上顎洞全域と篩骨洞には慢性副鼻腔炎を認める。上顎洞自然口の閉鎖、感染・炎症による閉鎖副鼻腔での炎症の悪循環が形成されている。図44-⑥の難治性上顎洞炎（副鼻腔炎）である。左上顎洞底から左上顎洞自然口周囲に骨補填材が移送されていることから、上顎洞の粘液線毛輸送機能は廃絶していないことが予想される。

　Ostiomeatal complex と上顎洞の自然口・膜様部を手術的に開大して、各副鼻腔の換気と排泄を十分にし、副鼻腔炎を治癒に導くことがこの症例の治療戦略になる。

結果的には、上顎洞内に漏出した骨補填材（自家骨）は排泄される。内視鏡下鼻内副鼻腔手術の適応である。

内視鏡下鼻内副鼻腔手術(図45)：局所麻酔下に内視鏡下鼻内副鼻腔手術を行った。上顎洞自然口・膜様部を開大し、篩骨洞、蝶形骨洞、ostiomeatal complex を開放し、上顎洞、篩骨洞、蝶形骨洞の換気と排泄を十分にした（図45-A）。上顎洞内の膿性鼻漏を吸引し、粘骨膜を保存して、マイクロデブリッダーで粘骨膜を保存して病的粘膜を可及的に掻爬した（図45-B）。

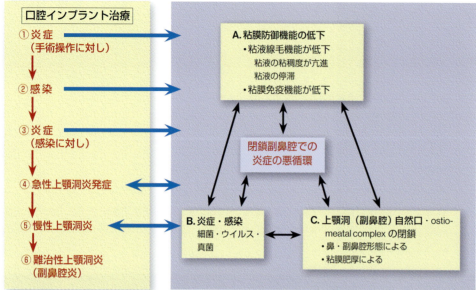

図44：症例11の病態

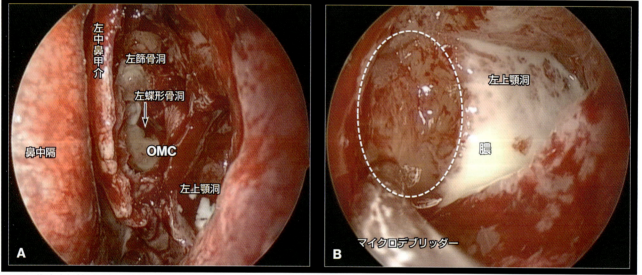

図45：術中内視鏡所見（A：直視硬性内視鏡像、B：70°斜視硬性内視鏡像）
A：上顎洞の自然口・膜様部、篩骨洞、蝶形骨洞、ostiomeatal complex（OMC）を広く開放し、上顎洞、篩骨洞、蝶形骨洞の換気と排泄を十分にした。
B：上顎洞内の膿性鼻漏を吸引し、粘骨膜を保存して、マイクロデブリッダーで病的粘膜を可及的に搔爬した（白点線円内）。

病理組織所見（図46）：多列線毛円柱上皮細胞は減少しておらず、杯細胞は過形成ではなく、多列線毛円柱上皮の傷害は少なかった。粘膜固有層には炎症細胞の浸潤を認めた。すなわち形態学的に上顎洞炎の上顎洞粘膜は線毛機能が活発な粘膜に戻る可能性が推察された。

術後経過（図47）：換気と排泄を再度獲得した左副鼻腔（上顎洞、篩骨洞、蝶形骨洞）粘膜は正常化し、正常に機能している。副鼻腔炎は治癒した。

本症例のポイント：閉鎖副鼻腔での炎症の悪循環が形成されてしまうと、埋入したインプラント体を抜去しても上顎洞炎は治癒しない。

合併症として急性上顎洞炎が発症した場合は、閉鎖副鼻腔での炎症の悪循環（図3）に陥らないように、抗菌薬の投与（点滴静脈注射が推奨される）などの治療を早期に行わなければならない。難治性の慢性上顎洞炎（副鼻腔炎）になってしまったら、閉鎖副鼻腔での炎症の悪循環を断ち切るために、内視鏡下鼻内副鼻腔手術が必要になる。

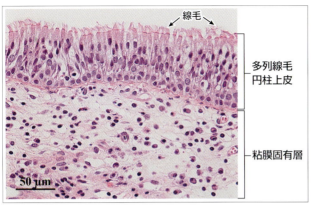

図46：口腔インプラント治療に伴う上顎洞炎の上顎洞粘膜の病理組織像（光学顕微鏡像、Hematoxylin and Eosin 染色）
　肥厚した粘膜固有層に好中球、リンパ球、好酸球などの炎症細胞の浸潤を認めるが、多列線毛円柱上皮の傷害は少ない。線毛機能の活発な粘膜に戻る可能性が形態学的に推察される。

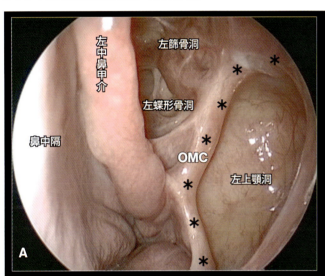
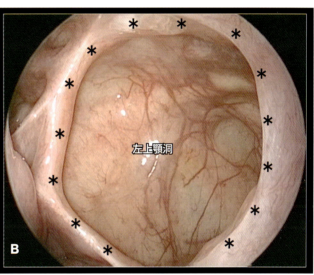

図47：術後の左鼻・副鼻腔所見（術後4ヶ月）（A：直視硬性内視鏡像、B：70°斜視硬性内視鏡像）
A：ostiomeatal complex（OMC）は広く開大されている。術後、換気と排泄が再獲得された左副鼻腔（上顎洞、篩骨洞、蝶形骨洞）は正常化し、副鼻腔としての機能を再獲得している。
B：上顎洞の換気と排泄は保たれ、左歯性上顎洞炎は治癒している。骨補填材は排泄されている。＊：開大された上顎洞自然口・膜様部

12）インプラント体埋入による難治性慢性上顎洞炎（副鼻腔炎）

　閉鎖副鼻腔（上顎洞）での炎症の悪循環が形成され、難治性慢性上顎洞炎を形成してしまうと、埋入したインプラント体を抜去しても上顎洞炎は治癒しないことを症例11で示した。

　次にインテグレーションが良い埋入されたインプラント体は抜去せずに保存し、内視鏡下鼻内副鼻腔手術で難治性・慢性上顎洞炎を治癒させた症例を提示する。

症例12

患者：54歳、女性
主訴：右膿性鼻漏
現病歴：歯科でインプラントの埋入が行われた。その後より右膿性鼻漏と発熱をきたした。歯科で治療を行ったが改善はなく、4ヶ月後に近医耳鼻咽喉科を受診した。抗菌薬の内服による治療を受けていたが上顎洞炎の改善はなく、埋入されたインプラント体の抜去を勧められていた。歯科ではインプラント体の抜去は否定的であり、上顎洞炎が治癒してから口腔インプラント治療を継続すると言われていた。7ヶ月が経過しセカンド・オピニオンを求めて来院した。

初診時口腔内所見（図48）：インプラント体が右上顎に埋入されており、初期固定とインテグレーションは良好であった。

初診時鼻腔内所見：右中鼻道に膿性鼻漏を認めた。

第5章　口腔インプラント治療に伴う上顎洞炎：病態と治療

初診時のコーンビームCT撮影（図49）：右上顎洞と篩骨洞に炎症性粘膜肥厚あるいは貯留液を認め、慢性副鼻腔炎が存在した。インプラント体の遠心の臼歯には根尖病巣があり、上顎洞炎の発症に関与していると考えられた（図49B）。

病態（図50）：右上顎洞全域と篩骨洞には慢性副鼻腔炎を認める。上顎洞自然口の閉鎖、感染・炎症による閉鎖副鼻腔での炎症の悪循環が形成されており、図50-⑥の難治性上顎洞炎（副鼻腔炎）である。ostiomeatal complex、

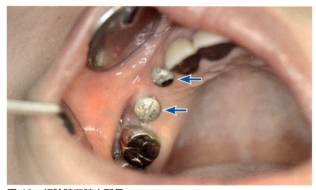

図48：初診時口腔内所見
　インプラント体が右上顎に埋入されている（矢印）。初期固定・インテグレーションは良好である。

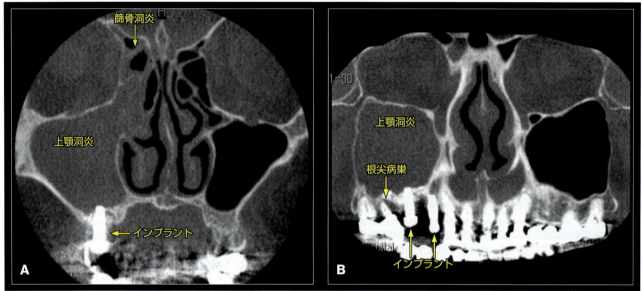

図49：初診時のコーンビームCT撮影（A：多断面再構成像、冠状断、B：曲面任意多断面再構成像）
　右上顎洞全域、右篩骨洞に低吸収域を認め、上顎洞炎、篩骨洞炎を認める。右上顎洞の自然口は閉鎖している。インプラント体の遠心の臼歯には根尖病巣を認める。

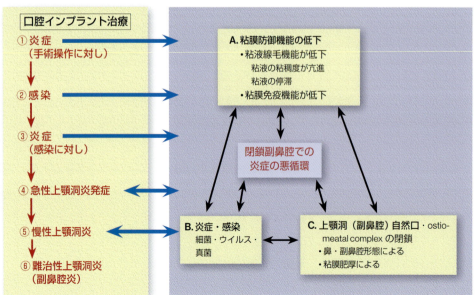

図50：症例12の病態

上顎洞の自然口・膜様部を手術的に開大して、各副鼻腔の換気と排泄を十分にし、副鼻腔炎を治癒に導くことがこの症例の治療戦略になる。

インプラント体埋入を機会に、上顎洞炎が発症しているが、患側の隣接上顎歯に慢性炎症性病変（根尖病巣）が存在し（図49B）、口腔インプラント治療を契機に歯性感染症（歯周組織炎、歯性上顎洞炎など）が増悪したのかもしれない。インプラント体自体は感染源ではなく、初期固定・インテグレーションは良好である。歯性感染症、歯性上顎洞炎、そして炎症治癒を遷延化させる因子の間の炎症の連鎖を断ち切り、閉鎖副鼻腔での炎症の悪循環を断ち切ることが主眼になる。

内視鏡下鼻内副鼻腔手術により上顎洞の換気と排泄が十分に保たれ、上顎洞炎（副鼻腔炎）が改善できれば、既に埋入されたインテグレーションが良好なインプラント体を必ずしも摘出しなくてもよい。

内視鏡下鼻内副鼻腔手術（図51）：インプラント体を保存し、局所麻酔下に内視鏡下鼻内副鼻腔手術を行った。

病理組織所見（図52）：多列線毛円柱上皮細胞は減少しておらず、杯細胞は過形成ではなく、多列線毛円柱上皮の傷害は少なかった。粘膜固有層には炎症細胞の浸潤を認めた。すなわち形態学的に上顎洞炎の上顎洞粘膜は線毛

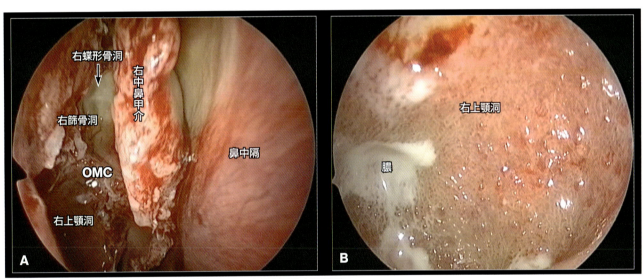

図51：術中内視鏡所見（A：直視硬性内視鏡像、B：70°斜視硬性内視鏡像）
A：上顎洞の自然口、篩骨洞、蝶形骨洞、ostiomeatal complex（OMC）を広く開放し、上顎洞、篩骨洞、蝶形骨洞の換気と排泄を十分にした。
B：上顎洞の粘膜は赤褐色に肥厚し、膿性の貯留液が上顎洞に充満していた。インプラント体は上顎洞粘膜を穿破していなかった。

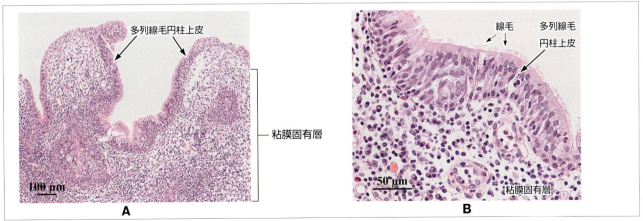

図52：口腔インプラント治療に伴う上顎洞炎の上顎洞粘膜の病理組織像（光学顕微鏡像、Hematoxylin and Eosin 染色）
A, B：肥厚した粘膜固有層に好中球、リンパ球、好酸球などの炎症細胞の浸潤を認めるが、多列線毛円柱上皮の傷害は少ない。線毛機能の活発な粘膜に戻る可能性が形態学的に推察される。

機能が活発な粘膜に戻る可能性が推察された。

術後経過：換気と排泄が再獲得された上顎洞・篩骨洞は正常化し(図53)、右副鼻腔炎は治癒した。隣接歯の根管治療に伴う根尖病巣は、抗菌薬で症状のない根尖病巣へと消炎できた。引き続きインプラントの上部構造を取り付け、インプラント治療を終了した(図54)。

本症例のポイント：インプラント体を埋入する際に隣接上顎歯に根尖病巣がある場合は、急性上顎洞炎の原因になるので注意が必要である。

閉鎖副鼻腔での炎症の悪循環が形成されて難治性・慢性上顎洞炎をきたしてしまうと、埋入したインプラント体を抜去しても上顎洞炎は治癒しない。したがってインテグレーションが良いインプラント体をまず抜去する必要はない。

このような症例が誤った医学知識を持った医師・歯科医師を受診すると、インプラント体を埋入したことが難治性慢性上顎洞炎の原因とされ、インテグレーションが良いにもかかわらず、インプラント体の抜去をまず求められる。しかしインプラント体を抜去しても閉鎖副鼻腔での炎症の悪循環を形成してしまった難治性・慢性上顎洞炎(副鼻腔炎)は治癒しない。

インプラント治療の合併症として急性上顎洞炎が発症した場合は、急性上顎洞炎が増悪しないように、あるいは閉鎖副鼻腔での炎症の悪循環に陥り慢性上顎洞炎(副鼻腔炎)さらに難治性上顎洞炎(副鼻腔炎)に進展しないように、抗菌薬の投与(点滴静脈注射が推奨される)などの治療を早期に行わなければならない。難治性慢性上顎洞炎になってしまったら、閉鎖副鼻腔での炎症の悪循環を断ち切るために、内視鏡下鼻内副鼻腔手術が必要になる。

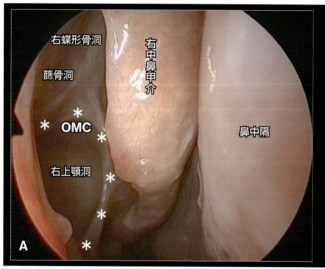
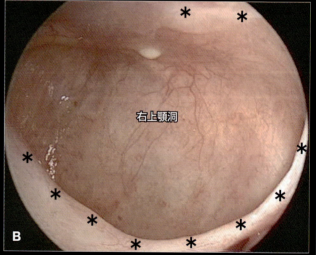

図53：術後4か月の右鼻・副鼻腔所見(A：直視硬性内視鏡像、B：70°斜視硬性内視鏡像)
　術後、換気と排泄が再獲得された右副鼻腔(上顎洞、篩骨洞)は正常化し、右副鼻腔炎は治癒している。ostiomeatal complex (OMC)は広く開大されている。＊：開大された上顎洞自然口・膜様部

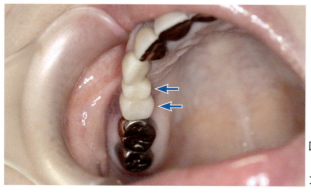

図54：口腔インプラント治療後の口腔内所見
　インプラント体にインプラント上部構造(矢印)を取り付け、インプラント治療は終了した。

10. 口腔インプラント治療に伴う上顎洞炎の病態と治療に関する見解の不一致

医科、歯科を問わず、口腔インプラント治療に伴う上顎洞炎の病態と治療に関して、見解の不一致が少なくない。

1) 上顎洞底粘膜の裂開と上顎洞炎

上顎洞底挙上術で「上顎洞底粘膜を破らなければ炎症は起こらない」、「上顎洞底粘膜を破らなくても粘膜のmicro-perforation が感染の原因である」、「上顎洞底粘膜を破るから上顎洞炎をおこす」などが、歯科の学会で議論されている。

上顎洞底粘膜を剥離しただけで、局所に炎症が100％起こる。しかし感染による炎症がおこらなければ、上顎洞底粘膜が裂開しても上顎洞炎は発症しない（本章の症例5 参照）。

上顎洞底挙上術の際に上顎洞底粘膜が裂開したり、同部から骨補填材が上顎洞内へ漏出した場合、即時に口腔と上顎洞との交通を遮断し、上顎洞の換気と排泄の確保と感染対策（抗菌薬の点滴静注が推奨）を行えば、上顎洞炎は発症しない[22]。

2) インプラント体の上顎洞内突出と上顎洞炎

インプラント体の埋入で「インプラント体が上顎洞底粘膜を穿孔するから、上顎洞炎をおこす」「インプラント体が上顎洞内に突出すると、上顎洞炎をおこす」などの見解がある。

インプラント体が上顎洞内に突出しただけでは上顎洞炎は発症しない。上顎洞に感染が加わり、上顎洞の換気と排泄不全が生じると急性上顎洞炎が発症する（本章の症例9、10 参照）。

したがってインプラント体が上顎洞内に突出していても、インテグレーションが良いインプラント体を最初に抜去する必要はない。まず上顎洞の換気と排泄を保ち、抗菌薬の投与を行うことが重要である。

3) 上顎洞底挙上術による急性上顎洞炎

上顎洞底挙上術で「上顎洞底挙上術術後に炎症（上顎洞炎）が落ち着かない場合は、原因となっている異物（上顎洞底挙上術に利用した人工骨や補填材）の除去が必要である」[23]という見解がある。

上顎洞底挙上術を行っただけで、局所に炎症が100％起こる。しかし感染による炎症がおこらなければ、上顎洞底挙上術を行っただけでは、上顎洞炎は発症しない。上顎洞に感染が加わり、上顎洞の換気と排泄不全が生じると急性上顎洞炎が発症する（本章の症例2 参照）。

したがって上顎洞底挙上術後に急性上顎洞炎をきたしても、まず上顎洞の換気と排泄を保ち、抗菌薬の投与を行うことが重要である。生着が良い人工骨や補填材を最初に除去する必要はない。

4) 骨補填材の上顎洞内漏出、インプラント体の上顎洞内迷入と上顎洞炎

インプラント体の埋入あるいは上顎洞底挙上術で「異物である骨補填材が上顎洞内に漏出、あるいは異物であるインプラント体が上顎洞内に迷入するから上顎洞炎をおこす」という見解がある。

骨補填材が上顎洞内に漏出、あるいはインプラント体が上顎洞内に迷入しただけでは上顎洞炎は発症しない（本章の症例5、7 参照）。上顎洞に感染が加わり、上顎洞の換気と排泄不全が生じると急性上顎洞炎が発症する（本章の症例6、8 参照）。注意すべきは、上顎洞内に漏出した骨補填材、上顎洞内に迷入したインプラント体の摘出を口腔から何度も試みると上顎洞に感染が加わり、急性上顎洞炎が発症することである。

日本口腔外科学会ではインプラント埋入窩を拡大して、そこから異物を摘出する方法を推奨している[23]が、不確実なこの方法は得策ではない。不確実なこの方法を何度も試みると上顎洞に感染が加わり、急性上顎洞炎が発症する。

したがって骨補填材が上顎洞内に漏出した場合、口腔と上顎洞の交通を遮断し、上顎洞の換気と排泄を保ち、抗菌薬の投与（可能であれば点滴静注）を行うことが、上顎洞炎の発症を防ぐ基本である[22]。上顎洞炎の発症が予防できれば、上顎洞内に漏出した骨補填材は上顎洞の自然口から排出される場合が少なくない。インプラント体が上顎洞内に迷入した場合も、上顎洞炎の発症を防ぐ基

本は同様であるが、どの段階でどのような手技で迷入インプラント体の摘出を行うかが問題になる。詳細は、第6章「口腔インプラント治療に伴う上顎洞異物：病態と治療」を参照されたい。

5) 初期固定・インテグレーションが良い埋入されたインプラント体と急性上顎洞炎

インプラント体の埋入後に急性上顎洞炎を起こした場合、あるいはインプラント治療後の経過観察中に急性上顎洞炎をおこした場合、「まずインプラント体を抜去しなければ、急性上顎洞炎は治癒しない」という見解がある。

閉鎖副鼻腔での炎症の悪循環が形成されていない急性期であれば、初期固定・インテグレーションが良い埋入されたインプラント体は抜去せずに、まず保存的治療（抗菌薬の点滴静注）を行う。上顎洞の換気と排泄を確保し、急性上顎洞炎の感染対策を行えば、治癒する場合が多い。初期固定・インテグレーションが良いインプラント体を最初に抜去する必要はない。

6) インテグレーションが良い埋入されたインプラント体と難治性・慢性上顎洞炎

インプラント体の埋入後に急性上顎洞炎を経て難治性慢性上顎洞炎になってしまった場合、「まずインプラント体を抜去しなければ、難治性慢性上顎洞炎は治癒しない」などの見解がある。

閉鎖副鼻腔での炎症の悪循環が形成されてしまうと（難治性・慢性期になってしまうと）、埋入したインテグレーションが良いインプラント体を抜去しても上顎洞炎は治癒しない。

したがって上顎洞の換気と排泄を確保するための処置と抗菌薬の投与などによる保存的治療、内視鏡下鼻内副鼻腔手術などを行い、難治性・慢性上顎洞炎を治癒に導ければ、インテグレーションが良いインプラント体を最初に抜去する必要はない（本章の症例12参照）。

11. 口腔インプラント治療による上顎洞炎の病態の把握と病態が進展することを防ぐ

先述したように炎症と感染と発症を混同してはいけない。インプラント体の埋入、上顎洞底挙上術（上顎洞底粘膜を剥離挙上）を行うだけで、局所に炎症が100％必ず起こる。さらに上顎洞底粘膜を破ると感染の機会が増える。

しかし口腔インプラント治療に問題がなくても上顎洞炎はおこる。例えば鼻腔・上顎洞に炎症・感染があり手術操作により上顎洞炎が発症する場合などである（本章の症例12参照）。また口腔インプラント治療後の経過観察中に感冒に罹患し、急性上顎洞炎（副鼻腔炎）が発症する場合などである（本章の症例10参照）。

一方で上顎洞底粘膜を破っても、あるいは上顎洞内にインプラント体を迷入、骨補填材を漏出させても、上顎洞炎がおこるとは限らない。

大切なことは抗菌薬による感染対策と上顎洞の換気と排泄の確保を十分に行えば上顎洞炎は発症しないということである[21]。例えば上顎洞底粘膜を大きく欠損させる耳鼻咽喉科・頭頸部外科手術を行っても上顎洞炎は発症しない。また内視鏡下鼻内副鼻腔手術では、慢性炎症がある上顎洞などの副鼻腔に対して、インプラント治療とは比べものにならない手術侵襲を加えているが問題は生じない。

どのような症例でも感染を予防する周術期の抗菌薬投与と上顎洞合併症の病態に応じた治療である[21]。上気道の一部として鼻・副鼻腔をとらえ、上顎洞感染症の病態をとらえるべきである。感染の可能性が高ければ、感染予防のため十分な抗菌薬を投与すべきである。

合併症として急性上顎洞炎が発症した場合は、急性上顎洞炎が増悪しないように、あるいは閉鎖副鼻腔での炎症の悪循環に陥り慢性さらに難治性の上顎洞炎（副鼻腔炎）にならないように（図7）、鼻処置、上顎洞自然口開大処置などの処置により上顎洞を含めた副鼻腔の換気と排泄を促し、経鼻的上顎洞穿刺・洗浄、経鼻的内視鏡下上顎洞穿刺・洗浄、カテーテル療法、ネブライザー療法、抗菌薬の投与（点滴静脈注射が推奨される）で消炎治療を行えばよい。遷延性の上顎洞炎になったら、閉鎖副鼻腔での炎症の悪循環を断ち切る保存的治療を行い、適応が

あれば内視鏡下鼻内副鼻腔手術を行えばよいのである。

　トラブルに関して歯科医師が最も関心を抱くのは、上顎洞底である。しかし上顎洞のトラブルに最も関与するのは、上顎洞の自然口と ostiomeatal complex であり、上顎洞の換気と排泄なのである。上顎洞の換気と排泄が保たれていれば、上顎洞底に感染が起こっても、抗菌薬でコントロールできる場合が多い。

　口腔インプラント治療前の上顎洞の評価、口腔インプラント治療に伴う上顎洞合併症への対応などに関して、必要に応じて耳鼻咽喉科・頭頸部外科と連携することを口腔インプラント専門医にお勧めする。「上顎洞は上気道の鼻・副鼻腔の一部で口腔ではない」ということを、日々の診療で口腔インプラント専門医が再度確認して頂ければ幸いである。

12. まとめ

1) 口腔インプラント治療に伴う上顎洞炎に関して歯科医師が最も関心を抱くのは、上顎洞底である、しかし上顎洞炎に最も関与するのは、上顎洞の自然口と ostiomeatal complex である。

2) 上顎洞自然口と ostiomeatal complex の閉塞性病変による上顎洞の換気と排泄不全が、上顎洞炎の主な原因である。

3) 上顎洞炎（副鼻腔炎）治療の基本理念は、ostiomeatal complex の閉塞性病変を除去し、各副鼻腔の換気と排泄を十分にし、副鼻腔炎を治癒に導くことである。

4) 上顎洞炎の治癒を遷延化させる因子には、鼻・副鼻腔形態の異常、粘膜防御機能の低下、鼻腔・副鼻腔・上気道粘膜の炎症、感染などがある。周術期の感染予防、あるいは急性上顎洞炎の治療では、これらの上顎洞炎の治癒遷延化因子が互いに影響を及ぼして閉鎖副鼻腔での炎症の悪循環を形成しないようにすることが大切である。

5) 口腔インプラント治療による上顎洞炎の発症は、①インプラント治療の手術操作により歯槽骨炎、顎骨炎などの感染症をきたし急性上顎洞炎を発症する場合と、②患側の隣接上顎歯に慢性炎症性病変（根尖病巣など）が存在し、インプラント治療の手術操作を契機に急性歯性感染症（歯周組織炎など）をきたし急性上顎洞炎を発症する場合と、③として①と②の組み合わせの場合がある。

6) 急性上顎洞炎をきたした場合、すでに埋入された初期固定・インテグレーションが良好なインプラント体を必ずしも早期に抜去する必要はない。

7) 急性上顎洞炎をきたした場合、上顎洞の漏出した骨補填材を必ずしも早期に摘出する必要はない。

第5章文献

1) 佐藤公則：現代の歯性上顎洞炎−医科と歯科のはざまで−改訂第2版. 九州大学出版会, 福岡, 2016.
2) 佐藤公則：Conebeam CTによる歯性上顎洞炎の診断. 耳展 50, 214-221, 2007.
3) 臼田 慎, 河奈裕正, 加藤仁夫 他：「インプラント手術関連の重篤な医療トラブルについて」第2回調査報告書. 顎顔面インプラント誌 16: 89-100, 2017.
4) 佐藤公則：インプラント治療による歯性上顎洞炎 インプラントの取り扱いと内視鏡下鼻副鼻腔手術の役割. 耳展 54, 398-405, 2011.
5) 佐藤公則：歯科インプラント治療に伴う合併症. 日耳鼻 115, 994-995, 2012.
6) 佐藤公則：内視鏡下上顎洞迷入インプラント摘出術−内視鏡下手術と耳鼻咽喉科の役割−. 耳展 56, 54-58, 2013.
7) 佐藤公則：歯科インプラント治療と上顎洞合併症−耳鼻咽喉科・頭頸部外科と歯科・口腔外科での対応の違い−. インプラントジャーナル 53, 25-45, 2013.
8) 佐藤公則：経鼻的内視鏡下上顎洞内迷入インプラント摘出術. インプラントジャーナル 54, 23-35, 2013.
9) 佐藤公則：上顎洞内にインプラントが迷入したらどうするか. インプラントジャーナル 59, 7-16, 2014.
10) 佐藤公則：デンタルインプラント治療に伴う上顎洞合併症に耳鼻咽喉科はどう対応するか. 耳・鼻・のどのプライマリケア. 中山書店, 東京, p112-117, 2014.
11) 佐藤公則：歯科医師が知っておくべき最近の歯性上顎洞炎の病態と治療−耳鼻咽喉科・頭頸部外科医の立場から−. 歯科評論 73, 73-83, 2013.
12) 佐藤公則：上顎洞炎症を併発した場合、インプラント体、骨補填材は摘出すべきか. インプラントジャーナル 58, 7-18, 2014.
13) 佐藤公則：上顎洞の換気(ventilation)と排泄(drainage). インプラントジャーナル 57, 7-21, 2014.
14) 田中健蔵：炎症総論. 今井 環 他編 病理学. 医学書院, 東京, p93-123, 1979.
15) 今井 環：感染. 今井 環 他編 病理学. 医学書院, 東京, p189, 1979.
16) 日本感染症学会、日本化学療法学会：抗菌薬使用のガイドライン. 協和企画, 東京, 2010.
17) 日本鼻科学会：薬物療法 副鼻腔炎診療の手引き. 金原出版, 東京, p45-51, 2007.
18) 日本口腔インプラント学会：インプラント治療におけるトラブルと合併症. 口腔インプラント治療指針 2016. 医歯薬出版, 東京, p65-69, 2016.
19) 佐藤公則：歯性上顎洞炎の病態と内視鏡下鼻内手術の有用性. 日耳鼻 104, 715-720, 2001.
20) Naumann H: Pathologische Anatomie der chronischen Rhinitis und Sinusitis. Proceedings VIII International Congress of Oto-Rhino-Laryngology. Excerpta Medica, Amsterdam, p80, 1965.
21) 佐藤公則：歯科インプラント治療に伴う上顎洞炎の病態と治療. インプラントジャーナル 63, 41-57, 2015.
22) 佐藤公則：口腔インプラント治療で上顎洞へ漏出した骨補填材への対応. 耳鼻臨床 112, 315-321, 2019.
23) 日本口腔外科学会：上顎洞関連手術 口腔外科専門医マニュアル. 医歯薬出版, 東京, p124-133, 2011.

第6章
口腔インプラント治療に伴う上顎洞異物：病態と治療

> **ポイント**
> 1. インプラント体、骨補填材などの人工物は、生体内に埋入しても通常は感染を起こさない。したがってこれらの人工物は上顎洞炎の感染源ではない。
> 2. 骨補填材が上顎洞内に漏出した場合、骨補填材を可及的に摘出するにとどめ、口腔と上顎洞の交通を遮断し、上顎洞の換気と排泄を保ち、抗菌薬投与による感染の予防を行う。
> 3. 上顎洞に漏出した骨補填材の摘出を口腔から何度も試みることが、上顎洞の炎症・感染を助長するので注意が必要である。
> 4. 上顎洞の換気（ventilation）と排泄（drainage）を保ち、上顎洞に感染が起こらないようにすれば、上顎洞内へ漏出した補填材は、上顎洞自然口から自然排出される可能性がある。
> 5. 上顎洞内にインプラント体が迷入した場合、インプラント体を摘出することだけにとらわれてはいけない。
> 6. 上顎洞に迷入したインプラント体の摘出を口腔から何度も試みることが、上顎洞の炎症・感染を助長するので注意が必要である。
> 7. まず感染の予防（抗菌薬の投与）と上顎洞の換気と排泄を考慮した治療を行い、上顎洞炎（副鼻腔炎）の併発を予防する。
> 8. 次に上顎洞内の迷入インプラント体摘出だけに専念するのではなく、個々の鼻・副鼻腔の病態に応じた系統的な治療計画と術式の選択が必要である。
> 9. 経鼻的内視鏡下鼻内鼻・副鼻腔手術は、上顎洞迷入インプラント体に合併したどのような鼻・副鼻腔の病態に対しても同時に同一視野・術野で手術操作が行える利点がある。

1. はじめに

　口腔インプラント治療による上顎洞異物としては、上顎洞底挙上術の際に用いる骨補填材、上顎に埋入したインプラント体などがある。

　骨補填材が上顎洞へ漏出した場合、あるいはインプラント体が上顎洞へ迷入した場合、さらに上顎洞炎が併発した場合、これらの異物をどう取り扱うかは、コンセンサス（意見の一致）は得られていない。

　骨補填材に関しては、口腔外科専門医マニュアルでは、上顎洞底挙上術の骨補填材が原因で上顎洞炎がおこっている場合には、急性症状がある程度落ち着いた時点で早期に摘出術を試みる[1]としているが、早期の摘出術は必要なのだろうか。

　インプラント体が上顎洞へ迷入した場合にインプラント体をどう摘出するのか。また上顎洞炎が併発した場合にインプラント体と上顎洞炎をどう取り扱うかに関しては、歯科・口腔外科と耳鼻咽喉科・頭頸部外科では治療法が大きく異なっている[1,2]。たとえ歯科治療に伴う上顎洞合併症でも上顎洞は副鼻腔の一部で口腔ではない。歯科インプラント治療に伴う上顎洞合併症は副鼻腔疾患として病態をとらえ加療する必要がある[2,3]。

　本項では骨補填材が上顎洞内へ漏出した場合、インプラント体が上顎洞内に迷入した場合の対応について述べる。最も強調したいことは、上顎洞内に漏出した骨補填材、あるいは上顎洞内に迷入したインプラント体を摘出することだけに専念するのではなく、個々の鼻・副鼻腔の病態に応じた系統的な治療計画あるいは術式の選択が必要なことである。

2. 口腔インプラント治療に伴う上顎洞異物による上顎洞炎（副鼻腔炎）の病態（図1）

　口腔インプラント治療時に、歯周組織に感染し、歯槽骨炎・顎骨炎・顎骨骨髄炎（インプラント周囲炎）、上顎洞炎などの感染症をきたす[3]。また上顎洞底挙上術の際に、上顎洞底粘膜が裂開し骨補填材が上顎洞内に漏出し上顎洞炎をおこしたり（図1A）、インプラント体が上顎洞内に迷入し上顎洞炎をおこす（図1B）[4〜10]。

　幸いにも上顎洞内へ漏出した骨補填材、上顎洞内へ迷入したインプラント体などの人工物は、感染源ではない。歯性感染症、上顎洞炎、そして炎症治癒を遷延化させる因子の間の炎症の連鎖、閉鎖副鼻腔での炎症の悪循環が病態を形成している。したがって口腔インプラント治療に伴う上顎洞異物による上顎洞炎の治療は、閉鎖副鼻腔での炎症の悪循環に陥らないようにすること、あるいは既に起こった閉鎖副鼻腔での炎症の悪循環を断ち切ることが治療になる（図1）。

3. 骨補填材が上顎洞内に漏出した場合、骨補填材を早期に摘出するべきか

　「上顎洞内に漏出した骨補填材は摘出する」とする臨床医は少なくない。口腔外科専門医マニュアルでは、上顎洞底挙上術の補填材が原因で上顎洞炎がおこっている場合には、急性症状がある程度落ち着いた時点で早期に摘出術を試みるとしている[1]。

　骨補填材などの人工物は、生体内に埋入しても通常は感染を起こさない。したがってこれらの人工物は上顎洞炎の感染源ではない。

　したがって口腔インプラント治療の際に骨補填材が上顎洞内に漏出した場合、上顎洞炎の予防あるいは治療は、歯性感染症、上顎洞炎、そして炎症治癒を遷延化させる因子の間の炎症の連鎖を断ち切り、閉鎖副鼻腔での炎症の悪循環に陥らないようにする、あるいは既に起こった閉鎖副鼻腔での炎症の悪循環を断ち切ることである（図1A、図2）。骨補填材の摘出のみに心血を注ぐ必要はない。

　骨補填材が上顎洞内に漏出した場合、上顎洞炎の発症を防ぐ基本は、以下の3つである[8]（表1）。

① 口腔と上顎洞の交通を遮断する。
② 上顎洞の換気と排泄[11]を保つ。
③ 抗菌薬の投与（可能であれば点滴静注）を行う。

　骨補填材は可及的に摘出するにとどめる。口腔から骨補填材の摘出を何度も試みることが、上顎洞の炎症・感染を助長するからである。

　上顎洞炎の発症を防ぎ、上顎洞内に漏出した骨補填材は自然排出された例を以下に提示する。

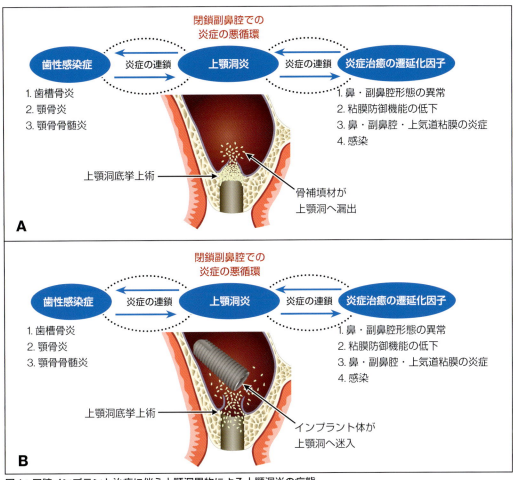

図1：口腔インプラント治療に伴う上顎洞異物による上顎洞炎の病態
A：骨補填材の上顎洞内漏出
　上顎洞底挙上術の際に上顎洞底粘膜が裂開し、骨補填材が上顎洞内へ漏出する。
B：インプラント体の上顎洞内迷入
　インプラント体を埋入する際、あるいは埋入後に、インプラント体が上顎洞内へ迷入する。

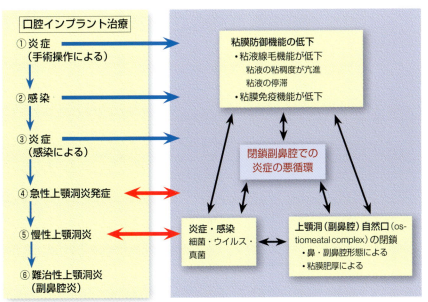

表1：骨補填材が上顎洞内に漏出した場合、上顎洞炎の発症を防ぐ基本

① 口腔と上顎洞の交通を遮断する

② 上顎洞の換気（ventilation）と排泄（drainage）を保つ

③ 抗菌薬を投与（可能であれば点滴静注）する

図2：副鼻腔炎の治癒遷延化因子による閉鎖副鼻腔での炎症の悪循環と口腔インプラント治療に伴う上顎洞炎の病態の進展

症例1

患者：72歳、男性

主訴：患者の症状はない

現病歴：歯科で上顎洞底挙上術を受けた。上顎洞底粘膜が裂開し、骨補填材（非脱灰凍結乾燥骨：Mineralized Freeze-dried bone allograft：FDBA）が上顎洞内に漏出した。歯科医は即時に上顎洞と口腔の交通を遮断し、術後2日目に当院に紹介した。

初診時口腔内所見（図3）：左上顎臼歯部の歯肉は縫合されていた。

初診時鼻腔内所見：鼻漏などの所見は認めなかった。

初診時コーンビームCT所見（図4）：左上顎洞底を中心に炎症性粘膜肥厚あるいは貯留液を認め、炎症が存在した。左上顎洞底に骨補填材を認めた。左上顎洞の自然口は開存しており、上顎洞の換気と排泄は保たれていた。

病態（図5）：上顎洞底挙上術により上顎洞底粘膜が裂開し、骨補填材が上顎洞内に漏出している。図5-①の手術操作による炎症は既に起こっている。上顎洞と口腔の交通は遮断されているので、口腔からの感染は予防されている。術後2日目であり、図5-②の感染、図5-③の感染による炎症が起こり始めている。上顎洞の自然口は開存しており、急性期であるため粘膜防御機能は正常に保たれていると考えられ、閉鎖副鼻腔（上顎洞）での炎症の悪循環は起こっていない。

したがって上顎洞自然口の開存を保ち、上顎洞の換気（ventilation）と排泄（drainage）を保ち、図5-③の感染による炎症が起こらないように、あるいは図5-④の急性上顎洞炎が発症しないように、また閉鎖副鼻腔（上顎洞）での炎症の悪循環をおこさないように抗菌薬を投与することが、この症例の治療戦略になる。

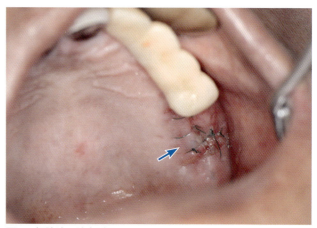

図3：初診時口腔内所見
左上顎臼歯部の歯肉は縫合されている（矢印）。

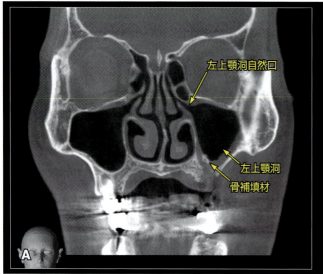
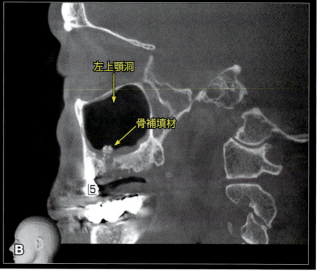

図4：初診時のコーンビームCT撮影（多断面再構成像、A：冠状断、B：矢状断）
左上顎洞底を中心に低吸収域を認め、炎症が疑われる。左上顎洞底に骨補填材を認める。左上顎洞の自然口は開存している。上顎洞の換気と排泄は保たれていると考えられる。

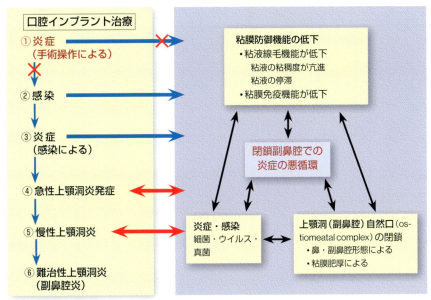

図5：症例1の病態

保存的治療：左上顎洞の自然口の開大処置を行い、感染による炎症が進展しないように抗菌薬の投与を行った。具体的には第4世代セフェム系抗菌薬（ファーストシン® 2g）の点滴静脈注射を5日間、経口用第3世代セフェム系抗菌薬（メイアクト® 300mg）の内服投与を6日間、経口用ニューキノロン系抗菌薬（クラビット® 500mg）の内服投与を11日間行った。

治療後のコーンビームCT所見（図6）：左上顎底の炎症性粘膜肥厚あるいは貯留液はほぼ改善し、炎症がほぼ改善した。左上顎洞の自然口は開存していた。左上顎底の骨補填材のほとんどは、上顎洞自然口から排泄されていた。

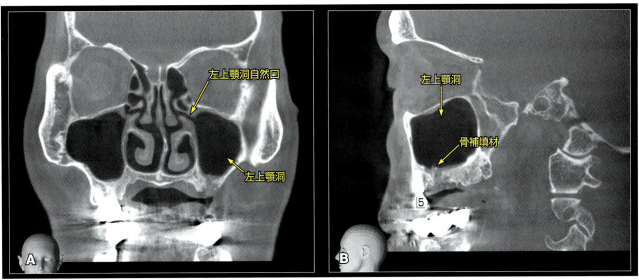

図6：治療後（3週間後）のコーンビームCT撮影（多断面再構成像、A：冠状断、B：矢状断）
　左上顎洞底の低吸収域はほぼ改善し、炎症は改善している。左上顎洞の自然口は開存している。骨補填材のほとんどは、上顎洞の自然口経由で排泄されている。上顎洞の換気と排泄は保たれていると考えられる。

> **MEMO** 上顎洞異物に伴う急性上顎洞炎の予防、治療にどの程度の抗菌薬の投与量と投与期間が必要か
>
> 骨補填材が上顎洞内へ漏出した場合、あるいはインプラント体が上顎洞内に迷入した場合、感染を予防し上顎洞炎の発症を予防するためにどの程度の抗菌薬の投与量と投与期間が必要なのか、明確な基準はない。歯科医師が口腔内から上顎洞底をどの程度操作したかにもよるであろう。また歯科医師が上顎洞内の異物摘出を口腔からどの程度試みたかにもよるであろう。
>
> 特に口腔インプラント治療に伴う上顎洞異物では、医事紛争の可能性があるので、適切でより確実な治療が望まれる。抗菌薬の点滴静脈注射が効果的である。

4. 上顎洞内骨補填材漏出による上顎洞炎

上顎洞内に骨補填材が漏出し、閉鎖副鼻腔での炎症の悪循環が形成されてしまうと、難治性慢性上顎洞炎（副鼻腔炎）をきたす。

症例2

患者：51歳、男性

主訴：左鼻閉、左頬部鈍痛

現病歴：3年8ヶ月前に歯科で上顎洞底挙上術を受けた。上顎洞底挙上術には自家骨が用いられた。歯科でのCT撮影で左上顎洞炎を指摘されたが、いつ頃から左上顎洞炎が発症していたのかは不明である。1年前に |6 部にインプラントを埋入したが、インテグレーションしないためインプラントは抜去された。

初診時口腔内所見（図7）：|5 部にインプラントが埋入されており、|6 部のインプラントは1年前に抜去されていた。

初診時鼻腔内所見（図8）：左膿性鼻漏を認め、中鼻道の粘膜は浮腫状であった。

初診時コーンビームCT所見（図9）：左上顎洞と篩骨洞には炎症性粘膜肥厚あるいは貯留液を認め、慢性副鼻腔炎を認めた。左上顎洞の自然口周囲（図9A）、左上顎洞底（図9B）に骨補填材を認めた。左上顎洞の自然口は閉鎖していた。

病態（図10）：上顎洞底挙上術により上顎洞底粘膜が裂開し、骨補填材（自家骨）が上顎洞内に漏出している。左上顎洞全域と篩骨洞には慢性副鼻腔炎を認め、上顎洞自然口の閉鎖、感染・炎症による閉鎖副鼻腔（上顎洞）での炎症の悪循環が形成されている。図10-⑥の難治性上顎洞

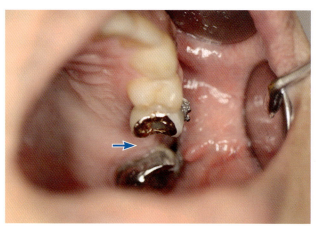

図7：初診時口腔内所見
|5 部にインプラント体が埋入されており、|6 部のインプラント体は1年前に抜去されていた（矢印）。

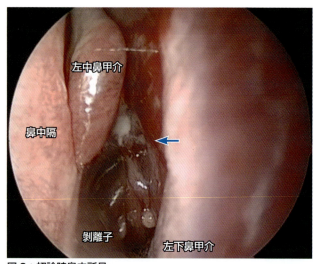

図8：初診時鼻内所見
左膿性鼻漏を認め、中鼻道の粘膜は浮腫状である（矢印）。
ostiomeatal complexの閉塞性病変を認め、左上顎洞と篩骨洞の換気と排泄は障害されている。

炎（副鼻腔炎）である。左上顎洞底から左上顎洞自然口周囲に骨補填材が移送されていることから、上顎洞の粘液線毛輸送機能は廃絶していないことが予想される。

Ostiomeatal complex（中鼻道自然口ルート）と上顎洞

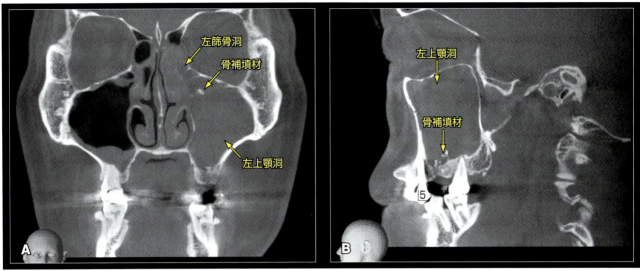

図9：初診時のコーンビームCT撮影（多断面再構成像、A：冠状断、B：矢状断）
　左上顎洞、左篩骨洞に低吸収域を認め、慢性副鼻腔炎を認める。左上顎洞自然口周囲（A）、左上顎洞底（B）に骨補填材を認める。左上顎洞の自然口は閉鎖している。

の自然口・膜様部を手術的に開大して、各副鼻腔の換気と排泄を十分にし、副鼻腔炎を治癒に導くことがこの症例の治療戦略になる。結果的には、上顎洞内に漏出した骨補填材（自家骨）は排泄される。内視鏡下鼻内副鼻腔手術の適応である。

内視鏡下鼻内副鼻腔手術（図11）：局所麻酔下に内視鏡下鼻内副鼻腔手術を行った。上顎洞自然口・膜様部周囲、篩骨洞、蝶形骨洞、ostiomeatal complex を開放し、上顎洞、篩骨洞、蝶形骨洞の換気と排泄を十分にした（図11-A）。上顎洞内の膿性鼻漏を吸引し、粘骨膜を保存して、マイクロデブリッダーで病的粘膜を可及的に搔爬した（図11-B）。

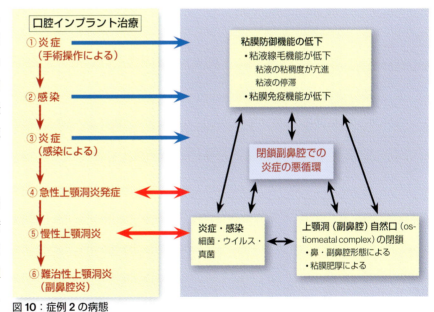

図10：症例2の病態

病理組織所見（図12）：多列線毛円柱上皮細胞は減少しておらず、杯細胞は過形成ではなく、多列線毛円柱上皮の傷害は少なかった。粘膜固有層には炎症細胞の浸潤を認めた。すなわち形態学的に上顎洞炎の上顎洞粘膜は線毛機能が活発な粘膜に戻る可能性が推察された。

術後経過（図13）：換気と排泄を再度獲得した左副鼻腔（上顎洞、篩骨洞、蝶形骨洞）粘膜は正常化し、正常に機能している。副鼻腔炎は治癒した。

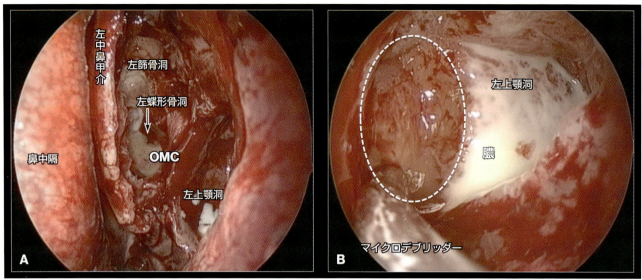

図11：術中内視鏡所見（A：直視硬性内視鏡像、B：70°斜視硬性内視鏡像）
A：上顎洞の自然口・膜様部、篩骨洞、蝶形骨洞、ostiomeatal complex（OMC）を広く開放し、上顎洞、篩骨洞、蝶形骨洞の換気と排泄を十分にした。
B：上顎洞内の膿性鼻漏を吸引し、粘骨膜を保存して、マイクロデブリッダーで病的粘膜を可及的に掻爬した（白点線円内）。

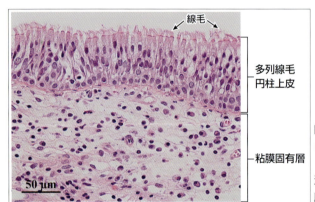

図12：口腔インプラント治療に伴う上顎洞炎の上顎洞粘膜の病理組織像（光学顕微鏡像、Hematoxylin and Eosin 染色）
肥厚した粘膜固有層に好中球、リンパ球、好酸球などの炎症細胞の浸潤を認めるが、多列線毛円柱上皮の傷害は少ない。線毛機能の活発な粘膜に戻る可能性が形態学的に推察される。

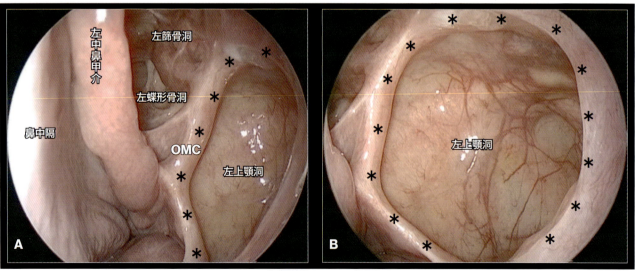

図13：術後の左鼻・副鼻腔所見（術後4ヶ月）（A：直視硬性内視鏡像、B：70°斜視硬性内視鏡像）
A：ostiomeatal complex（OMC）は広く開大されている。術後、換気と排泄が再獲得された左副鼻腔（上顎洞、篩骨洞、蝶形骨洞）は正常化し、副鼻腔としての機能を再獲得している。
B：上顎洞の換気と排泄は保たれ、左歯性上顎洞炎は治癒している。骨補填材は排泄されている。＊：開大された上顎洞自然口・膜様部

5. 上顎洞内インプラント体迷入はなぜおこるのか

　口腔インプラント治療による上顎洞インプラント迷入は、インプラント体を埋入中に迷入するだけではなく、インプラント体を埋入後に経時的変化を経て上顎洞にインプラントが迷入する場合がある。上顎臼歯部の骨質が柔らかい場合、あるいは上顎洞までの距離が短い場合に起こりやすい[12]。そもそも他部位に比較して上顎臼歯部の骨質は不良で、直上に上顎洞が近接しているという組織解剖学的特徴が、同部にインプラントを埋入し補綴修復を行う条件を不利にしている。従ってたとえソケットリフト（socket lift）などの上顎洞底挙上術を行ったとしても、インプラントを埋入して補綴修復を行う条件が必ずしも整わない場合があることが予想される。

　インプラントが上顎洞へ迷入するメカニズムに関しては以下の様な仮説が報告されている[13,14]。

①上顎洞、鼻腔内圧の変化

　呼吸により生じた鼻腔内および上顎洞内の陰圧により、インプラントが上顎洞内に吸引される。

②インプラントに対する自己免疫反応

　インプラント体周囲の感染、異物反応によりインプラント体が上顎洞へ迷入される。

③不適切な咬合力

　インプラントの補綴修復物により形成される不適切な咬合力により、インプラント体が上顎洞へ迷入される。すなわち荷重負荷によりインプラント体の初期固定が失われ、インプラント体が上顎洞へ迷入される。

　実際の臨床では、口腔インプラント治療による上顎洞インプラント体迷入は、インプラント体を埋入中に迷入するだけではなく、インプラント体を埋入した後に経時的変化を経て上顎洞内にインプラントが迷入する場合がある。

ⓐインプラント体の埋入中にインプラント体が上顎洞へ迷入する症例

　たとえ上顎洞底挙上術を行っても上顎臼歯部の骨質が柔らかく上顎洞までの距離が短い場合に、脆弱な骨質にインプラント体を埋入する手術操作により、インプラント体が上顎洞に迷入すると考えられる。

ⓑインプラント体の埋入後に経時的変化を経てインプラント体が上顎洞へ迷入する症例

　上顎臼歯部の骨質の状態が不良であり、さらに感染が加わると、osseointegration（オッセオインテグレーション）が不良なインプラント体に対して自己免疫反応（異物反応）が作用したり咬合圧が加わることにより、インプラント体が上顎洞内に迷入すると考えられる。

6. 上顎洞インプラント体迷入による上顎洞炎

　上顎洞迷入インプラント体の治療では、併発する上顎洞炎の対応も同時に求められることが少なくない。したがって口腔インプラント治療による上顎洞炎の病態を理解しておく必要がある。

　幸いにもインプラント体自体は感染源ではないので、上顎洞迷入インプラント体による上顎洞炎の予防と治療は、歯性感染症、上顎洞炎、そして炎症治癒を遷延化させる因子の間の炎症の連鎖を断ち切り、閉鎖副鼻腔（上顎洞）での炎症の悪循環（図1-B）に陥らないようにする、あるいは既に起こった閉鎖副鼻腔（上顎洞）での炎症の悪循環を断ち切ることが主眼になる。

　歯科医師が上顎洞迷入インプラント体の摘出を口腔から何度も試みると、上顎洞の炎症・感染を助長するので注意が必要である。

7. 上顎洞迷入インプラント体摘出術の術式

　上顎洞迷入インプラント体などの上顎洞内異物に対する摘出術にはいくつかの術式（表2）がある。

1）埋入窩からのインプラント体摘出術

　インプラント埋入窩を拡大して、そこから上顎洞内洗浄吸引を行い、異物を摘出する方法で、歯科で推奨され

表2：上顎洞迷入インプラント摘出術の術式

①埋入窩からのインプラント体摘出術

②経歯肉（犬歯窩）切開によるインプラント体摘出術

③Lateral approach によるインプラント体摘出術

④経鼻的内視鏡下インプラント体摘出術

ている方法である[1]。

インプラント埋入窩からのアプローチは異物摘出が不確実あるいは不可能で、摘出操作の範囲が限られる。また上顎洞炎を併発している場合には対応が難しい。また上顎臼歯部の骨に手術操作を加えるため、再度のインプラント埋入に不利であると考えられる。

2) 経歯肉（犬歯窩）切開によるインプラント体摘出術

口腔外科専門医マニュアルには、まずインプラント埋入窩を拡大して、そこから上顎洞内洗浄吸引を行い摘出を試み、摘出困難な場合は、犬歯窩から上顎洞を開放し摘出するように推奨されている[1]。さらに炎症が強い場合には上顎洞根治手術を行うとされている[1]。

経歯肉的に（犬歯窩切開で）上顎洞開放術あるいは上顎洞根治手術を行い、異物を摘出する方法[1]は、視野が確保でき、上顎洞内の操作も十分行えるが、手術侵襲が比較的大きく患者の負担は少なくない。この術式では術後に上口唇や頬部の疼痛、しびれ感が残る場合がある。また上顎洞根治手術には、術後性上顎嚢胞などの術後合併症の問題がある。またこの術式のみでは鼻腔形態の是正とostiomeatal complexの十分な開大が行えない。上顎洞炎を併発している場合には、対応が不十分になる。

耳鼻咽喉科・頭頸部外科では、経歯肉（犬歯窩）切開による上顎洞開放術あるいは上顎洞根治手術は1990年代から一般的に行われていない[2]。

3) Lateral approachによるインプラント体摘出術

異物近傍の上顎洞側壁を開放して、異物摘出を行う方法である[15]。

上顎洞底挙上術（サイナスリフト：sinus lift）と類似したアプローチで異物を摘出するこの方法は、摘出操作の範囲が限られる。上顎洞炎を併発している場合には対応が難しい。上顎臼歯部の骨に手術操作を加える場合は、再度のインプラント埋入に不利であると考えられる。

4) 経鼻的内視鏡下インプラント体摘出術

経鼻的に内視鏡下に上顎洞異物を摘出する方法である[4〜6)9)10]。内視鏡下鼻内副鼻腔手術（図14）は、手術侵襲が小さく、患者の負担が少なく、微細な手術操作が行える。たとえ上顎洞炎を合併していても、ostiomeatal complexの十分な開大と鼻腔形態の是正も同時に同一視野・術野で手術操作が行える。さらにサイナスリフトの骨補填材あるいは人工骨が上顎洞内異物になっている場合も、同時に同一視野・術野で摘出手術が行える。また上顎臼歯部の骨に手術操作を加えないため、再度のインプラント埋入に有利であると考えられる。

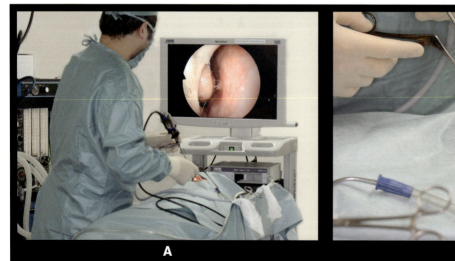

図14：経鼻的内視鏡下鼻・副鼻腔手術（局所麻酔下手術）
ハイビジョン（High definition：HD）モニタに拡大された鼻・副鼻腔の高精細画像を観察しながら、侵襲の少ない微細な手術操作を行い(A)、経鼻的に鼻・副鼻腔の手術を行う(B)。上顎洞内の異物（インプラント体）は経鼻的内視鏡下に観察して摘出手術を行う。

8. 上顎洞迷入インプラント体に対する経鼻的内視鏡下鼻・副鼻腔手術の術前評価

上顎洞内に迷入したインプラント体の位置、上顎洞の形態、腫脹した上顎洞粘膜内にインプラント体が埋伏していないかなどにより異物摘出術の難易度が異なる。CTにより迷入インプラント体と上顎洞の三次元的な評価を行う。

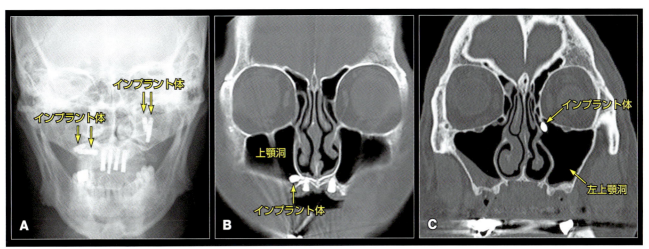

図15：上顎洞炎を併発していない上顎洞内迷入インプラント体（異物）
A：両側上顎洞に各2本迷入したインプラント体
B：右上顎洞の前下壁近くに存在する迷入インプラント体
C：上顎洞粘膜の粘液線毛輸送機能により、左上顎洞底から上顎洞自然口付近に移動した迷入インプラント体

上顎洞内に迷入したインプラント体が一つとは限らない（図15A）。両側の上顎洞にインプラント体が迷入していても、両側同時に経鼻的内視鏡下に上顎洞内迷入インプラント体を摘出できる。

角度的・距離的に上顎洞の前下壁近くに存在する迷入インプラント体（図15B）は、開大した上顎洞自然口・膜様部（中鼻道）経由で摘出することが難しい。下鼻道側壁を開窓し、下鼻道側壁の開窓部（下鼻道）経由で迷入インプラント体を内視鏡下に摘出する。あるいは下鼻道側壁の開窓部から挿入した器具で迷入インプラント体を移動させて、開大した上顎洞自然口・膜様部経由で内視鏡下に摘出する。

上顎洞迷入インプラント体に上顎洞炎あるいは副鼻腔炎を合併していないか、インプラント体が肥厚した粘膜内に埋伏していないかを評価する。

鼻中隔弯曲あるいは下鼻甲介肥大があれば、working spaceの確保、あるいはostiomeatal complexの開大のために、鼻腔形態の是正が必要であり、鼻腔形態を評価する。

上顎洞の粘液線毛輸送機能により、上顎洞に迷入したインプラント体が上顎洞底から移動していることがある（図15C）。あるいは上顎洞自然口経由で自然排出されていることがある[16]。必ず手術の直前にインプラント体の位置を確認しておく。

9. 上顎洞内迷入インプラント体に対する経鼻的内視鏡下副鼻腔手術の術式（表3）

上顎洞迷入インプラント体摘出術は、その病態に応じて術式の選択が異なる。すなわち上顎洞内に迷入したインプラント体を摘出することだけに専念するのではなく、個々の鼻・副鼻腔の病態に応じた系統的な治療計画と術式の選択が必要になる。どの術式を選択しても、同時に

同一視野・術野で手術操作を行えるのが経鼻的内視鏡下鼻・副鼻腔手術の利点である。

著者は局所麻酔下に内視鏡下上顎洞迷入インプラント体摘出術を行っている。麻酔法は、手術20〜30分前に鼻腔内（下鼻道、中鼻道、総鼻道）に4％リドカイン表面麻酔薬と0.1％アドレナリン外用薬を浸したガーゼを挿入し、粘膜の局所表面麻酔を行う[17]。さらに20万倍アドレナリン含有0.5％リドカイン用いて、経鼻的内視鏡下に前篩骨神経伝達麻酔と後鼻神経伝達麻酔を併用した局所浸潤麻酔を行う[17]。

1）内視鏡下上顎洞開窓手術

単純に上顎洞に迷入したインプラント体を摘出する術式である。すなわちインプラント体が上顎洞に迷入しているが上顎洞炎を伴っていない場合、あるいは鼻腔形態の是正が必要ない場合は、内視鏡下上顎洞開窓手術により経鼻的にインプラント体を摘出する。

上顎洞を開窓する経路は、下鼻道側壁（下鼻道）を経由する方法と上顎洞自然口・膜様部（中鼻道）を経由する方法がある（図16）。

表3：上顎洞迷入インプラント体と合併疾患に対する経鼻的内視鏡下鼻・副鼻腔手術の術式

上顎洞内にインプラント体が迷入した際には上顎洞迷入インプラント体を摘出に専念するだけではなく、個々の鼻副鼻腔の病態に応じた系統的な治療計画と術式の選択が必要である。

> 1. **内視鏡下上顎洞開窓手術**
>   単純に上顎洞迷入インプラント体を摘出する症例
>   A. 下鼻道側壁（下鼻道）経由
>   B. 上顎洞自然口・膜様部（中鼻道）経由
> 2. **内視鏡下鼻腔手術（鼻腔形態の是正）**
>   working space の確保あるいは ostiomeatal complex を開大する目的で鼻中隔矯正手術、下鼻甲介切除術などを同時に行う必要がある症例
> 3. **内視鏡下副鼻腔手術**
>   併発した上顎洞炎（副鼻腔炎）に対する副鼻腔手術を同時に行う必用がある症例

A. 下鼻道側壁（下鼻道）経由の鼻内上顎洞開窓手術（図16-A）

局所麻酔下に下鼻道側壁から上顎洞を開窓する内視鏡下上顎洞迷入インプラント摘出術は、より低侵襲な術式であり、外来日帰り手術としても行える[9]。

下鼻道側壁の鼻腔粘膜を剥離し、骨を露出し骨を開窓すると、上顎洞に迷入したインプラント体を直視硬性内視鏡で観察でき、インプラント体を摘出できる[9]。下鼻

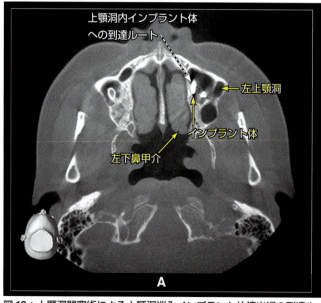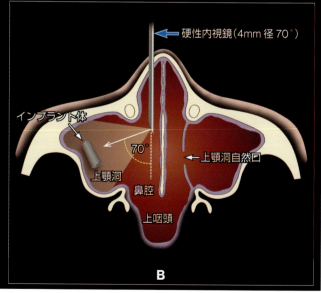

図16：上顎洞開窓術による上顎洞迷入インプラント体摘出術の到達ルート
A：下鼻道側壁（下鼻道）経由の上顎洞開窓手術（コーンビームCT撮影、多断面再構成像、軸位断）
下鼻道側壁から上顎洞を開窓し、直視硬性内視鏡下で上顎洞を観察し、上顎洞に迷入したインプラント体を摘出する。
B. 上顎洞自然口・膜様部（中鼻道）経由の上顎洞開窓手術（軸位断）
上顎洞自然口・膜様部を広く開大した後、70°の斜視硬性内視鏡で上顎洞内を観察し、上顎洞内に迷入したインプラント体を摘出する。

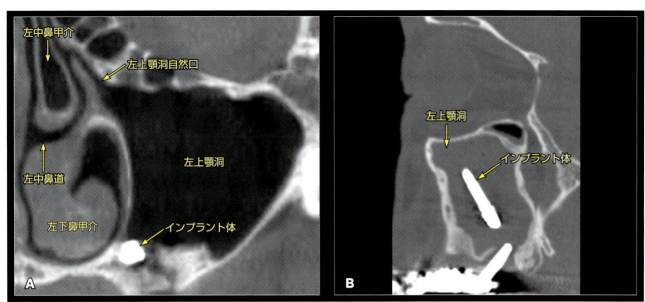

図17：下鼻道側壁経由の上顎洞開窓手術の適応と非適応(A：コーンビームCT撮影、多断面再構成像、冠状断、B：CT撮影、矢状断)
A：適応例；左上顎洞に迷入したインプラント体(short type)を認める。左上顎洞の自然口は開存しており、上顎洞炎は併発していない。左中鼻甲介蜂巣を認め、ostiomeatal complex・中鼻道が狭い。下鼻甲介の基部が高位にある。迷入インプラント体が上顎洞自然口・膜様部から遠位にある。上顎洞内側壁の骨は比較的薄い。
B：非適応例；Long typeの上顎洞迷入インプラント体を認める。上顎洞炎を併発している。

道側壁は上顎骨、下鼻甲介上顎突起、口蓋骨からなり、解剖学的に下鼻甲介上顎突起部が下鼻道側壁で最も骨が菲薄な部位である[18]。同部の骨をまず開窓すると良い。

本術式の適応は、上顎洞自然口が開存しており、上顎洞炎を合併していない例、下鼻甲介の基部が高位な例、ostiomeatal complex・中鼻道が狭い例、迷入インプラント体が上顎洞自然口・膜様部から遠位にある例、上顎洞内側壁の骨が比較的薄い例、short typeのインプラント体が上顎洞に迷入している例である[9]（図17A）。

本術式の非適応は、上顎洞炎を合併しており、上顎洞自然口・膜様部・ostiomeatal complexの開大が必要な例、long typeのインプラント体が上顎洞に迷入しており、下鼻道側壁の開窓部からインプラント体を摘出することが困難な例である[9]（図17B）。

症例3

患者：36歳、女性
主訴：左上顎洞内インプラント迷入
現病歴：歯科医院で左上顎第1大臼歯欠損部に上顎洞底挙上術（ソケットリフト）を行い、インプラント体を即時埋入した。2ヶ月後に口腔インプラントの二次手術を行った際に、左上顎洞内にインプラント体が迷入した。2ヶ月後に、左上顎洞内インプラント体摘出目的で当院を受診した。

初診時鼻腔内所見：鼻アレルギーにより両側下鼻甲介が肥厚していた。

初診時コーンビームCT所見（図18）：左上顎洞底に迷入したインプラント体を認めた。左上顎洞自然口は開存しており、上顎洞の換気と排泄は保たれていると考えられた。上顎洞炎の合併はなかった。

病態（図19）：インプラント体の上顎洞迷入により図19-①の手術操作による炎症は既に起こっている。2ヶ月が経過しているが、図19-②の感染、図19-③の感染による炎症はおこっていない。左上顎洞の自然口は開存しており、上顎洞の換気と排泄は保たれていると考えられる。閉鎖副鼻腔（上顎洞）での炎症の悪循環はおこっていない。

内視鏡下鼻内上顎洞開窓手術（下鼻道側壁経由）（図20）：
初診から37日目に、局所麻酔下に左内視鏡下上顎洞迷入

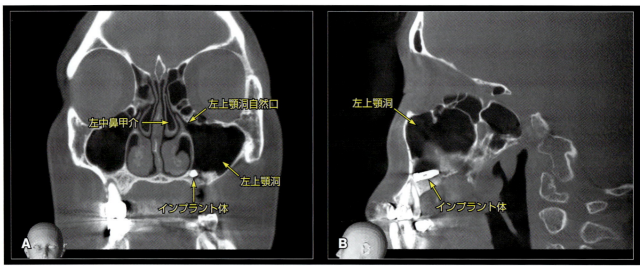

図18：初診時のコーンビームCT撮影（多断面再構成像、A：冠状断、B：矢状断）

　左上顎洞に迷入したインプラント体（short type）を認める。左上顎洞の自然口は開存しており、上顎洞炎は併発していない。左中鼻甲介蜂巣を認め、ostiomeatal complex・中鼻道が狭い。下鼻甲介の基部が高位にある。迷入インプラント体が上顎洞自然口・膜様部から遠位にある。上顎洞内側壁の骨は比較的薄い。

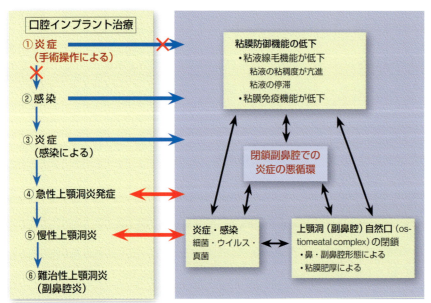

図19：症例3の病態

　インプラント体摘出術を行った。working spaceを確保するために、鼻アレルギーにより肥厚していた左下鼻甲介外側の粘膜をマイクロデブリッダーで掻爬した。左下鼻道側壁の鼻腔粘膜を剥離し、骨を露出し骨を開窓した。左下鼻道側壁を開窓すると、上顎洞に迷入したインプラント体を直視硬性内視鏡下に観察でき（図20C）、吸引管に吸着させてインプラント体を摘出した（図20D、20E）。

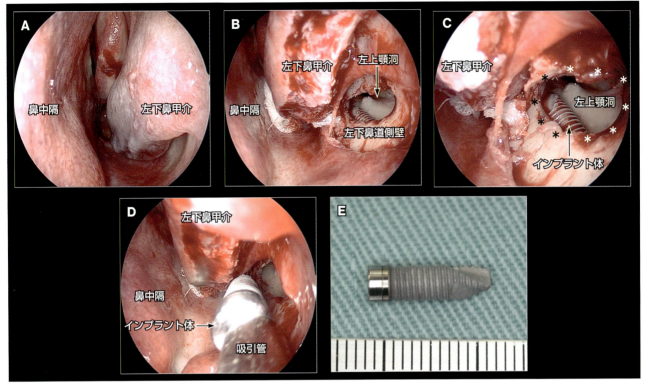

図20：術中内視鏡所見(直視硬性内視鏡像)
A：鼻アレルギーにより、下鼻甲介が肥大していた。
B：working spaceを確保するために、肥大していた左下鼻甲介外側の粘膜をマイクロデブリッダーで掻爬した。左下鼻道側壁の鼻腔粘膜を剥離し、骨を露出し骨を開窓した。
C：左下鼻道側壁を開窓すると、上顎洞に迷入したインプラント体を直視硬性内視鏡で観察できた。(＊：左下鼻道側壁の開窓部)
D：吸引管に吸着させてインプラント体を摘出した。
E：摘出したインプラント体

B. 上顎洞自然口・膜様部（中鼻道）経由の鼻内上顎洞開窓手術（図16-B）

上顎洞自然口・膜様部を広く開大した後、70°の斜視硬性内視鏡で上顎洞内を観察し、上顎洞内に迷入したインプラント体を摘出する。

局所麻酔の後（図21A）、粘膜刀で鈎状突起の前縁に切開を加える（図21B）。湾曲した上顎洞膜様部粘膜刀で上顎洞膜様部の前部（鈎状突起の直後）を穿破し、穿破孔を上下に広げ上顎洞膜様部を内側へ移動させる（図21C）。截除鉗子で同部より上顎洞膜様部を鉗除し、上顎洞を広く後方へ開放する（図21D）。前方はバックワード型截除鉗子で鼻堤に移行する部位の隔壁を鉗除する（図21E）。通常はこの操作で鼻涙管は損傷しないが、バックワード型截除鉗子を深くかけて前方に強く引くと鼻涙管損傷の可能性が増すので注意が必要である。上顎洞膜様部を広く開大した後（図21F）。70度の斜視硬性内視鏡で上顎洞内を観察し（図21G）、上顎洞内に迷入したインプラント体を摘出する。

開大した上顎洞の自然口・膜様部経由で上顎洞迷入インプラント体を摘出するので、上顎洞の前下壁近くに存在する迷入インプラント体は、70°斜視硬性内視鏡でその位置は確認できるが、角度的・距離的に開大した上顎洞自然口・膜様部経由で摘出することが難しい。この場合は下鼻道側壁を開窓し、同部から挿入した器具（ゾンデ、湾曲した鋭匙など）で迷入インプラント体を摘出しやすい位置に移動させて、開大した上顎洞自然口・膜様部経由で摘出する。上顎洞膜様部を開大し、下鼻道側壁を開窓し、両方から直視あるいは70°斜視硬性内視鏡下に操作を行えば、上顎洞内腔のほとんどの部位は操作できる[19]。

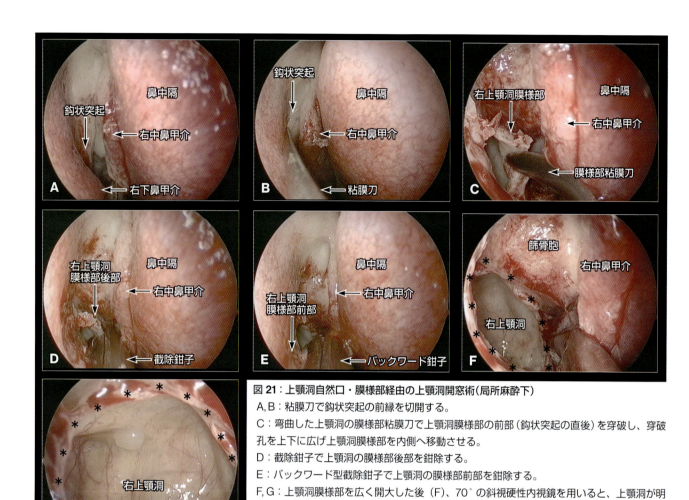

図21：上顎洞自然口・膜様部経由の上顎洞開窓術（局所麻酔下）
A, B：粘膜刀で鈎状突起の前縁を切開する。
C：弯曲した上顎洞の膜様部粘膜刀で上顎洞膜様部の前部（鈎状突起の直後）を穿破し、穿破孔を上下に広げ上顎洞膜様部を内側へ移動させる。
D：截除鉗子で上顎洞の膜様部後部を鉗除する。
E：バックワード型截除鉗子で上顎洞の膜様部前部を鉗除する。
F, G：上顎洞膜様部を広く開大した後（F）、70°の斜視硬性内視鏡を用いると、上顎洞が明視下における（G）。（＊：開大された上顎洞自然口・膜様部）

　インプラント体の摘出には、自在吸引管が有用である（図22）[20]。この吸引管は用手的に吸引管の弯曲形態・角度を自在に変えられる。開大した上顎洞自然口・膜様部から湾曲させた自在吸引管を挿入し、吸引管の先端にインプラント体を吸着させて摘出できる。

　インプラント体が肥厚した粘膜内に埋伏していて、その位置が内視鏡下に確認できない場合がある。この場合は開大した上顎洞自然口・膜様部あるいは下鼻道側壁に開窓した部経由でマイクロデブリッダーを挿入し、粘骨膜は保存して肥厚した病的な上顎洞粘膜を掻爬し、インプラント体を明視下におき摘出する。

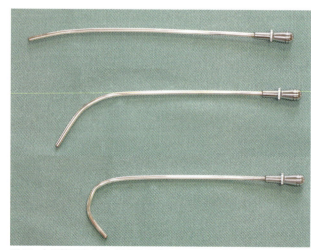

図22：内視鏡下鼻内鼻・副鼻腔手術に用いる吸引管（自在吸引管）（永島医科器械社製）
　この吸引管は用手的に吸引管の弯曲形態を自在に変えられる。

症例4

患者：71歳、男性

主訴：インプラント体の上顎洞内迷入

現病歴：|5 6 部にインプラント埋入中に、|5 部のインプラント体が上顎洞内に迷入した。歯科医はインプラント埋入窩を拡大して、そこから上顎洞内に迷入したインプラント体の摘出を何度も試みたが摘出できなかった。翌日に上顎洞内迷入インプラント摘出目的で紹介された。

初診時パノラマX線撮影所見（図23）：|5 部に埋入されたインプラント体が上顎洞内に迷入していた。

初診時コーンビームCT所見（図24）：左上顎洞には炎症性粘膜肥厚あるいは貯留液を認め、急性上顎洞炎を認めた。左上顎洞内に迷入したインプラント体を認めた。左上顎洞の自然口は開存していた。

病態（図25）：インプラント埋入時にインプラント体が左上顎洞内に迷入している。歯科医師がインプラント埋入窩を拡大して、そこから上顎洞内に迷入したインプラント体の摘出を何度も試みたため、左急性上顎洞炎が起こっている。左上顎洞の自然口は開存しており、左上顎洞の換気と排泄は保たれていると考えられる。迷入インプラント体の位置は上顎洞の内側前下壁付近であり、開大した

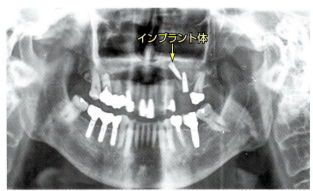

図23：パノラマエックス線撮影
インプラント体が左上顎洞内に迷入している。

左上顎洞の自然口・膜様部から摘出しにくい部位にある。

上顎洞に迷入したインプラント体を摘出するとともに、上顎洞の自然口・膜様部とostiomeatal complexを手術的に開大して、上顎洞の換気と排泄を十分にし、上顎洞炎を治癒に導くことがこの症例の治療戦略になる。

内視鏡下鼻内上顎洞開窓手術（上顎洞自然口・膜様部経由）（図26）：局所麻酔下に手術を行った。上顎洞自然口・膜様部を広く開大した後（図26A）。70°の斜視硬性内視鏡で上顎洞内を観察すると上顎洞の内側前下壁付近に迷入したインプラントを認めた（図26B）。

開大した上顎洞自然口・膜様部経由で迷入インプラント体に到達できないため、下鼻道側壁を開窓し（図26C）、同部から挿入した細い鋭匙でインプラントを移動させて、

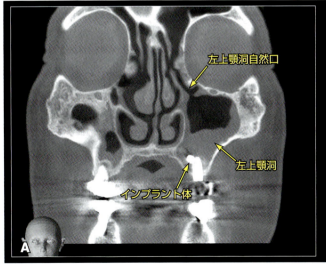
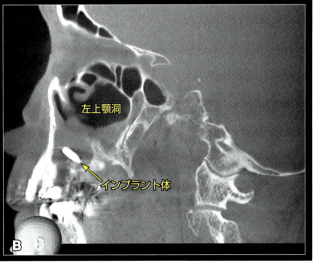

図24：初診時のコーンビームCT撮影（多断面再構成像、A：冠状断、B：矢状断）
左上顎洞には炎症性粘膜肥厚あるいは貯留液を認め、急性上顎洞炎を認める。左上顎洞に迷入したインプラント体を認める。左上顎洞の自然口は開存している。右上顎洞は以前に上顎洞根治手術を受けている。

開大した上顎洞自然口・膜様部経由で摘出を行った(図26E、図26F)。

術後経過(図27):換気と排泄を獲得した左上顎洞の粘膜は正常化し、正常に機能している。左上顎洞底に漏出していた骨補填材は、自然排出された。

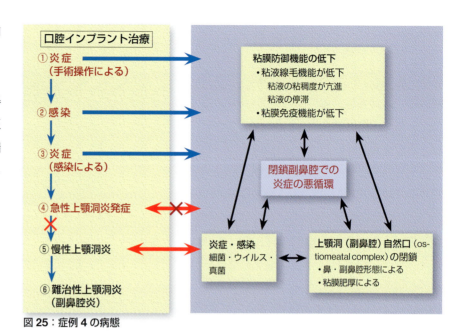

図25:症例4の病態

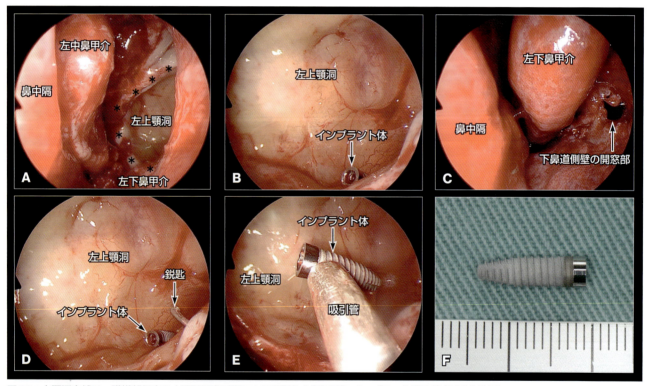

図26:上顎洞自然口・膜様部経由の上顎洞開窓手術による経鼻的上顎洞迷入インプラント摘出術(局所麻酔下)
A:上顎洞自然口・膜様部を広く開大する。(*:開大された上顎洞自然口・膜様部)
B:70°の斜視硬性内視鏡で上顎洞内を観察すると上顎洞の内側前下壁付近に迷入したインプラントを認める。上顎洞底の粘膜は浮腫状である。迷入インプラント体を確認できるが、開大した上顎洞自然口・膜様部から到達できない。
C:下鼻道側壁を開窓する。
D:下鼻道側壁の開窓部から細い鋭匙を挿入し、インプラント体を移動させる。
E:開大した上顎洞膜様部から湾曲させた自在吸引管を挿入し、吸引管の先端にインプラント体を吸着させて摘出する。
F:摘出したインプラント体

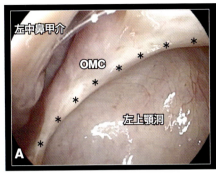
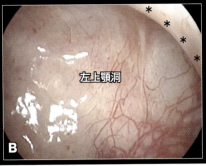

図27：術後の左上顎洞
　換気と排泄を獲得した左上顎洞の粘膜は正常化し、正常に機能している（A）。左上顎洞底に漏出していた骨補填材は、自然排出された（B）。（*：開大された上顎洞自然口・膜様部）

C. Endoscopic modified medial maxillectomy

　Endoscopic medial maxillectomy の変法として、鼻涙管と下鼻甲介を温存し上顎洞にアプローチする方法として Endoscopic modified medial maxillectomy が報告されている[21]。

　先述した下鼻道側壁（下鼻道）経由の上顎洞開窓手術、あるいは上顎洞自然口・膜様部（中鼻道）経由の上顎洞開窓手術で、上顎洞内に迷入したインプラント体を摘出できない場合は、検討されてもよい術式である。

2）内視鏡下鼻腔手術（鼻腔形態の是正）の併用

　鼻中隔が患側に弯曲している症例（図28）、下鼻甲介が肥大している症例（図29）では、working space を確保する目的、あるいは併発した副鼻腔炎に対して ostiomeatal complex を開大する目的で鼻中隔矯正手術（図35）[22]、下鼻甲介切除術（第4章：P87 図68、P88 図69）[23] などを同時に同一視野で行う。著者は局所麻酔下に内視鏡下鼻腔手術を行っている。

3）内視鏡下鼻内副鼻腔手術の併用

　上顎洞迷入インプラント体に上顎洞炎（副鼻腔炎）が併発している症例では、上顎洞迷入インプラント体摘出術と上顎洞炎（副鼻腔炎）に対する手術を同時に行う。経鼻的内視鏡下手術では、これらの手術操作を同時に同一視野・術野で行える。

　合併した上顎洞炎に対する内視鏡下鼻内副鼻腔手術では、上顎洞開窓術ではなく上顎洞の換気と排泄の要である ostiomeatal complex を開大して上顎洞の換気・排泄を改善させ、インプラント体を摘出する内視鏡下鼻内副鼻腔手術を行う。篩骨洞炎など上顎洞以外の副鼻腔炎を

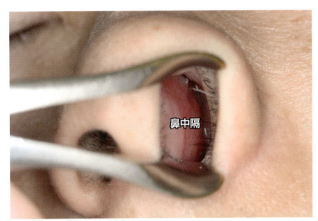

図28：鼻中隔弯曲症
　鼻中隔が左側へ弯曲している。

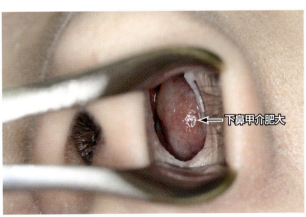

図29：下鼻甲介肥大
　鼻アレルギーにより下鼻甲介が肥大している。

伴っている場合は、同時に他の副鼻腔の換気・排泄を改善させる手術も行う。

　内視鏡下鼻内副鼻腔手術の理念は、ostiomeatal complex を開大し、上顎洞を含めた罹患副鼻腔の閉塞・換気

不全を改善させることが基本になる。病的な粘膜は掻爬するが洞粘膜の粘骨膜は保存し、正常な洞粘膜の再生を促し、副鼻腔の換気と排泄を再度獲得させる機能的手術である。ostiomeatal complex が開大され、換気と排泄を再獲得した副鼻腔は正常化し、本来の副鼻腔としての機能を再獲得する。

篩骨洞を開放し、ostiomeatal complex を開大した後に上顎洞自然口・膜様部を開大し、上顎洞内を70°斜視硬性内視鏡で観察する。上顎洞底の粘膜が肥厚しており、インプラント体を確認できない場合は、開大した上顎洞自然口・膜様部経由、あるいは下鼻道の側壁に設置した開窓部経由でマイクロデブリッダーを挿入し、粘骨膜は保存して肥厚した上顎洞粘膜を掻爬し、インプラント体を明視下におく。

開大した上顎洞自然口・膜様部から湾曲した吸引管を挿入し、吸引管の先にインプラント体を吸着させ、インプラント体を上顎洞から摘出する。

角度的・距離的に開大した上顎洞自然口・膜様部経由でインプラント体を摘出することが難しい場合は、下鼻道側壁を開窓し、同部から挿入した器具（ゾンデ、湾曲した鋭匙など）で迷入インプラント体を摘出しやすい位置に移動させて、開大した上顎洞自然口・膜様部経由で摘出する。

症例 5

患者：33歳、男性

主訴：左上顎洞内インプラント迷入

現病歴：歯科医院で左上顎第2大臼歯の抜歯後、上顎洞底挙上術（ソケットリフト）を行い、インプラント体を即時埋入中に、上顎洞内にインプラント体が迷入した。術後24日目に、左上顎洞内インプラント体摘出目的で当院を受診した。

初診時口腔内所見（図30）：左上顎第2大臼歯部のインプラント埋入窩は肉芽で閉鎖していた。

初診時のパノラマエックス線撮影所見（図31）：左上顎洞底に迷入したインプラント体を認めた。

初診時のコーンビーム CT 所見（図32）：左上顎洞炎、左篩骨洞炎、鼻中隔弯曲症を認め、左上顎洞底に迷入したインプラント体を認めた。隣接歯の左上顎第1小臼歯には根尖病巣を認めた。

初診時の 3-D CT 所見（図33）：左上顎洞底に迷入したインプラント体を認めた。

病態（図34）：インプラント埋入時にインプラント体が左上顎洞内に迷入している。左急性上顎洞炎、篩骨洞炎が起こっている。左上顎第1小臼歯に根尖病巣を認め、鼻

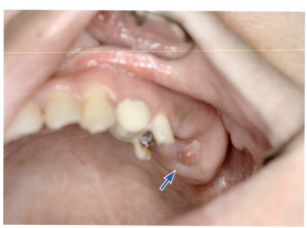

図30：初診時口腔内所見
　左上顎第2大臼歯部のインプラント埋入窩（矢印）は肉芽で閉鎖している。

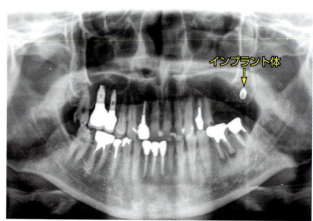

図31：初診時パノラマエックス線撮影
　左上顎洞底に迷入したインプラント体を認める。

第6章　口腔インプラント治療に伴う上顎洞異物：病態と治療

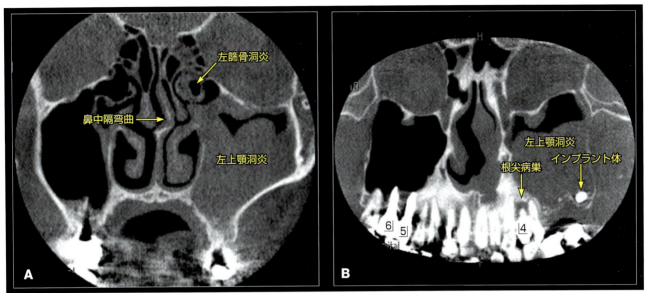

図32：初診時のコーンビームCT撮影（A：多断面再構成像、冠状断、B：曲面任意多断面再構成像）
　左上顎洞炎、左篩骨洞炎、鼻中隔弯曲を認める（A）。上顎洞底の骨は薄く、上顎臼歯部の骨質が不良であることが示唆される。直上に上顎洞底が近接しており、左上顎洞底に迷入したインプラント体を認める。左上顎第1小臼歯に根尖病巣を認める（B）。右第2小臼歯部と第1大臼歯部には治療後のインプラントを認める。

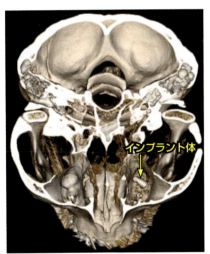

図33：3-D CT撮影
　左上顎洞底に迷入したインプラント体を認める。

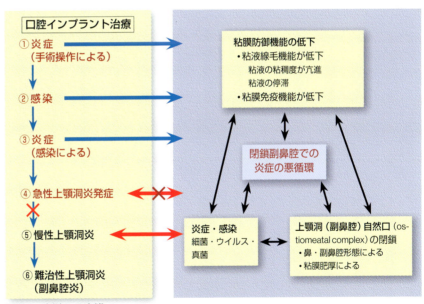

図34：症例5の病態

中隔が左に弯曲していることが、上顎洞炎の発症に関与している可能性がある。図34-⑤の慢性上顎洞炎と閉鎖副鼻腔での炎症の悪循環が形成されはじめている。
　上顎洞に迷入したインプラント体を摘出するとともに、ostiomeatal complexと上顎洞の自然口・膜様部、篩骨洞を手術的に開大して、上顎洞・篩骨洞の換気と排泄を十分にし、副鼻腔炎を治癒に導くことがこの症例の治療戦略になる。

内視鏡下鼻内鼻・副鼻腔手術（図35、図36）：局所麻酔下に左内視鏡下鼻内鼻・副鼻腔手術・上顎洞迷入インプラント体摘出術を行った。鼻中隔弯曲を認め、左上顎洞異物摘出術の内視鏡操作が不可能であった（図35A）。working spaceの確保と鼻中隔弯曲症を改善する目的で内視鏡下に鼻中隔矯正手術をまず行った（図35）。

次に左篩骨洞を開放し、ostiomeatal complexを開大した後に左上顎洞自然口・膜様部を開大した（図36A）。左上顎洞内を70°斜視硬性内視鏡で観察すると、上顎洞底の粘膜が浮腫状に肥厚しておりインプラント体を確認できなかった（図36B）。そこで左下鼻道の側壁を開窓し（図36D）、同部からマイクロデブリッダーを挿入し、浮腫状に肥厚した上顎洞粘膜を掻爬し（図36D）、インプラント体を明視下においた（図36E）。開大した左上顎洞自然口・膜様部から弯曲した吸引管を挿入し、吸引管の先にインプラント体を吸着させ、インプラント体を上顎洞から摘出した（図36F～H）。

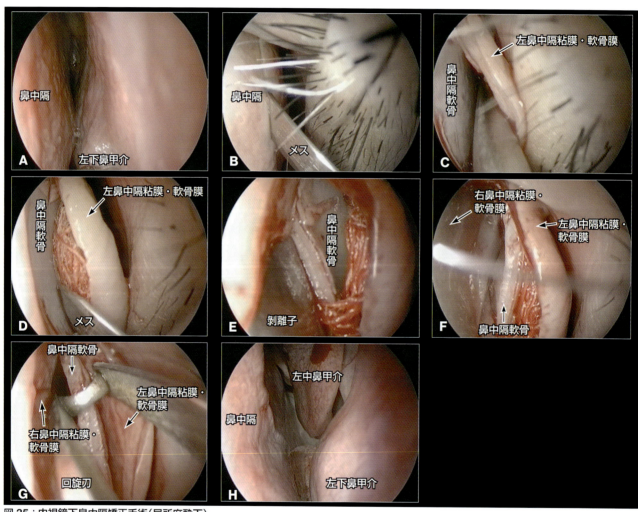

図35：内視鏡下鼻中隔矯正手術（局所麻酔下）
A：鼻中隔が左側へ弯曲しており、左上顎洞迷入インプラント体摘出術の内視鏡操作が不可能であった。working spaceの確保と鼻中隔弯曲症を改善する目的で内視鏡下に鼻中隔矯正手術をまず行う。
B：鼻中隔軟骨の前端を確認し、前端から約1cm後方の皮膚・粘膜移行部に切開を加える。
C：切開側（左側）の鼻中隔粘膜を軟骨膜下に剥離する。
D：粘膜切開部の数mm後方の鼻中隔軟骨を切開する。鼻中隔軟骨にメスを鋭角に当て、軟骨の2/3位の深さの切開を加える。
E：残りの軟骨は剥離子で鈍的に切離し、反対側（右側）の軟骨膜下に剥離子を進める。
F：反対側（右側）の鼻中隔粘膜を軟骨膜下に剥離する。
G：鼻中隔軟骨の前上部を約1cm残し、下鼻甲介剪刀で鼻背に平行に鼻中隔軟骨を切断する。そして鼻中隔軟骨、鋤骨、篩骨垂直板などを、回旋刀、骨鉗子を用いて除去する。最後に鋤骨の突起した部分を骨鉗子、ノミを用いて除去する。切除摘出した鼻中隔軟骨を再度挿入する。
H：鼻中隔弯曲が矯正され、working spaceが確保された左鼻腔。

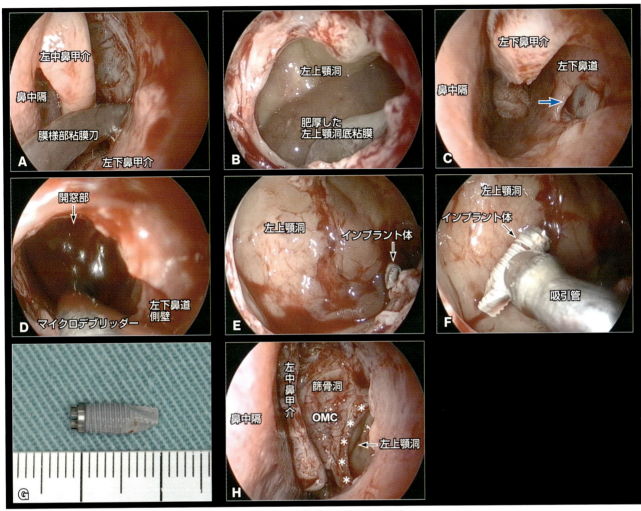

図36：内視鏡下鼻内副鼻腔手術と経鼻的上顎洞迷入インプラント体摘出術（局所麻酔下）
A：上顎洞膜様部を開大する。
B：開大した上顎洞膜様部から左上顎洞を観察すると、左上顎洞底の粘膜は浮腫状に肥厚している。インプラント体は粘膜内に埋伏しており確認できない（70°斜視硬性内視鏡像）。
C：左下鼻道の粘膜を骨膜下に切開剥離して（矢印）、左下鼻道側壁を開窓する。
D：左下鼻道側壁の開窓部からマイクロデブリッダーを挿入し、粘骨膜は保存して肥厚した上顎洞粘膜を粘骨膜は保存して掻爬する（70°斜視硬性内視鏡像）。
E：上顎洞内のインプラント体を明視下におく（70°斜視硬性内視鏡像）。
F：開大した左上顎洞自然口・膜様部から吸引管を挿入し、吸引管の先にインプラント体を吸着させ摘出する（70度斜視硬性鏡像）。
G：摘出したインプラント体
H：内視鏡下鼻内・副鼻腔手術終了時の左鼻・副鼻腔形態
左上顎洞自然口・膜様部、篩骨洞、ostiomeatal complex（OMC）は十分に開大され、鼻中隔矯正術により鼻腔形態は是正されている。

術後経過：術後、換気と排泄が再獲得された左副鼻腔（上顎洞、篩骨洞）は正常化し、副鼻腔としての機能を再獲得し、上顎洞炎・篩骨洞炎は治癒した。

> **MEMO　下鼻道側壁の開窓**
>
> 　経鼻的に内視鏡下上顎洞開窓手術を行い、70°斜視硬性内視鏡で上顎洞内に迷入したインプラントを明視下におき、その位置は確認できるが、開大した上顎洞自然口・膜様部経由では迷入したインプラントを摘出できない場合がある。この場合は内視鏡下に下鼻道側壁を開窓し、同部から挿入した器具でインプラント体を開大した上顎洞自然口・膜様部経由で摘出しやすい位置に移動させて摘出を行う。
> 　内視鏡下上顎洞開窓手術を行い、70°の斜視硬性内視鏡で上顎洞内を観察しても、インプラント体が肥厚した粘膜内に埋伏していて、その位置が確認できない場合がある。この場合は内視鏡下に下鼻道側壁を開窓し、同部からマイクロデブリッダーを挿入し、肥厚した病的な上顎洞粘膜を搔爬（粘骨膜は保存）し、インプラント体を明視下におき摘出を行う。
> 　上顎洞自然口・膜様部を開大し、下鼻道側壁を開窓し、両方から直視あるいは70°斜視硬性内視鏡下に操作を行えば、上顎洞内腔のほとんどの部位は操作できる[19]。

9. 上顎洞内にインプラント体が迷入した場合の対応（表4）

　上顎洞内にインプラント体が迷入した場合、まず行うことは、感染の予防（抗菌薬の投与）と上顎洞の換気と排泄を考慮した治療である。上顎洞の感染を最小限にし、上顎洞炎（副鼻腔炎）の併発は避けたいからである。埋入窩から迷入インプラント体の摘出を何度も試みると、上顎洞の炎症・感染を助長するので注意が必要である。

1) 上顎洞炎を併発していない場合

　著者は上顎洞内に迷入したインプラント体を埋入窩から摘出した経験はないが、困難が予想される。歯科のマニュアルにはインプラント埋入窩を拡大して、そこから上顎洞内洗浄吸引を行い摘出すると記載されている[1]が、容易ではないと考える。埋入窩から摘出を何度も試み、上顎洞に迷入したインプラント体を深追いすればする程、上顎洞が感染し上顎洞炎が発症する可能性が増す。また埋入窩を拡大すればする程、再度のインプラント体埋入に影響を及ぼす。

　上顎洞炎が併発していなければ、Lateral approachによるインプラント体摘出術も選択肢のひとつである。ただし上顎洞の感染予防（抗菌薬の投与）を十分に行う必要がある。Lateral windowから摘出を何度も試み、上顎洞

表4：上顎洞迷入インプラント体の取り扱い

　上顎洞内に迷入したインプラント体を摘出することだけに専念してはいけない。まず行うことは、感染の予防と上顎洞の換気と排泄を考慮した治療を行い、上顎洞炎の併発を予防する。次に個々の鼻・副鼻腔の病態に応じた系統的な治療計画と術式の選択が必要である。

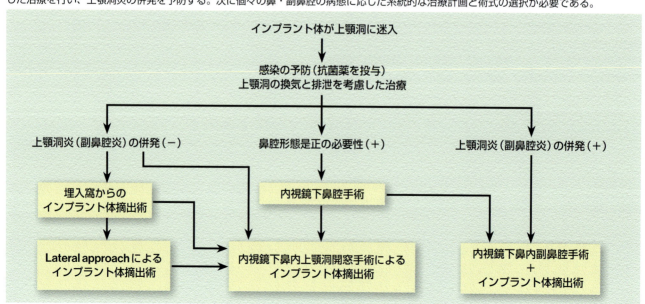

に迷入したインプラント体を深追いすればする程、上顎洞が感染し上顎洞炎が発症する可能性が増すからである。上顎臼歯部の骨に手術操作を加える場合は、再度のインプラント体埋入に不利になることもあると考えられる。

　内視鏡下鼻内上顎洞開窓手術により経鼻的にインプラント体を摘出する術式、特に下鼻道側壁経由の上顎洞開窓手術は、手術侵襲が小さく、患者の負担が少なく、微細な手術操作が行える。また上顎臼歯部の骨に手術操作を加えないため、再度のインプラント埋入に有利である。

2) 鼻腔形態を是正する必要がある場合

　鼻中隔が患側に弯曲している症例、下鼻甲介が肥大している症例では、working space を確保する目的、あるいは併発した上顎洞炎(副鼻腔炎)に対して ostiomeatal complex を開大する目的で鼻中隔矯正手術[22]、下鼻甲介切除術[23]などの内視鏡下鼻腔手術を行う。

3) 上顎洞炎を併発している場合

　手術侵襲が小さく、患者の負担が少なく、微細な手術操作が行える内視鏡下鼻内鼻・副鼻腔手術は、上顎洞内にインプラント体が迷入し、上顎洞炎を併発した場合も有用な手術法である。ostiomeatal complex の十分な開大と鼻腔形態の是正も同時に同一視野・術野で手術操作が行える。すなわち経鼻的内視鏡下鼻・副鼻腔手術は、上顎洞内迷入インプラント体に合併したどのような鼻・副鼻腔の病態に対しても同時に同一視野・術野で手術操作が行える。また上顎臼歯部の骨に手術操作を加えないため、再度のインプラント体埋入に有利である。

10. まとめ

　口腔インプラント治療による上顎洞合併症の治療は、耳鼻咽喉科・頭頸部外科と歯科・口腔外科で治療法が大きく異なっている[2]。

　口腔インプラント治療による合併症であればこそ、上顎洞合併症に対しても現代の医療水準・エビデンスに基づいた治療が求められる。また手術適応があれば手術侵襲が小さく、患者の負担が少なく、術後合併症が少ない手術法で、口腔インプラント治療による上顎洞合併症を回復・治癒させなければならない。

　上顎洞内に骨補填材が漏出した際、インプラント体が迷入した際には、上顎洞内の異物を摘出することだけに専念するのではなく、上顎洞炎の併発を予防し、個々の鼻・副鼻腔の病態に応じた系統的な治療計画と術式の選択が必要である。経鼻的内視鏡下鼻・副鼻腔手術は上顎洞内異物に合併した鼻・副鼻腔のどのような病態に対しても、同時に同一視野・術野で手術操作を行えるのが利点である。

　上顎洞を含めた副鼻腔疾患の専門診療科である耳鼻咽喉科・頭頸部外科と連携することで、インプラント治療による上顎洞合併症に対しても、患者に優しく良質の医療が提供できると考えられる。

第6章文献

1) 高橋哲,宮本郁也：上顎洞関連手術.口腔外科専門医マニュアル（日本口腔外科学会編）.医歯薬出版,東京,P124-133, 2011.
2) 佐藤公則：歯科インプラント治療と上顎洞合併症－耳鼻咽喉科・頭頸部外科と歯科・口腔外科での対応の違い－.インプラントジャーナル 53: 25-45, 2013.
3) 佐藤公則：現代の歯性上顎洞炎－医科と歯科のはざまで－改訂第2版.九州大学出版会,福岡,2016.
4) 佐藤公則：内視鏡下上顎洞迷入インプラント摘出術－内視鏡下手術と耳鼻咽喉科の役割－.耳展 56: 54-58, 2013.
5) 佐藤公則：経鼻的内視鏡下上顎洞内迷入インプラント摘出術.インプラントジャーナル 54: 23-35, 2013.
6) 佐藤公則：上顎洞内にインプラントが迷入したらどうするか.インプラントジャーナル 59: 7-16, 2014.
7) 佐藤公則：上顎洞炎を併発した場合インプラント体,骨補填材は摘出すべきか.インプラントジャーナル 58: 7-18, 2014.
8) 佐藤公則：口腔インプラント治療で上顎洞へ漏出した骨補填材への対応.耳鼻臨床 112, 315-321, 2019.
9) 佐藤公則：低侵襲な下鼻道経由の内視鏡下上顎洞迷入インプラント摘出術.耳展 62: 19-24, 2019.
10) 佐藤公則：内視鏡下上顎洞迷入口腔インプラント摘出術.耳鼻臨床印刷中, 2019.
11) 佐藤公則：上顎洞の換気(ventilation)と排泄(drainage).インプラントジャーナル 57: 7-21, 2014.
12) 日本口腔インプラント学会：インプラント治療におけるトラブルと合併症.口腔インプラント治療指針 2016.医歯薬出版,東京,p65-69, 2016.
13) Galindo P, et al: Migration of implants into the maxillary sinus: two clinical cases. Int J Oral Maxillofac Implants 20: 291-295, 2005.
14) Regev E, et al: Maxillary sinus complications related to endosseous implants. Int J Oral Maxillofac Implants 10: 451-461, 1995.
15) 小林文夫,高橋常男：上顎洞内へのインプラントフィクスチャー迷入.Perfect Sinus Lift－上顎洞底挙上術のすべて－.ゼニス出版,東京,p171-180, 2010.
16) 田中荘子他：歯科用インプラント埋入後の上顎洞関連合併症の検討.日口腔インプラント誌 28: 345-351, 2015.
17) 佐藤公則：オフィスサージャリーの局所麻酔.実践！オフィスサージャリー.中山書店,東京,p18-30, 2015.
18) 白岩俊雄：上顎洞炎開放根治手術.外科的解剖.耳鼻咽喉科手術全書第2巻 鼻・口腔.金原出版,東京,p63-65, 1975.
19) 川原結華他：鼻内内視鏡下に摘出し得た上顎洞歯性異物の3症例.耳展 41: 496-501, 1998.
20) 佐藤公則：上顎洞異物摘出術.実践！オフィスサージャリー.中山書店,東京,p93-97, 2015.
21) Suzuki M, et al: Modified transnasal endoscopic medial maxillectomy with medial shift of preserved inferior turbinate and nasolacrimal duct. Laryngoscope 121: 2399-2401, 2011.
22) 佐藤公則：鼻中隔矯正術.実践！オフィスサージャリー.中山書店,東京,p98-102, 2015.
23) 佐藤公則：下鼻甲介肥大に対する下鼻甲介手術.実践！オフィスサージャリー.中山書店,東京,p68-70, 2015.

第7章
上顎洞疾患に対する耳鼻咽喉科・頭頸部外科と歯科・口腔外科での対応の違い

> **ポイント**
> 1. 歯性上顎洞炎あるいは口腔インプラント治療に伴う上顎洞合併症の治療に関しては、耳鼻咽喉科・頭頸部外科と歯科・口腔外科で治療法が大きく異なっている。
> 2. 現代の医療水準・エビデンスに基づいた最良の医療を患者にいかに提供するかが我々医療人の義務であり、その患者の病態・疾患にとってベストな治療法が診療科によって大きく異なるべきではない。
> 3. 口腔インプラント治療に伴う合併症は、医事紛争に発展する可能性も少なくない。上顎洞合併症に対しても適切で標準的な対応が行われなければ、さらなる医事紛争に発展する可能性も否定できない。
> 4. インプラント治療前の上顎洞の評価、口腔インプラント治療に伴う上顎洞合併症への対応などに関して、必要に応じて耳鼻咽喉科・頭頸部外科と連携を考慮することが口腔インプラント専門医に望まれる。
> 5. 「上顎洞は副鼻腔の一部で口腔ではない」ということを、日々の診療で口腔インプラント専門医は再度認識していただければ幸いである。

1. はじめに

　日本顎顔面インプラント学会による口腔インプラント手術関連の重篤な医療トラブルに関するアンケート調査（2017）[1]では、下歯槽神経麻痺などの神経損傷が29.7%と最も多く、次いで上顎洞炎（20.3%）、上顎洞内インプラント迷入（18.6%）、であり、上顎洞関連のトラブルは約40%を占めた。

　これらの上顎洞合併症の病態、診断、治療に関しては、第5章「口腔インプラント治療に伴う上顎洞炎：病態と治療」、第6章「口腔インプラント治療に伴う上顎洞異物：病態と治療」で解説した。

　一方で、日常臨床でよく遭遇する古くからある疾患である歯性上顎洞炎の病態、診断、治療は近年大きく変化した。国民の衛生意識の向上に伴って未処置の齲歯（歯髄死菌）が原因歯になることはまれになり、歯科治療、特に不十分な根管処置が行われた歯内療法後の歯が原因歯になる例が多くなった[2]。すなわち歯科治療に伴う歯性上顎洞炎が増加している[2]。最近の歯性上顎洞炎の病態、診断、治療に関しては、第2章「最近の歯性上顎洞炎の病態と治療」で解説した。

　このように歯科治療に伴う上顎洞合併症が近年増加しているが、その診断と治療に関しては耳鼻咽喉科・頭頸部外科と歯科・口腔外科の間で必ずしもコンセンサス（意見の一致）が得られておらず、治療法も異なっている[2,3]。

　上顎洞を含めた副鼻腔疾患の専門医である耳鼻咽喉科・頭頸部外科医として最も残念なことは、ほとんどの患者は歯科からの紹介・対診ではなく、患者自らがセカンド・オピニオンを求めて耳鼻咽喉科・頭頸部外科の外来を受診して来ることである。この背景には多くの歯科医師は、歯性上顎洞炎、歯科治療に伴う上顎洞合併症は歯科・口腔外科疾患と認識しており、歯科治療に伴う上顎洞合併症患者の多くは、歯科・口腔外科へ紹介されているのが現状のようである。例えば日本口腔インプラント学会の口腔インプラント治療指針2012には、インプラント手術の合併症で上顎洞炎をおこした場合、あるいはインプラントが上顎洞に迷入した場合は、口腔外科に対診し加療依頼する[4]としている。（口腔インプラント治療指針2016では、歯科・口腔外科に加えて耳鼻咽喉科に対診し加療を依頼する[5]とされている）

　しかし、たとえ歯性のあるいは歯科治療に伴う上顎洞合併症でも歯と上顎洞の関連ではなく歯と鼻・副鼻腔の関連として病態をとらえるべきである。すなわち歯性上顎洞炎ではなく歯性副鼻腔炎として、あるいは歯科治療に伴う上顎洞炎ではなく副鼻腔炎として病態をとらえ、治療を行う必要がある。上顎洞は副鼻腔の一部で口腔ではない。

　口腔インプラント治療を行う歯科医師は、安全なインプラント治療を行うために上顎洞を含めた鼻・副鼻腔の知識が欠かせない時代になってきた。幸いにも顎顔面用のコーンビームCTの出現により、口腔インプラント治療を行う歯科医も歯と鼻・副鼻腔の病態をより正確に把握できる時代になった。（第4章「鼻・副鼻腔疾患と口腔インプラント治療」参照）

　歯科治療に伴う合併症であればこそ、患者の負担を最小限にした治療法で合併症を回復・治癒させなければならない。また集学的に治療を行い、手術適応があれば、低侵襲で患者の負担と不利益が少ない、現代のエビデンスに基づいた標準的な治療がどの患者にも行われるべきである。しかし日々多くの上顎洞（副鼻腔）疾患患者を診療していると、医科と歯科のはざまで病状と治療方針の説明の違い、あるいは治療法の違いに困惑する患者は少なくない。

　本章では歯科治療による上顎洞合併症を中心に耳鼻咽喉科・頭頸部外科と歯科・口腔外科での対応[3,6]の違いを、上顎洞（副鼻腔）疾患の専門医である耳鼻咽喉科・頭頸部外科医の立場から考察する。

2. 歯性上顎洞炎に対する歯科・口腔外科の対応

最近の歯性上顎洞炎の病態・診断・治療などは第2章「最近の歯性上顎洞炎の病態と治療」で解説した。

1) 歯性上顎洞炎で副鼻腔炎の波及範囲が広い場合は、原因歯を抜歯後に抜歯窩から洞洗浄することで治る場合が多い（口腔外科専門医マニュアル）[6]

原因歯の抜歯に関しては、歯科では歯性上顎洞炎の原因の除去以外に排膿路の確保の目的で行われる[6)7)]。排膿をはかるために抜歯を行い、口腔内へドレナージを行い、洗浄針を用いて抜歯窩から上顎洞内洗浄を繰り返す処置であり、洗浄以外の時には保護床または仮義歯を装着させる[6)7)]。

著者はこの治療法に疑問を抱いている。その理由として、

① 歯性上顎洞炎は副鼻腔疾患であり、疾患の病態を鼻・副鼻腔の側から考え治療を行うべきである。
② 上顎洞（副鼻腔）の換気（ventilation）と排泄（drainage）は鼻腔内へ行うべきであり、口腔内へ行うべきではない。
③ この方法を用いなくても経鼻的に上顎洞自然口の開大、上顎洞の穿針・洗浄、カテーテル療法などを行うことで上顎洞の排膿が可能である。
④ 抜歯を行わないと洗浄が行えない。すなわち歯を犠牲にしなければならない。
⑤ 抜歯を行っても必ずしも抜歯窩から十分に洗浄できない場合がある。その理由として抜歯窩と上顎洞の距離、肉芽による早期閉鎖などがあり、当然のことながら、上顎洞以外の篩骨洞などの副鼻腔の洗浄は行えない。
⑥ たとえ保護床あるいは仮義歯を装着していても、上顎洞に交通した抜歯窩（口腔上顎洞穿孔部）は常に上顎洞の感染経路になる。
⑦ 口腔インプラント治療で上顎洞底挙上術を行う際に、上顎洞底粘膜が裂開した場合、口腔と上顎洞との交通を即時に遮断することが上顎洞の感染予防になる。抜歯窩から上顎洞を洗浄する処置は、この理念に反する処置である。
⑧ 抜歯窩は自然閉鎖するため、上顎洞洗浄を十分行えない。
⑨ 逆に上顎洞洗浄を十分行うために自然閉鎖を妨げると、口腔上顎洞瘻を形成してしまい、二次的に閉鎖手術が必要になる。
⑩ ostiomeatal complex（中鼻道自然口ルート）と上顎洞自然口に閉塞性病変がある場合は、抜歯窩が閉鎖すると上顎洞は再度換気・排泄不全に陥り、上顎洞炎が再燃する。
⑪ 原因歯が抜歯の適応でない場合は、この処置は用いることができない。逆にこの処置を行うためには抜歯を行わなければならない。
⑫ 副鼻腔真菌症、初期の上顎洞癌などの鑑別すべき疾患を診断・治療できない。

以上のことなどがあげられる。しかし、「抜歯窩から上顎洞洗浄することで歯性上顎洞炎が治癒する」と主張する歯科医師は少なくない。副鼻腔炎の病態は、「ostiomeatal complex の閉塞性病変による、各副鼻腔の換気と排泄不全」である（図1）。また上顎洞炎の病態は「ostiomeatal complex の閉塞性病変による、上顎洞の換気と排泄不全」である。抜歯窩から上顎洞洗浄する治療法で治癒する症

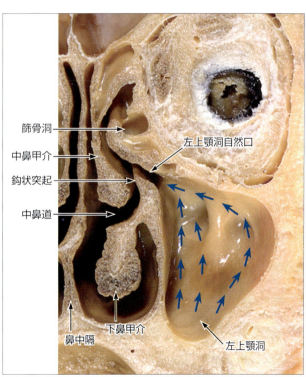

図1：上顎洞と上顎洞自然口（人体標本の冠状断を前方から見る）
上顎洞粘膜の粘液線毛輸送機能は、上顎洞の自然口に向かって働いている（青矢印）。（原図は元 神奈川歯科大学 大学院教授 高橋常男先生のご厚意による）

例は、たまたま ostiomeatal complex と上顎洞自然口の状態が比較的良好で、抜歯により排膿を行った後に抜歯窩を閉鎖しても、上顎洞の換気と排泄が上顎洞の自然口により保たれている症例なのである。

第1章「上顎洞の機能的臨床組織解剖．上顎洞の換気（ventilation）と排泄（drainage）」の図21を参照されたい。

2）歯性上顎洞炎の原因歯は根管治療または抜歯を行う（口腔外科専門医マニュアル）[6]

一般に歯性上顎洞炎の原因歯は抜歯が必要であるといわれているが、本当にすべての原因歯に対して抜歯が必要なのであろうか。また抜歯を行えば、歯性上顎洞炎を治癒に導けるのであろうか。

原因歯の治療に関しては、抜歯の適応などその治療方針に一定の見解は得られていない[2]。またどのような時に保存可能であるか見解は一致していない[2]。

歯性上顎洞炎の原因歯の治療は原因歯の病態に応じて行う必要がある[8]。最近の歯性上顎洞炎の原因歯として最も頻度が高いものは、根尖部の根管まで根管処置が十分に行われていない歯内療法後の根管処置歯である[2]。原因歯の骨植がよく、歯の症状がなく、歯の保存が可能であれば、たとえ歯性上顎洞炎の原因歯であっても、抜歯はおこなわず可能な限り原因歯を保存することで患者の生活の質（Quality of Life：QOL）は保たれる。

原因歯が根管処置歯の場合はどうするのか、無症状の根管処置歯が原因歯の場合は抜歯をしなければならないのかという問題が生じる。実際の臨床では既存の根管処置歯に対して根管拡大などの歯内療法を行っても根尖病巣を完治させることは困難なことが少なくなく、根管処置歯の根尖病巣を治癒させることは容易ではない。一方、根管処置歯の根尖病巣を除去する方法として根尖切除術があるが、この方法は大臼歯などの多根歯は一般的に適応にならない。その結果、根尖病巣を治癒させるために抜歯が行われる結果になる。

著者は根管処置歯の骨植がよく無症状で保存が可能な場合は、保存的治療として、鼻処置、上顎洞自然口開大処置などにより上顎洞を含めた副鼻腔の換気と排泄を促し、経鼻的上顎洞穿刺・洗浄、経鼻的内視鏡下上顎洞穿刺・洗浄、ネブライザー療法、抗菌薬の投与（内服、点滴静脈注射）などで消炎治療を行う。保存的治療で歯性上顎洞炎が改善しない場合は、まず歯性上顎洞炎に対して内視鏡下鼻内副鼻腔手術を行う。原因歯に対しては抗菌薬で根尖病巣の消炎療法を行っている。上顎洞の換気と排泄が十分保たれ上顎洞炎が改善すれば、原因歯には軽度の慢性根尖病巣が残るが、原因歯の症状は消失し、無症状の根尖病巣として原因歯の保存が可能な場合が多い。自験例では90％の歯性上顎洞炎の原因歯（根管処置歯）が保存できている[8]。内視鏡下鼻内副鼻腔手術後は原因歯の経過観察を行い、原因歯の症状（疼痛、排膿、歯の動揺など）が改善しない場合には、後日原因歯（根管処置歯）の抜歯を行えば良い。特に根尖切除術の適応がない根管処置歯（臼歯）が原因歯で、抜歯以外に根本的治療がない場合でも、患者の生活の質（QOL）を保つ点から原因歯を抜歯せずになるべく保存すべきである。

「歯性上顎洞炎の原因歯は抜歯しなければ上顎洞炎は治癒しない。抜歯をすれば上顎洞炎は治癒する。」と説明を受け抜歯を行ったが歯性上顎洞炎が治癒しない患者に日常臨床でよく遭遇する。以降に症例を提示する。

症例1

患者：49歳、女性

主訴：左頬部痛

現病歴：左頬部痛を訴え近医耳鼻咽喉科を受診し、左上顎洞炎の診断を受けた。1年3ヶ月間、保存的治療を続けたが左上顎洞炎が治癒しないため来院した。

初診時所見：左上顎第1大臼歯は歯内療法後の根管処置歯（根管充填、冠装着）であり、打診痛はなかった。コーンビームCT撮影（図2-A）では左上顎第1大臼歯の根管充填が十分ではなく、口蓋根と頬側近心根に根尖病巣を認め、これが原因で歯性上顎洞炎をおこしていた。左上顎第1大臼歯の骨植はよく、根管処置歯の症状はなかった。

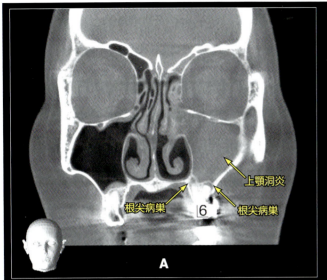
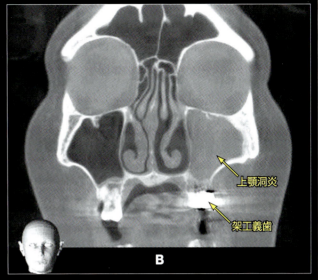

図2：歯内療法後の歯が原因歯の歯性上顎洞炎（コーンビームCT撮影、多断面再構成像、冠状断）
A：左上顎第1大臼歯の口蓋根と頬側近心根に根尖病巣を認め、これが原因で歯性上顎洞炎をおこしている。
B：歯性上顎洞炎の原因歯を抜歯したが、上顎洞炎は改善していない。

経過：左上顎洞炎は、閉鎖副鼻腔の炎症の悪循環に陥っていると考えられ、保存的治療では左上顎洞炎を治癒させることは難しいこと。原因歯の骨植はよく、歯の症状はないため、原因歯（根管処置歯）は保存し、内視鏡下鼻内副鼻腔手術で左歯性上顎洞炎を治癒させる治療方針を患者に説明した。

患者は病院の歯科・口腔外科を受診した。「歯性上顎洞炎の原因歯は抜歯しなければ上顎洞炎は治癒しないし、抜歯をすれば上顎洞炎は治癒する。」と歯科・口腔外科医から説明を受けたため、左上顎第1大臼歯の抜歯を受けた。その後1年間、保存的治療を続けたが左上顎洞炎が治癒しないため再度来院した。

コーンビームCT撮影（図2-B）では、左上顎洞炎は治癒していなかった。

局所麻酔下に右内視鏡下鼻内副鼻腔手術を行った。術後、左歯性上顎洞炎は治癒した。

コメント：本症例のように、閉鎖副鼻腔の炎症の悪循環に陥ってしまった歯性上顎洞炎は、抜歯を行っても保存的治療で治癒させることは難しい。たとえ歯性上顎洞炎の原因歯であっても、症状がなく骨植が良い原因歯（根管処置歯）は、抜歯を行わず可能な限り保存すべきである。

医科、歯科を問わず、「歯性上顎洞炎の原因歯は抜歯の適応であり、抜歯しなければ上顎洞炎は治癒しない。抜歯をすれば上顎洞炎は治癒する」と考えている歯科・口腔外科医、耳鼻咽喉科・頭頸部外科医は少なくない。この考えは改めるべきであり、個々の病態に応じた歯性上顎洞炎と原因歯の治療が行われるべきである。

次に歯性上顎洞炎の治療のため抜歯が繰り返され、無歯顎になった例を示す。

症例2
患者：54歳、男性
主訴：上顎左側の歯のほとんどを抜歯したにもかかわらず、鼻の症状は治らない。
現病歴：左副鼻腔炎を5年来指摘されており、左歯性上顎洞炎の診断を受けていた。通院していた耳鼻咽喉科医院では、「歯が原因の歯性上顎洞炎であるので歯の治療を優先させないと上顎洞炎は治癒しない」といわれていた。通院していた歯科医院では、「歯が原因の上顎洞炎ですので、抜歯を行わないと上顎洞炎は治癒しない」と説明を受け、抜歯が繰り返され、上顎左側の歯のほとんどが抜歯された。

「上顎左側の歯のほとんどを抜歯したにもかかわらず、鼻の症状は治らない、どうしたらよいのだろうか」というのが患者の訴えであった。

口腔内所見（図3）：上顎左側の歯はほとんど抜歯されていた。鼻内所見では左中鼻道の粘膜は肥厚しており、膿性鼻漏を認めた。レントゲン撮影では左上顎洞は高度に混濁しており、抜歯を行ったにもかかわらず、左歯性上顎洞炎は改善していなかった。

患者には「左の慢性上顎洞炎は保存的治療に抵抗する歯性上顎洞炎であり、内視鏡下鼻内副鼻腔手術の適応です。」と説明した。

内視鏡下鼻内副鼻腔手術後、上顎洞の換気と排泄は保たれ上顎洞炎は治癒した。しかし抜歯が繰り返された結果上顎左側の歯を失い、生活の質（QOL）は著しく損なわれている。

コメント：本症例のように、閉鎖副鼻腔の炎症の悪循環に陥ってしまった歯性上顎洞炎は、抜歯を行っても保存的治療で治癒させることは難しい。たとえ歯性上顎洞炎の原因歯であっても、症状がなく骨植が良い原因歯は、抜歯を行わず可能な限り保存すべきである。

改めて個々の病態に応じた歯性上顎洞炎と原因歯の治療が行われることが望まれる。

3) **慢性上顎洞炎には上顎洞根治手術を考慮する。一般的にCaldwell-Luc法が多く用いられている。病的洞内粘膜の除去と容易に閉鎖しない対孔の開存を目的としたものである（口腔外科専門医マニュアル）**[6]

歯性上顎洞炎、口腔インプラントに伴う上顎洞炎の手術に関しては、歯科では歯肉（犬歯窩）切開により上顎洞の粘膜を全摘する上顎洞根治手術（Caldwell-Luc法）が現在でも行われている[6]。この術式では鼻腔形態の是正、ostiomeatal complexの開大が行えない。また術後に上口唇や頬部の疼痛、しびれ感が残り、術後性上顎嚢胞などの合併症の問題もある。

耳鼻咽喉科・頭頸部外科では、上顎洞根治手術を含めた副鼻腔根治手術は1990年代から一般的に行われていない。耳鼻咽喉科・頭頸部外科では、内視鏡下鼻内副鼻腔手術が標準術式である。

歯性上顎洞炎に対しても他の副鼻腔炎と同様に歯と副

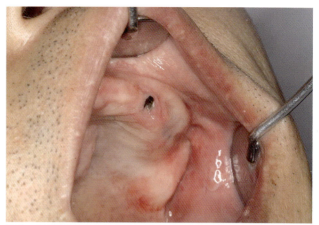

図3：左歯性上顎洞炎に対して抜歯が繰り返された患者の上顎

鼻腔全体の関連性、すなわち歯性上顎洞炎ではなく歯性副鼻腔炎の病態としてとらえた手術法が必要である。Naumannが1965年に提唱した概念[9]に基づき、副鼻腔の換気と排泄の要であるostiomeatal complexを開大して、副鼻腔の換気と排泄を改善させる副鼻腔手術を行わなければならない。また歯性副鼻腔炎の治癒遷延化因子を考慮した手術、例えば鼻中隔矯正術、粘膜下下鼻甲介骨切除術などの鼻腔形態を是正する手術も必要である。

Naumann[9]の概念によれば、副鼻腔炎の手術は、ostiomeatal complexを開大し、副鼻腔の閉塞・換気不全を改善させることが基本になる。また上顎洞炎の手術は、ostiomeatal complexと上顎洞自然口・膜様部を開大し、上顎洞の閉塞・換気不全を改善させることが基本になる。従って歯性上顎洞炎に対して歯科・口腔外科で現在でも行われている犬歯窩切開により上顎洞粘膜を全摘出し、上顎洞のみを操作する手術、すなわちostiomeatal complexと上顎洞自然口・膜様部を操作しない手術は、現在のエビデンスからは適切な手術法とはいえない。たとえ対孔を設置しても適切な手術法ではない。その理由は、上顎洞の線毛運動の方向は、対孔ではなく上顎洞自然口に向かっている（図1）からである。病態に応じてostiomeatal complexを開大し、罹患副鼻腔の換気と排泄を改善させる術式を行う必要がある。

歯科・口腔外科で抜歯と上顎洞根治手術が予定されていた歯性上顎洞炎（副鼻腔炎）症例を示す。

症例3

患者：31歳、女性
主訴：右膿性鼻漏
現病歴：歯科で右上顎第1大臼歯の歯内療法（抜髄、根管処置）を行った後より右膿性鼻漏と右頰部痛を認めた。抗菌薬による治療で治癒しないため、大学病院の歯科・口腔外科に紹介され、全身麻酔下に右上顎第1大臼歯の抜歯と歯肉（犬歯窩）切開による右上顎洞根治手術が予定されていた。セカンド・オピニオンを求め来院した。

初診時所見：鼻内所見では右中鼻道に膿性鼻漏を認めた。コーンビームCT撮影では、右上顎洞炎のみならず篩骨洞炎を認めた（図4-A）。右上顎第1大臼歯の近心頰側根と口蓋根に根尖病巣を認め（図4-A、4-B）、この根尖病巣による歯性上顎洞炎（副鼻腔炎）であった。原因歯は保存し、局所麻酔下に右内視鏡下鼻内副鼻腔手術を行った。

経過：術後、換気と排泄が再獲得された右副鼻腔は正常化した（図4-C）。右副鼻腔炎の治癒後、保存していた右

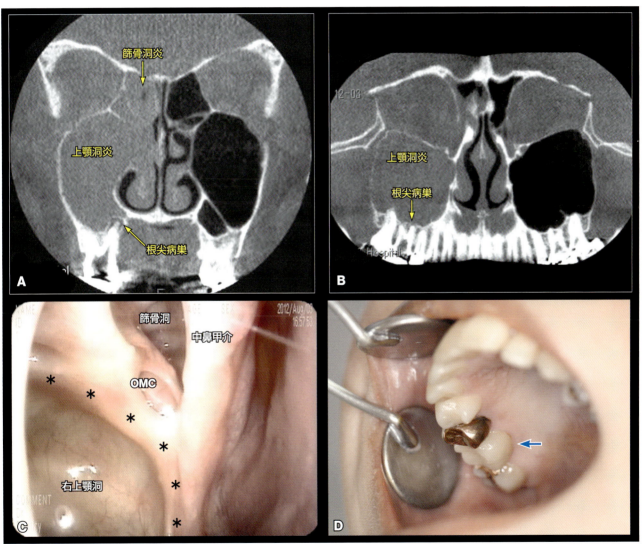

図4：歯科口腔外科で抜歯と上顎洞根治手術が予定されていた歯性上顎洞（副鼻腔）炎
A：コーンビームCT撮影（多断面再構成像、冠状断）：右上顎第1大臼歯の口蓋根に根尖病巣を認め、これが原因で歯性上顎洞炎と篩骨洞炎をおこしている。
B：コーンビームCT撮影（曲面任意多断面再構成像）：右上顎第1大臼歯の近心頰側根に根尖病巣を認め、この根尖病巣による歯性上顎洞（副鼻腔）炎を認める。
C：術後の右副鼻腔：術後、換気と排泄が再獲得された右副鼻腔（上顎洞、篩骨洞）は正常化した。ostiomeatal complexは広く開大されている。＊：開大された上顎洞自然口・膜様部
D：口腔内所見：右副鼻腔炎の治癒後、保存していた右上顎第1大臼歯（矢印）の根管治療を完了した。

上顎第1大臼歯の根管治療を完了し（図4-D）患者の生活の質は保たれた。

コメント：この症例は右篩骨洞炎も伴っており、歯性副鼻腔炎としての病態の把握が必要な症例である。上顎洞手術だけでは副鼻腔炎の改善は見込めない。上顎洞炎を含めた副鼻腔炎の手術は、ostiomeatal complex を開大し、副鼻腔の閉塞・換気不全を改善させなければならない。歯科・口腔外科で抜歯を勧められていた歯性上顎洞炎の原因歯は保存し、無症状の根尖病巣を持った根管処置歯として機能している。

4）上顎洞根治手術で洞粘膜を全摘出した洞骨壁面は、再生した洞粘膜の被覆により治癒し、洞は正常化する（口腔外科専門医マニュアル）[6]

上顎洞根治手術が行われると、粘膜が全摘出された上顎洞骨壁面は線毛機能が廃絶した結合組織が増生し、器質瘢痕化した上顎洞の形態は大きく変化し、上顎洞は副鼻腔としての機能を失う。また術後性上顎囊胞の発生母地になる。上顎洞粘膜を全摘出した場合、再生した洞粘膜の被覆により洞骨壁面が治癒し洞が正常化することは通常ない。

第1章「上顎洞の機能的臨床組織解剖．上顎洞の換気（ventilation）と排泄（drainage）」の図26と図27を参照されたい。

内視鏡下鼻内副鼻腔手術では、病的な洞粘膜は掻爬するが、洞粘膜の粘骨膜は可及的に保存する。開大されたostiomeatal complex と上顎洞自然口・膜様部経由で換気と排泄を再度獲得した上顎洞には、線毛機能が正常な洞粘膜が再生する。上顎洞は本来の形態と機能が温存される。すなわち内視鏡下鼻内副鼻腔手術は上顎洞の形態と機能を温存する手術である。

3. 術後性上顎囊胞に対する歯科・口腔外科の対応
1）術後性上顎囊胞の術式は基本的に上顎洞根治手術と同様で囊胞摘出術を行う（口腔外科専門医マニュアル）[6]

歯肉（犬歯窩）切開により上顎洞粘膜を全摘出する上顎洞根治手術（Caldwell-Luc 法）の術後合併症の一つに術後性上顎囊胞がある。

歯肉（犬歯窩）切開により囊胞壁を全摘出する術後性上顎囊胞摘出術は行わない方がよい。理由は囊胞壁が全摘出された部位は器質瘢痕化し、新たな術後性上顎囊胞の温床になるからである。術後性上顎囊胞の囊胞壁には上皮がない場合もあるので、囊胞を確実に全摘出することは手技的に難しい。また囊胞を全摘出すると創傷治癒が遷延化する。また術後性上顎囊胞が翼口蓋窩に進展している場合、囊胞壁を全摘出する際に顎動脈などを損傷し、大出血をきたし危険である。

耳鼻咽喉科・頭頸部外科では、上顎洞根治手術を含めた副鼻腔根治手術は1990年代から一般的に行われていない。内視鏡下鼻内副鼻腔手術後に術後性上顎囊胞が生じることはない。したがって、21世紀になり術後性上顎囊胞の症例は激減している。

術後性上顎囊胞に対しても、経鼻的内視鏡下副鼻腔手術による囊胞開窓術（ドレナージ手術）が耳鼻咽喉科・頭頸部外科では標準術式である。内視鏡下鼻内副鼻腔手術の導入により、微細な手術操作が経鼻的に行え、低侵襲で手術時間が短く、患者の負担が少ない手術が行える[2] [10] [11]。また創傷治癒が早く、新たな術後性上顎囊胞の温床になることはない。

術後性上顎囊胞に対する内視鏡下鼻内副鼻腔手術は、囊胞近傍の鼻腔に十分なドレナージをつける開窓術が基本術式である。術後開窓された囊胞は含気化し治癒する。

第4章「鼻・副鼻腔疾患と口腔インプラント治療」の6. 術後性上顎囊胞を参照されたい。

4. 口腔インプラント治療に伴う上顎洞炎に対する歯科・口腔外科の対応
1）インプラントやサイナスリフトの補填材、人工骨が原因で上顎洞炎が起こっている場合には、急性症状がある程度落ち着いた時点で早期に異物摘出術を試みる（口腔外科専門医マニュアル）[6]

インプラント体の埋入や上顎洞底挙上術に伴い急性上顎洞炎が起こっている場合には、全ての症例でインプラント体あるいは上顎洞底挙上術に用いた骨補填材の摘出

が必要なのであろうか。

インプラント体、骨補填材自体は感染源ではないので、口腔インプラント治療による上顎洞炎の治療は、歯性感染症、歯性上顎洞炎、そして炎症治癒を遷延化させる因子の間の炎症の連鎖を断ち切り、閉鎖副鼻腔での炎症の悪循環を断ち切ることが主眼になる。難治性の上顎洞炎に対しては、内視鏡下鼻内副鼻腔手術により上顎洞の換気と排泄が十分に保たれ、上顎洞炎が改善すれば、すでに埋入されたインプラント体、補填材を必ずしも摘出しなくてもよい例も少なくない。

著者は保存的治療としてまず上顎洞の換気と排泄を促す処置（上顎洞自然口の開大処置など）を行い、抗菌薬の点滴静脈注射で消炎療法を行っている。上顎洞の換気と排泄が十分である場合には、抗菌薬の点滴静脈注射で治癒する場合が少なくなく、インプラント体あるいは上顎洞底挙上術に用いた骨補填材の摘出は必ずしも必要ではない。

保存的治療で上顎洞炎が改善しない場合は、個々の病態に応じて、インプラント体、骨補填材などを摘出せずに内視鏡下鼻内副鼻腔手術を先行させることも治療選択肢の一つである[2)3)]。

第5章「口腔インプラント治療に伴う上顎洞炎：病態と治療」、第6章「口腔インプラント治療に伴う上顎洞異物：病態と治療」を参照されたい。

2) インプラントやサイナスリフトの補填材、人工骨による洞内異物が、上顎洞炎の原因になっている場合には、急性症状がある程度落ち着いた時点で早期に異物摘出術を試み、上顎洞炎が続く場合には、上顎洞根治手術を考慮する（口腔外科専門医マニュアル）[6)]

インプラント体、骨補填材などの人工物は、生体内に埋入しても通常は感染を起こさない。したがってこれらの人工物は上顎洞炎の感染源ではない。一方で上顎洞に迷入したインプラント体、上顎洞に漏出した骨補填材の摘出を口腔から何度も試みることが、上顎洞の炎症・感染を助長するので注意が必要である。

まず感染の予防（抗菌薬の投与）と上顎洞の換気と排泄を考慮した治療を行い、上顎洞炎（副鼻腔炎）の併発を予防する。

上顎洞内迷入インプラント体に関しては、その摘出だけに専念するのではなく、個々の鼻・副鼻腔の病態に応じた系統的な治療計画と術式の選択が必要である。経鼻的内視鏡下鼻・副鼻腔手術は、上顎洞迷入インプラント体に合併したどのような鼻・副鼻腔の病態に対しても同時に同一視野・術野で手術操作が行える利点がある。

第6章「口腔インプラント治療に伴う上顎洞異物：病態と治療」を参照されたい。

5. 口腔インプラント治療による上顎洞内インプラント迷入に対する歯科・口腔外科の対応

1) インプラントが上顎洞内に迷入した際も、基本的には歯根迷入と同じで、インプラント埋入窩を拡大して、そこから上顎洞内洗浄吸引を行い、摘出を試みる。摘出困難な場合は、犬歯窩から上顎洞を開放し摘出する。炎症が強い場合には上顎洞根治手術に移行する場合がある（口腔外科専門医マニュアル）[6)]

インプラント埋入窩からのアプローチは摘出操作の範囲が限られ、異物摘出が不確実あるいは不可能である。上顎洞に迷入したインプラント体の摘出を、不確実な方法で口腔から何度も試みることが、上顎洞の炎症・感染を助長するので注意が必要である。

経歯肉的（犬歯窩切開）に上顎洞開放術あるいは上顎洞根治手術を行い摘出する方法は、視野が確保でき、上顎洞内の操作も十分行えるが、手術侵襲が大きく患者の負担は大きい。また術後の合併症の問題がある。併発した上顎洞炎に対する上顎洞根治手術は、現在のエビデンスからは適切な手術とはいえない。

上顎洞内に迷入したインプラント体を摘出する場合も、内視鏡下鼻内副鼻腔手術は有用である。手術侵襲が小さく、患者の負担が少なく、微細な手術操作が行える。

上顎洞内迷入インプラント体に対しては、インプラント体摘出だけに専念するのではなく、個々の鼻・副鼻腔の病態に応じた系統的な治療計画と術式の選択が必要である。経鼻的内視鏡下副鼻腔手術は、上顎洞内迷入インプラント体に合併したどのような鼻・副鼻腔の病態に対しても同時に同一視野・術野で手術操作が行える利点が

ある。

第6章「口腔インプラント治療に伴う上顎洞異物：病態と治療」を参照されたい。

6. まとめ

著者は○○科的アプローチという言葉があまり好きではない。その理由は、我々医療人の義務はいかに現代の医療水準・エビデンスに基づいた最良の医療を患者に提供するかであり、その患者の病態・疾患にとってベストな治療法が診療科によって大きく異なるはずがない、異なるべきではないと考えているからである。しかし歯性上顎洞炎あるいは口腔インプラント治療による上顎洞合併症の治療に関しては、医科と歯科で治療法が大きく異なっている。

日本口腔インプラント学会の口腔インプラント治療指針（2012）には、インプラント手術の合併症で上顎洞炎をおこした場合、あるいはインプラントが上顎洞に迷入した場合は、口腔外科に対診し加療依頼することが推奨されていた[4]が、口腔インプラント治療指針（2016）には、口腔外科に加えて耳鼻咽喉科に対診し加療依頼することが推奨されている[5]。

耳鼻咽喉科・頭頸部外科と連携することで患者にさらに良質の医療が提供できる可能性が少なくない。口腔インプラント治療による上顎洞合併症であればこそ、現代の医療水準・エビデンスに基づいた治療が行われるべきである。手術適応があれば手術侵襲が小さく、患者の負担が少ない内視鏡下鼻内副鼻腔手術が、耳鼻咽喉科・頭頸部外科では第一選択であり標準術式である。

口腔インプラント治療に伴う合併症は、医事紛争に発展する可能性も少なくない。合併症に対しても適切で標準的な対応が行われなければ、さらなる医事紛争に発展する可能性も否定できない。

顎顔面用のコーンビームCTの出現により、口腔インプラント治療を行う歯科医も容易に歯と鼻・副鼻腔の病態をより正確に把握できる時代になった。インプラント治療前の上顎洞の評価、口腔インプラント治療に伴う上顎洞合併症への対応などに関して、必要に応じて耳鼻咽喉科・頭頸部外科との連携を考慮されることを口腔インプラント専門医にお勧めする。「上顎洞は副鼻腔の一部で口腔ではない」ということを、日々の診療で口腔インプラント専門医は再度確認して頂ければ幸いである。

第7章文献

1) 臼田慎, 河奈裕正, 加藤仁夫 他：「インプラント手術関連の重篤な医療トラブルについて」第2回調査報告書. 顎顔面インプラント誌 16: 89-100, 2017.
2) 佐藤公則：現代の歯性上顎洞炎 ー医科と歯科のはざまでー 改訂第2版. 九州大学出版会, 福岡, 2016.
3) 佐藤公則：歯科インプラント治療と上顎洞合併症 ー耳鼻咽喉科・頭頸部外科と歯科・口腔外科の対応の違いー. インプラントジャーナル 53: 25-45, 2013.
4) 日本口腔インプラント学会：偶発症と合併症. 口腔インプラント治療指針 2012. 医歯薬出版, 東京, p43-46, 2012.
5) 日本口腔インプラント学会：インプラント治療におけるトラブルと合併症. 口腔インプラント治療指針 2016. 医歯薬出版, 東京, p65-69, 2016.
6) 髙橋哲, 宮本郁也：上顎洞関連手術. 口腔外科専門医マニュアル（日本口腔外科学会編）. 医歯薬出版, 東京, P124-133, 2011.
7) 吉田奈穂子：歯科からみた歯性上顎洞炎. 耳展 49: 372-380, 2006.
8) 佐藤公則：歯性上顎洞炎に対する内視鏡下鼻内手術時の原因歯処置. 耳鼻臨床 99: 1029-1034, 2006.
9) Naumann H: Pathologische Anatomie der chronischen Rhinitis und Sinusitis. Proceedings VIII International Congress of Oto-Rhino-Laryngology: p80, Excerpta Medica, Amsterdam, 1965.
10) 佐藤公則：術後性上顎嚢胞. インプラントジャーナル 56: 7-15, 2013.
11) 佐藤公則：副鼻腔嚢胞開窓術. 実践！耳鼻咽喉科・頭頸部外科オフィスサージャリー. 中山書店, 東京, p90-92, 2015.

第8章
クリニカルクエスチョン
こんな時どうする
－歯科から耳鼻咽喉科へのよくある質問 Q&A －

はじめに

口腔インプラント治療に伴う上顎洞合併症の病態の理解、診断、治療に関しては、インプラントと上顎洞の関係にのみ目を向けるのではなく、インプラントと鼻・副鼻腔の関係に目を向けることが大切であり、個々の病態と患者の生活の質（QOL：Quality of life）に応じた治療計画と集学的治療が必要であることを本書で述べてきた。

口腔インプラント治療に伴う個々の上顎洞合併症に対する病態の把握と治療法の選択には、耳鼻咽喉科・頭頸部外科学（特に鼻科学）と口腔インプラント学（Oral implantology）の知識が必要である。また歯科と耳鼻咽喉科・頭頸部外科の適切な医科・歯科連携が求められている。

本章では日常臨床で歯科医あるいは耳鼻咽喉科・頭頸部外科医からよく質問される項目を簡潔に述べる。

なぜ医学用語を遵守する必要があるのか？

医学を含めた自然科学では、専門用語を遵守する必要がある。研究の場だけではなく、臨床の場においても、医療人は共通の医学用語で語らなければ、意志の疎通・コミュニケーションが難しいことがあり、時には誤解を生む。各学会が学術用語集を刊行している理由は、医学用語が重要で必要不可欠であることのほかならない。

第1章では、"シュナイダー膜"を使用することに異を唱えた。第3章では耳鼻咽喉科・頭頸部外科医が知っておくべき最低限の口腔インプラント学学術用語を解説した。

医科と歯科で連携して診療を行う場合でも、共通の医学用語を用いて連携を行う必要がある。

ostiomeatal complex（中鼻道自然口ルート）と上顎洞炎（副鼻腔炎）の関係は？

ostiomeatal complex は副鼻腔のハブとなる部位であり、副鼻腔とくに前頭洞、前篩骨洞、上顎洞の換気と排泄の要である。ostiomeatal complex の閉塞性病変が副鼻腔病変の原因とされており、Naumann（1965）により提唱された概念である。副鼻腔の病変が、ostiomeatal complex の病変から始まるといわれている。鼻腔形態の異常として ostiomeatal complex の閉塞・換気不全は上顎洞炎（副鼻腔炎）を遷延化させる重要な因子である。同部の閉塞は鼻中隔弯曲、中鼻甲介蜂巣などの鼻腔の形態異常、下鼻甲介肥大などの炎症による粘膜腫脹、鼻ポリープ（鼻茸）などによりおこる。

したがって副鼻腔炎治療の基本的理念は、「ostiomeatal complex の閉塞性病変を除去して、各副鼻腔の換気と排泄を十分にし、換気と排泄機能を再度獲得させ、副鼻腔粘膜を正常化させ、副鼻腔炎を治癒に導く」ことである。また上顎洞炎治療の基本的理念は、「ostiomeatal complex の閉塞性病変を除去して、上顎洞の換気と排泄を十分にし、換気と排泄機能を再度獲得させ、上顎洞粘膜を正常化させ、上顎洞炎を治癒に導く」ことである。

トラブルに関して歯科医師が最も関心を抱くのは、上顎洞底であるが、上顎洞のトラブルに最も関与するのは、上顎洞の自然口と ostiomeatal complex である。
（第1章「上顎洞の機能的臨床組織解剖 – 上顎洞の換気と排泄 –」参照）

上顎洞炎の治癒を遷延化させる因子にはどのようなものがあるか？

上顎洞炎（副鼻腔炎）の治癒を遷延化させる因子には複数の因子がある。すなわち鼻・副鼻腔形態の異常、粘膜防御機能の低下、鼻・副鼻腔・上気道粘膜の炎症、感染などがある。

鼻・副鼻腔形態の異常による ostiomeatal complex の閉塞・換気不全は上顎洞炎（副鼻腔炎）を遷延化させる重要な因子である。粘膜防御機能の低下は、感染に対する気道粘膜の防御機能、すなわち粘液線毛系と粘膜免疫系の機能低下である。炎症には鼻アレルギー、気管支喘息、アスピリン喘息などがあり、感染にはウイルス、細菌、真菌などが関与する。

副鼻腔炎の治癒を遷延化させる因子は互いに影響を及ぼし閉鎖副鼻腔での炎症の悪循環を形成し、急性・慢性副鼻腔炎の治癒を遷延化させている。
（第1章「上顎洞の機能的臨床組織解剖 – 上顎洞の換気と排泄 –」参照）

口腔インプラント治療を予定している上顎の上顎洞粘膜が肥厚している

　口腔インプラント治療時、特に上顎洞底挙上術を行う際には上顎洞粘膜の肥厚を検討することが歯科では推奨されている。

　大切なことは上顎洞粘膜の厚さではなく、粘膜上皮の粘液線毛輸送機能が保たれているかどうかである。たとえ上顎洞粘膜が肥厚していても、上顎洞自然口が開存しており、上顎洞内に貯留液がなく、無症状であれば、上顎洞の換気と排泄は保たれていると考えてよい。通常のインプラント体を埋入することに支障はない。また上顎洞底挙上術ができないわけではない。

　上顎の口腔インプラント治療を行う際には、上顎洞を含めた鼻・副鼻腔の病態を総合的にとらえることが必要であり、上顎洞粘膜の肥厚は、上顎洞の所見の一つに過ぎない。上顎洞粘膜の厚さだけを基準にして上顎洞の病変を判断してはいけない。とは言っても上顎洞粘膜が肥厚していれば、炎症性肥厚など何らかの病変が存在するのは確かであるので、耳鼻咽喉科と連携を取りながら、慎重に口腔インプラント手術を行う必要がある。
（第1章「上顎洞の機能的臨床組織解剖 – 上顎洞の換気と排泄 –」参照）

 インプラント手術予定の上顎の上顎洞粘膜が肥厚しているので耳鼻咽喉科に紹介したが経過観察と言われた

　上顎洞粘膜が肥厚していれば、何らかの炎症性病変（感染ではない）が存在する。しかし上顎洞粘膜の厚さを基準にして上顎洞の病変を判断することはあまり重要ではない。大切なことは粘膜の厚さではなく、粘膜上皮の粘液線毛輸送機能が保たれているかどうかである。

　「上顎洞粘膜が肥厚しているので耳鼻咽喉科に紹介しても、経過を観ましょうとの返事で、問題が解決しない」と訴える歯科医は少なくない。しかし上顎洞粘膜が肥厚していても、上顎洞の換気と排泄が保たれ、上顎洞に感染がなく、無症状であれば、耳鼻咽喉科医は積極的には治療を行わず経過を観察する場合が多い。

　上顎洞粘膜が肥厚しているが、上顎洞に感染がなく無症状な患者が紹介された場合、著者は次のように返事を書いている。「御指摘のように上顎洞粘膜が肥厚していますが、上顎洞自然口は開存しており、上顎洞内に貯留液もなく、上顎洞の換気と排泄は保たれ、上顎洞の粘液線毛機能は保たれていると考えます。上顎洞底挙上術を行われる際は、周術期の感染に注意する必要があります。もしも上顎洞底挙上術後に上顎洞炎を併発した場合は、こちらで対応しますし、上顎洞底挙上術を行う際に抗菌薬の点滴静注を行うことも可能です。」

　要するに周術期の感染対策を十分に行い、トラブルが起これば、適切に対応すれば良いのである。
（第1章「上顎洞の機能的臨床組織解剖 – 上顎洞の換気と排泄 –」参照）

Q 最近の歯性上顎洞炎の病態・診断・治療はどう変化しているのか？

病態に関しては、未処置の齲歯（歯髄死歯）が原因歯になることはまれになり、口腔インプラント治療を含めた歯科治療に伴う、あるいは歯科治療後の歯が原因の上顎洞炎が多くなった。

診断に関しては、顎顔面用のコーンビームCTの出現により、歯性上顎洞炎の病態と診断、特に歯科治療後の歯が原因歯の歯性上顎洞炎の病態と診断がより正確に行えるようになった。

治療に関しては、保存的治療に抵抗する歯性上顎洞炎は内視鏡下鼻内副鼻腔手術の適応である。低侵襲で手術時間が短く、患者の負担が少なく、微細な手術操作が経鼻的に行える内視鏡下鼻内副鼻腔手術が標準術式である。
（第2章「最近の歯性上顎洞炎の病態と治療」参照）

Q 最近の歯性上顎洞炎の原因で最も多いものは？

最近の歯性上顎洞炎の原因として最も頻度が高いものは、歯内療法（根管処置）後の根尖病巣である。歯内療法の際の根管処置（抜髄、根管充填）が根尖部根管まで十分に行われていない歯では、根尖部の根管内に歯髄炎、歯髄壊死をきたす。この結果、歯根部周囲の歯槽骨に肉芽を伴った慢性の炎症（根尖性歯周炎、根尖病巣）をきたす。

このような根管処置歯の根尖病巣と周囲の歯槽骨、顎骨の炎症などの歯性感染症が感冒罹患や再度の根管処置などの歯科治療による感染で急性増悪し、歯性上顎洞炎を惹起する。
（第2章「最近の歯性上顎洞炎の病態と治療」参照）

Q 歯科治療に伴う（歯性）上顎洞炎の原因は？

歯内療法（根管処置）後の根尖性歯周炎（根尖病巣）が原因として最も頻度が高い。その他、修復治療（齲蝕切削、窩洞形成、インレー修復）後の根尖性歯周炎（根尖病巣）がある。歯内療法による上顎骨内異物、上顎洞内異物、歯内療法による歯の破折、抜歯、抜歯による破折根残留、抜歯による口腔・上顎洞穿孔、口腔・上顎洞瘻なども原因としてあげられる。

口腔インプラント治療に伴う上顎洞炎の原因としては、上顎洞底挙上術、上顎洞底挙上術時の骨補填材の上顎洞内漏出、インプラント体埋入、インプラント体の上顎洞内迷入による上顎洞炎があげられる。
（第2章「最近の歯性上顎洞炎の病態治療」参照）

歯性上顎洞炎（歯性副鼻腔炎）の病態と治療理念は？

　難治性慢性歯性上顎洞炎（歯性副鼻腔炎）では、歯の炎症性病変と歯性感染症（歯槽骨炎・顎骨炎・顎骨骨髄炎）、歯性上顎洞炎（歯性副鼻腔炎）、そして炎症治癒を遷延化させる因子の間の炎症の連鎖が形成されている（第2章「最近の歯性上顎洞炎の病態と治療」図1参照）。特にostiomeatal complex（中鼻道自然口ルート）と上顎洞自然口の閉塞・換気不全、感染、粘液線毛系機能の低下による閉鎖副鼻腔での炎症の悪循環が形成されている。

　したがって歯性上顎洞炎（歯性副鼻腔炎）の治療理念は、その病態を正確に把握し、これらの炎症の連鎖を断ち切り、閉鎖副鼻腔での炎症の悪循環を改善させることが大切である。特にostiomeatal complexの閉塞性病変を改善させ、上顎洞を含めた副鼻腔の換気（ventilation）と排泄（drainage）を確保し、上顎洞（副鼻腔）の機能を正常に導くことである。
（第2章「最近の歯性上顎洞炎の病態と治療」参照）

歯性上顎洞炎の上顎洞粘膜の特徴は？

　典型的な歯性上顎洞炎の上顎洞粘膜は、通常の慢性上顎洞炎とは異なる。肉眼（内視鏡下）では上顎洞粘膜は赤褐色に凹凸脳回様に肥厚し、純膿性の貯留液を認める。このような特徴的な上顎洞粘膜を病理組織学的に検討すると、線毛細胞は減少しておらず、杯細胞が過形成ではない。したがって炎症細胞の浸潤を認めるが、多列線毛円柱上皮の傷害は少なく、粘液は粘稠ではない。すなわち形態学的に歯性上顎洞炎の上顎洞粘膜は線毛機能が活発な粘膜に戻る可能性が推察される。

　したがって上顎洞に換気と排泄を再獲得させることで閉鎖副鼻腔での炎症の悪循環は改善されやすく、歯性上顎洞炎を治癒に導ける。
（第2章「最近の歯性上顎洞炎の病態と治療」参照）

歯性上顎洞炎の治療として歯科で行われている抜歯を行い、同部から上顎洞を洗浄する治療はなぜよくないのか？

　歯性上顎洞炎（歯性副鼻腔炎）の治療理念は、ostiomeatal complexの閉塞性病変を改善させ、上顎洞を含めた副鼻腔の換気（ventilation）と排泄（drainage）を確保し、上顎洞（副鼻腔）の機能を正常に導くことである。

　したがって抜歯を行い、同部から上顎洞を洗浄する治療は、ostiomeatal complex（中鼻道自然口ルート）の閉塞性病変を改善させるための治療が行われておらず、上顎洞炎の治療理念にかなっているとは言いがたい。

　一方、欠点として抜歯を行わないと洗浄が行えないことから、歯が犠牲になる。抜歯窩と上顎洞の距離、肉芽による早期閉鎖などにより、抜歯を行っても十分に洗浄できない。上顎洞以外の副鼻腔炎は洗浄できない。口腔・上顎洞穿孔あるいは口腔・上顎洞瘻の形成は、上顎洞の感染源になるなどがある。また上顎洞を含めた副鼻腔は経鼻的に洗浄するべきであり、口腔から洗浄すべきでない。
（第2章「最近の歯性上顎洞炎の病態と治療」参照）

歯性上顎洞炎の手術として歯科・口腔外科で行われている上顎洞根治手術はなぜよくないのか？

歯科・口腔外科では、上顎洞炎に対して歯肉（犬歯窩）切開による上顎洞根治手術（Caldwell-Luc法）が、現在でも日常臨床で行われている。

上顎洞根治手術で洞粘膜を全摘出された上顎洞骨壁面は結合組織により器質瘢痕化し、上顎洞骨壁面は一部を除いて粘膜は被覆せず、上顎洞は正常化しない。すなわち粘液線毛輸送機能は廃絶してしまう。また上顎洞の形態は大きく変化し、上顎洞は副鼻腔としての機能を失う可能性がある。その結果、鼻・副鼻腔形態の変化、粘膜防御機能の低下を招き、副鼻腔炎の治癒を遷延化させる。上顎洞根治手術により、上顎洞の形態と機能が廃絶してしまう。

手術侵襲は少なくなく、術後に上口唇や頬部の疼痛、しびれ感が残り、術後性上顎嚢胞などの合併症の問題もある。

（第2章「最近の歯性上顎洞炎の病態と治療」参照）

 経鼻的内視鏡下鼻・副鼻腔手術とはどのような手術か？

副鼻腔炎に対する内視鏡下副鼻腔手術の基本理念は、Naumannが1965年に提唱した概念に基づき、副鼻腔の換気と排泄の要であるostiomeatal complexを開大して、副鼻腔の閉塞・換気不全を改善し、病的な粘膜上皮・粘膜固有層は掻爬するが洞粘膜の粘骨膜は保存することで、正常な副鼻腔粘膜の再生を促し、副鼻腔の換気と排泄機能を再度獲得させ、副鼻腔粘膜を正常化させる手術である。すなわち内視鏡下鼻内副鼻腔手術は副鼻腔の形態と機能を温存する手術である。

また必要であれば、鼻腔形態を是正する内視鏡下鼻腔手術も同時に同一視野・術野で行える。

低侵襲で手術時間が短く、患者の負担が少ない内視鏡下鼻内・副鼻腔手術が、耳鼻咽喉科・頭頸部外科では標準術式である。

（第2章「最近の歯性上顎洞炎の病態と治療」参照）

 X線検査で片側性の上顎洞が混濁している

CTで片側上顎洞に混濁像（炎症性軟部濃度）を認める場合、①歯性上顎洞炎、②片側性慢性上顎洞炎、③真菌性上顎洞炎、④腫瘍性病変、⑤上記疾患の合併が疑われる。

口腔インプラント治療時に、上顎洞を含めた鼻・副鼻腔疾患を診た場合、耳鼻咽喉科・頭頸部外科と適切に連携をとることが望まれる。

（第4章「鼻・副鼻腔疾患と口腔インプラント治療」参照）

歯性上顎洞炎の原因歯の抜歯の適応は？

「歯性上顎洞炎の原因歯は抜歯しなければ上顎洞炎は治癒しないし、抜歯をすれば上顎洞炎は治癒する」と考えている臨床医は少なくない。しかし、歯性上顎洞炎の原因歯が抜歯されたにもかかわらず、保存的治療で歯性上顎洞炎が治癒しない患者に、日常臨床で遭遇することは稀ではない。特に原因歯の骨植がよく、症状もなく、咀嚼できている歯を失う患者の不利益は計り知れない。

「閉鎖副鼻腔での炎症の悪循環に陥った歯性上顎洞炎は、原因歯の抜歯を行っても治癒しない」ことを、臨床医は肝に銘じるべきである。原因歯の抜歯を行っても歯性上顎洞炎が治癒するとは限らないのである。

原因歯である根管処置歯の骨植がよく、症状もなく、保存が可能な例では、上顎洞の換気と排泄を考慮した保存的治療をまず行う。抗菌薬による消炎療法などの保存的治療で歯性上顎洞炎が改善しない場合は、内視鏡下鼻内副鼻腔手術を行い、原因歯に対しては抗菌薬で根尖病巣の消炎療法を行うことが推奨される。上顎洞の換気と排泄が十分保たれれば、上顎洞炎は治癒する。原因歯には軽度の慢性根尖病巣が残るが、無症状の根尖病巣として原因歯の保存が可能な場合が多い。無症状の根尖病巣があるからといって抜歯を行う歯科医はいない。
（第2章「最近の歯性上顎洞炎の病態と治療」参照）

X線検査で上顎・上顎洞に病変がある

顎顔面用のコーンビームCTの出現により、口腔インプラント治療を行う歯科医師も歯と鼻・副鼻腔の病態・疾患を正確に把握できる時代になった。

第4章「鼻・副鼻腔疾患と口腔インプラント治療」では、日常臨床で遭遇する上顎洞を含めた鼻・副鼻腔疾患を解説し、口腔インプラント治療に際しどのように対応したらよいかを解説した。

口腔インプラント治療時に、上顎洞を含めた鼻・副鼻腔疾患を診た場合、耳鼻咽喉科・頭頸部外科と適切に連携をとることが望まれる。

口腔インプラント治療に伴う上顎洞炎（副鼻腔炎）の病態と発症機序は？

口腔インプラント治療による上顎洞炎（副鼻腔炎）の発症機序は、以下の場合がある。

①：口腔インプラント治療の手術操作により、歯周組織に感染し、歯槽骨炎・顎骨炎・顎骨骨髄炎（インプラント周囲炎）などの感染症をきたし、急性上顎洞炎を発症する場合。

②：患側の隣接上顎歯に慢性炎症性病変（根尖病巣など）が存在し、口腔インプラント治療の手術操作を契機に急性歯性感染症（歯周組織炎など）をきたし急性上顎洞炎を発症する場合。

③：①と②の病態の組み合わせの場合。

さらに炎症治癒の遷延化因子が加わり、閉鎖副鼻腔での炎症の悪循環を形成すると、急性上顎洞炎は難治性・慢性上顎洞炎（副鼻腔炎）に移行する。
（第5章「口腔インプラント治療に伴う上顎洞炎：病態と治療」参照）

口腔インプラント治療に伴う上顎洞炎(副鼻腔炎)の病態と治療理念は？

歯性上顎洞炎と口腔インプラント治療に伴う上顎洞炎の決定的な違いは、インプラント体、骨補填材は炎症性・感染性病変ではないことである。

口腔インプラント治療に伴う上顎洞炎(副鼻腔炎)では、歯性感染症(歯槽骨炎・顎骨炎・顎骨骨髄炎)、上顎洞炎(副鼻腔炎)そして炎症治癒を遷延化させる因子の間の炎症の連鎖が形成されている(第5章「口腔インプラント治療に伴う上顎洞炎：病態と治療」図6参照)。特にostiomeatal complexと上顎洞自然口の閉塞・換気不全、感染、粘液線毛系機能の低下による閉鎖副鼻腔での炎症の悪循環が形成されている。

したがって口腔インプラント治療に伴う上顎洞炎(副鼻腔炎)の治療理念は、その病態を正確に把握し、これらの炎症の連鎖を断ち切り、閉鎖副鼻腔での炎症の悪循環を改善させることが大切である。特にostiomeatal complexの閉塞性病変を改善させ、上顎洞を含めた副鼻腔の換気と排泄を確保し、上顎洞(副鼻腔)の機能を正常に導くことである。

(第5章「口腔インプラント治療に伴う上顎洞炎：病態と治療」参照)

口腔インプラント治療の周術期の感染予防、あるいは口腔インプラント治療に伴う急性上顎洞炎の治療に用いる抗菌薬の選択は？

準清潔手術である口腔インプラント手術(口腔・上顎洞手術)の周術期(感染予防)の抗菌薬選択は、第1、第2世代セフェム系抗菌薬の投与が中心になる。

歯周組織炎と顎骨炎に対する第1選択薬はペニシリン系抗菌薬、セフェム系抗菌薬である。急性上顎洞炎(副鼻腔炎)に対する第1選択薬はβ-ラクタマーゼ阻害薬配合ペニシリン系抗菌薬、第3世代セフェム系抗菌薬である。

したがって口腔インプラント治療の周術期の感染予防、あるいは口腔インプラント治療に伴う急性上顎洞炎の治療にはこれらの抗菌薬が第一選択になる。重症例、難治例では抗菌薬の点滴静脈注射が効果的である。

日本口腔インプラント学会の「口腔インプラント治療指針2016」では、インプラント治療に伴う上顎洞炎にはマクロライド系抗菌薬の長期投与と記載されているが、これは慢性上顎洞炎(副鼻腔炎)に対する選択薬であることに注意が必要である。

(第5章「口腔インプラント治療に伴う上顎洞炎：病態と治療」参照)

口腔インプラント治療に伴う急性上顎洞炎の予防あるいは治療にどの程度の抗菌薬の投与量と投与期間が必要か？

口腔インプラント治療に伴う急性上顎洞炎に対して、抗菌薬の投与量と投与期間がどの程度必要なのか、明確な基準はない。口腔インプラント治療の際に、上顎洞底の手術操作をどの程度行ったかにもよるであろう。

特に口腔インプラント治療に伴う上顎洞炎では、医事紛争の可能性があるので、適切でより確実な治療が望まれる。重症例、難治例では抗菌薬の点滴静脈注射が効果的である。

(第5章「口腔インプラント治療に伴う上顎洞炎：病態と治療」参照)

**インプラント体埋入で急性上顎洞炎を発症した。
初期固定・インテグレーションが良いインプラント体を抜去しなければいけないのか？**

　インプラント体埋入により急性上顎洞炎をおこしても、上顎洞自然口の開存と上顎洞の換気と排泄を保ち、抗菌薬により急性上顎洞炎に対する消炎療法を行えば、急性上顎洞炎は治癒する。確実な消炎のためには、抗菌薬の点滴静脈注射が推奨される。インプラント体自体は感染源ではないので、初期固定・インテグレーションが良ければインプラント体を抜去する必要はない。
（第5章「口腔インプラント治療に伴う上顎洞炎：病態と治療」参照）

 **口腔インプラント治療後、経過観察中に急性上顎洞炎を発症した。
インプラント体を抜去しなければいけないのか？**

　口腔インプラント治療後、経過観察中に急性上顎洞炎を発症することがある。多くは感冒に罹患することが原因である。
　上顎洞自然口の開存を保ち、上顎洞の換気と排泄を保ち、抗菌薬により急性上顎洞炎に対する消炎療法を行えば、急性上顎洞炎は治癒する。確実な消炎のためには、抗菌薬の点滴静脈注射が推奨される。
　たとえインプラント体が上顎洞内に突出していても、インテグレーションが良いインプラント体を抜去しなくて良い。
（第5章「口腔インプラント治療に伴う上顎洞炎：病態と治療」参照）

 **口腔インプラント治療で難治性慢性上顎洞炎をきたした。
インプラント体を抜去しなければいけないのか？**

　「口腔インプラント治療のインプラント体は抜去しなければ上顎洞炎は治癒しないし、抜去をすれば上顎洞炎は治癒する」と考えている臨床医は少なくない。初期固定あるいはインテグレーションが良いにもかかわらず、上顎洞炎の治療に先立ってインプラント体を抜去することが求められる。しかし、「閉鎖副鼻腔での炎症の悪循環に陥った上顎洞炎は、インプラント体を抜去しても上顎洞炎は治癒しない」ことを、臨床医は肝に銘じるべきである。インプラント体を抜去しても上顎洞炎が治癒するとは限らないのである。
　保存的治療に抵抗する難治性の慢性上顎洞炎（副鼻腔炎）になってしまったら、閉鎖副鼻腔での炎症の悪循環を断ち切るために、内視鏡下鼻内副鼻腔手術が適応になる。
（第5章「口腔インプラント治療に伴う上顎洞炎：病態と治療」参照）

上顎洞底挙上術後に急性上顎洞炎症を発症した場合、骨補填材を除去しなければならないか？

上顎洞底挙上術を行っただけで、局所に炎症が100％起こる。しかし感染による炎症がおこらなければ、上顎洞底挙上術を行っただけでは、上顎洞炎は発症しない。上顎洞に感染が加わり、上顎洞の換気と排泄不全が生じると急性上顎洞炎が発症する。

したがって上顎洞底挙上術後に急性上顎洞炎をきたしても、まず上顎洞の換気と排泄を保ち、抗菌薬の投与を行うことが重要である。生着が良い人工骨や補填材を最初に除去する必要はない。

（第5章「口腔インプラント治療に伴う上顎洞炎：病態と治療」参照）

 上顎洞底挙上術で上顎洞底粘膜を裂開すると上顎洞炎を発症するのか？

上顎洞底挙上術の際に上顎洞底粘膜を剥離しただけで、局所に炎症が100％起こる。しかし感染による炎症がおこらなければ、上顎洞底粘膜が裂開しても上顎洞炎は発症しない。

上顎洞底挙上術の際に上顎洞底粘膜が裂開した場合、即時に口腔と上顎洞との交通を遮断し、上顎洞の換気と排泄の確保と感染対策（抗菌薬の点滴静注が推奨）を行えば、上顎洞炎は発症しない。

（第5章「口腔インプラント治療に伴う上顎洞炎：病態と治療」参照）

 インプラント体を埋入する際に、インプラント体が上顎洞底粘膜を穿孔すると、あるいはインプラント体が上顎洞内に突出すると上顎洞炎をおこすのか？

インプラント体が上顎洞底粘膜を穿孔しただけでは、あるいはインプラント体が上顎洞内に突出しただけでは上顎洞炎は発症しない。上顎洞に感染が加わり、上顎洞の換気と排泄不全が生じると急性上顎洞炎が発症する。

したがってインプラント体が上顎洞内に突出していても、インテグレーションが良いインプラント体を最初に抜去する必要はない。まず上顎洞の換気と排泄を保ち、抗菌薬の投与を行うことが重要である。

（第5章「口腔インプラント治療に伴う上顎洞炎：病態と治療」参照）

Q 骨補塡材が上顎洞内漏出、あるいはインプラント体が上顎洞に迷入すると上顎洞炎をおこすのか？

　骨補塡材が上顎洞内に漏出、あるいはインプラント体が上顎洞内に迷入しただけでは上顎洞炎は発症しない。上顎洞に感染が加わり、上顎洞の換気と排泄不全が生じると急性上顎洞炎が発症する。注意すべきは、上顎洞内に漏出した骨補塡材、上顎洞内に迷入したインプラント体の摘出を口腔から何度も試みると上顎洞に感染が加わり、急性上顎洞炎が発症することである。

　したがって骨補塡材が上顎洞内に漏出した場合、口腔と上顎洞の交通を遮断し、上顎洞の換気と排泄を保ち、抗菌薬を投与（可能であれば点滴静注）することが、上顎洞炎の発症を防ぐ基本である。上顎洞炎の発症が予防できれば、上顎洞内に漏出した骨補塡材は上顎洞の自然口から排出される場合が少なくない。

　インプラント体が上顎洞内に迷入した場合も、上顎洞炎の発症を防ぐ基本は同様であるが、どの段階でどのような手技で迷入インプラント体の摘出を行うかが問題になる。

（第5章「口腔インプラント治療に伴う上顎洞炎：病態と治療」参照）

Q 上顎洞底挙上術で上顎洞底粘膜が裂開し骨補塡材が上顎洞内へ漏出した時の対応は？

　上顎洞が感染しないようにする、閉鎖副鼻腔での炎症の悪循環に陥らないようにすることが大切である。骨補塡材は可及的に摘出するにとどめる。口腔から骨補塡材の摘出を何度も試みることが、上顎洞の炎症・感染を助長するからである。

　急性上顎洞炎の発症を予防する基本は以下の3点である。

① 口腔と上顎洞の交通を遮断する。

　上顎洞の感染予防のための処置である。歯肉粘骨膜をしっかりと縫合するだけでも良い。

② 上顎洞の換気（ventilation）と排泄（drainage）を保つ。

　上顎洞が閉鎖副鼻腔の炎症の悪循環に陥らないようにする。

③ 抗菌薬を投与する。

　上顎洞の感染予防のための処置である。抗菌薬の点滴静脈注射がより効果的である。

（第6章「口腔インプラント治療に伴う上顎洞異物：病態と治療」参照）

Q 骨補塡材が上顎洞内に漏出した場合、骨補塡材を早期に摘出するべきか？

　「上顎洞内に漏出した骨補塡材は摘出する」とする臨床医は少なくない。

　骨補塡材などの人工物は、生体内に埋入しても通常は感染を起こさない。したがってこれらの人工物は上顎洞炎の感染源ではない。

　したがって口腔インプラント治療の際に骨補塡材が上顎洞内に漏出した場合、上顎洞炎の予防あるいは治療は、歯性感染症、上顎洞炎、そして炎症治癒を遷延化させる因子の間の炎症の連鎖を断ち切り、閉鎖副鼻腔での炎症の悪循環に陥らないようにする、あるいは閉鎖副鼻腔での炎症の悪循環を断ち切ることである。骨補塡材の摘出のみに心血を注ぐ必要はない。

（第6章「口腔インプラント治療に伴う上顎洞異物：病態と治療」参照）

口腔インプラント治療中にインプラント体が上顎洞に迷入した

　上顎洞内にインプラント体が迷入した場合、上顎洞迷入インプラント体を摘出することだけにとらわれてはいけない。歯科医師が上顎洞に迷入したインプラント体の摘出を口腔から何度も試みることが、上顎洞の炎症・感染を助長するので注意が必要である。

　まず感染の予防（抗菌薬の投与）と上顎洞の換気と排泄を考慮した治療を行い、上顎洞炎（副鼻腔炎）の併発を予防する。

　次に上顎洞内の迷入インプラント体摘出だけに専念するのではなく、個々の鼻・副鼻腔の病態に応じた系統的な治療計画と術式の選択が必要である。

　経鼻的内視鏡下鼻・副鼻腔手術は、上顎洞迷入インプラント体に合併したどのような鼻・副鼻腔の病態に対しても同時に同一視野・術野で手術操作が行える利点がある。

（第5章「口腔インプラント治療に伴う上顎洞炎：病態と治療」、第6章「口腔インプラント治療に伴う上顎洞異物：病態と治療」参照）

 上顎洞内インプラント体迷入はなぜおこるのか？

　口腔インプラント治療による上顎洞インプラント迷入は、インプラント体を埋入中に迷入するだけではなく、インプラント体を埋入後に経時的変化を経て上顎洞にインプラントが迷入する場合がある。上顎臼歯部の骨質が柔らかい場合、あるいは上顎洞までの距離が短い場合に起こりやすい。

　インプラント体の埋入中にインプラント体が上顎洞へ迷入する例では、たとえ上顎洞底挙上術を行っても上顎臼歯部の骨質が柔らかく上顎洞までの距離が短い場合に、脆弱な骨質にインプラント体を埋入する手術操作により、インプラント体が上顎洞に埋入すると考えられる。

　インプラント体の埋入後に経時的変化を経てインプラント体が上顎洞へ迷入する例では、上顎臼歯部の骨質の状態が不良であり、さらに感染が加わると、**osseointegration**（オッセオインテグレーション）が不良なインプラント体に対して自己免疫反応（異物反応）が作用したり咬合圧が加わることにより、インプラント体が上顎洞内に迷入すると考えられる。

（第6章「口腔インプラント治療に伴う上顎洞異物：病態と治療」参照）

口腔インプラント治療に伴う上顎洞異物（骨補填材、インプラント体）による上顎洞炎（副鼻腔炎）の病態は？

　口腔インプラント治療時に、歯周組織に感染し、歯槽骨炎・顎骨炎・顎骨骨髄炎（インプラント周囲炎）、上顎洞炎などの感染症をきたす。また上顎洞底挙上術の際に、上顎洞底粘膜が裂開し骨補填材が上顎洞内に漏出し上顎洞炎をおこしたり、インプラント体が上顎洞内に迷入し上顎洞炎をおこす。

　幸いにも上顎洞内へ漏出した骨補填材、上顎洞内へ迷入したインプラント体などの人工物は、感染源ではない。歯性感染症、上顎洞炎、そして炎症治癒を遷延化させる因子の間の炎症の連鎖、閉鎖副鼻腔での炎症の悪循環が病態を形成している。したがって口腔インプラント治療に伴う上顎洞異物による上顎洞炎の治療は、歯性感染症、上顎洞炎、そして炎症治癒を遷延化させる因子の間の炎症の連鎖に陥らないようにすること、あるいは既に起こった閉鎖副鼻腔での炎症の悪循環を断ち切ることである。
（第5章「口腔インプラント治療に伴う上顎洞炎：病態と治療」、第6章「口腔インプラント治療に伴う上顎洞異物：病態と治療」参照）

 上顎洞迷入インプラント体摘出術の術式は？

　上顎洞迷入インプラント体などの上顎洞内異物に対する摘出術には、① 埋入窩からのインプラント体摘出術、② 経歯肉（犬歯窩）切開によるインプラント体摘出術、③ Lateral approach によるインプラント体摘出術、④ 経鼻的内視鏡下インプラント体摘出術などの術式がある。

　異物摘出が確実で、手術侵襲が小さく、患者の負担が少なく、合併症がなく、たとえ上顎洞炎を合併していても対応でき、再度のインプラント体埋入に支障がない術式が好ましい。

　経鼻的内視鏡下鼻・副鼻腔手術は、耳鼻咽喉科・頭頸部外科で標準的な術式であり、経鼻的内視鏡下異物摘出術は、経鼻的に内視鏡下に上顎洞に迷入したインプラント体を摘出する方法である。経鼻的内視鏡下インプラント体摘出術は、手術侵襲が小さく、患者の負担が少なく、微細な手術操作が行える。たとえ上顎洞炎を合併していても、ostiomeatal complex の十分な開大と鼻腔形態の是正も同時に同一視野・術野で手術操作が行える。さらにサイナスリフトの骨補填材あるいは人工骨が上顎洞内異物になっている場合も、同時に同一視野・術野で摘出手術が行える。また上顎臼歯部の骨に手術操作を加えないため、再度のインプラント体埋入にも有利である。
（第6章「口腔インプラント治療に伴う上顎洞異物：病態と治療」参照）

上顎洞迷入インプラント体に対する経鼻的内視鏡下鼻・副鼻腔手術の術前評価は？

　上顎洞内に迷入したインプラント体の位置、上顎洞の形態などにより異物摘出術の難易度が異なる。CTにより迷入インプラント体と上顎洞の三次元的な評価を行う。検討すべき項目は、① 上顎洞内に迷入したインプラント体の個数、② インプラント体の位置、③ 摘出経路、すなわち開大した上顎洞自然口・膜様部（中鼻道）経由で摘出するのか、下鼻道側壁（下鼻道）経由で迷入インプラント体を摘出するのか、④ 上顎洞炎あるいは副鼻腔炎を合併していないか、⑤ インプラント体が肥厚した粘膜内に埋伏していないか、⑥ working space の確保、あるいは ostiomeatal complex の開大のために、鼻腔形態の是正が必要かどうかなどである。
（第6章「口腔インプラント治療に伴う上顎洞異物：病態と治療」参照）

 上顎洞迷入インプラント体に対する経鼻的内視鏡下鼻・副鼻腔手術の術式は？

　上顎洞迷入インプラント体摘出術は、その病態に応じて術式の選択が異なる。すなわち上顎洞内に迷入したインプラント体を摘出することだけに専念するのではなく、個々の鼻・副鼻腔の病態に応じた系統的な治療計画と術式の選択が必要になる。どの術式を選択しても、同時に同一視野・術野で手術操作を行えるのが経鼻的内視鏡下鼻・副鼻腔手術の利点である。

① 内視鏡下上顎洞開窓手術

　単純に上顎洞に迷入したインプラント体を摘出する術式である。上顎洞を開窓する経路は、下鼻道側壁（下鼻道）を経由する方法と上顎洞自然口・膜様部（中鼻道）を経由する方法がある。上顎洞自然口・膜様部を開大し、下鼻道側壁を開窓し、両方から直視あるいは70°斜視硬性内視鏡下に操作を行えば、上顎洞内腔のほとんどの部位は操作できる。

② 内視鏡下鼻腔手術（鼻腔形態の是正）の併用

　working space を確保する目的、あるいは併発した副鼻腔炎に対して ostiomeatal complex を開大する目的で鼻中隔矯正手術、下鼻甲介切除術などを同時に同一視野・術野で行う。

③ 内視鏡下副鼻腔手術の併用

　上顎洞迷入インプラント体に上顎洞炎が併発している症例では、上顎洞迷入インプラント体摘出術と副鼻腔炎に対する手術を同時に同一視野・術野で行う。
（第6章「口腔インプラント治療に伴う上顎洞異物：病態と治療」参照）

Q 口腔インプラント治療時の医科・歯科連携は？

口腔インプラント治療時の医科・歯科連携には、①口腔インプラント治療前の鼻・副鼻腔の評価、②口腔インプラント治療時の上顎洞合併症の予防、③口腔インプラント治療時の上顎洞合併症の治療がある。

著者が現在日常臨床で行っている医科・歯科連携を述べる。

① 口腔インプラント治療前の鼻・副鼻腔の評価

口腔インプラント治療を行う患者が、鼻症状を伴っている場合、あるいはCT検査で鼻・副鼻腔病変を認める場合、歯科医は耳鼻咽喉科へ鼻・副鼻腔の評価を対診する。

当耳鼻咽喉科では、鼻・副鼻腔の評価を行い、口腔インプラント治療でのリスク評価を行っている。また鼻・副鼻腔疾患（鼻アレルギー、上顎洞炎など）の治療を行っている。

② 口腔インプラント治療時の上顎洞炎の予防

口腔インプラント治療で上顎洞炎をきたすリスクがある患者に対しては、周術期の感染予防を連携して行っている。

周術期における抗菌薬の使い方、すなわち感染予防のための抗菌薬の投与は、手術開始の約30分前に点滴静脈注射により投与開始し、手術中は有効血中濃度を保ち、手術創閉鎖後2～3時間有効血中濃度を持続させることが推奨されている[1]。すなわち手術直前に抗菌薬を点滴静脈注射しておくと感染の機会が少なくなる。

上顎洞底挙上術などの口腔インプラント治療を行う数時間前に、患者は当耳鼻咽喉科に来院し抗菌薬の点滴静脈注射を受け、その後歯科医院で上顎洞底挙上術などの口腔インプラント治療を受ける（図1）。数日間、患者は当耳鼻咽喉科に来院し抗菌薬の点滴静脈注射を受ける。すなわち口腔インプラント治療で、上顎洞に感染が起こらないように、あるいは上顎洞が閉鎖副鼻腔での炎症の悪循環に陥らないようにしている（図1）。

③ 口腔インプラント治療時の上顎洞合併症の治療

口腔インプラント治療による上顎洞炎、上顎洞インプ

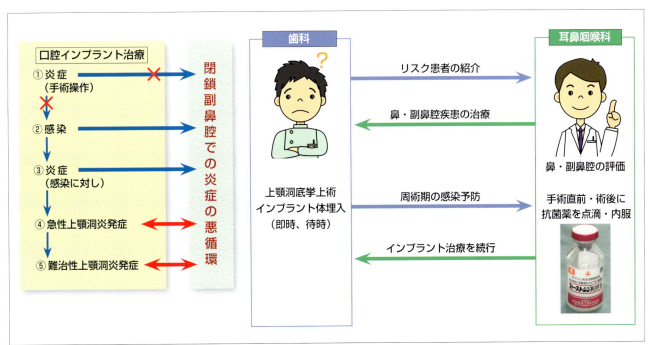

図1：歯科・耳鼻咽喉科の連携による、口腔インプラント周術期の上顎洞炎の予防

ラント体迷入などの上顎洞合併症に対して、保存的治療、内視鏡下鼻内副鼻腔手術などの手術的治療を行っている。（第5章．「口腔インプラント治療に伴う上顎洞炎：病態と治療」、第6章「口腔インプラント治療に伴う上顎洞異物：病態と治療」参照）

　口腔インプラント治療を行う歯科医は、信頼できる耳鼻咽喉科医と常に連携が取れるようにしておくと良い。

第8章文献

1) 日本感染症学会, 日本化学療法学会：抗菌薬選択と使用の原則. 周術期. 抗菌薬使用のガイドライン. 協和企画, 東京, p50-53, 2010.

索引

A－K

accessory ostium　2
aerosinusitis　7
allergic fungal rhinosinusitis　59
alveolar ridge augmentation　48
barosinusitis　7
bone quality　47
bone quantity　48
bone width　48
Caldwell-Luc法　15, 18, 65, 69, 71, 158, 160, 168
ciliated epithelium　4
conventional load　50
cortical bone　28
cover screw　49
delayed implant placement　49
developmental cyst　75
drainage　2, 17, 36, 37, 39, 59, 92, 129, 130, 155, 156, 160
dystrophic calcification　61
early implant failure　53
early implant loss　53
early load　50
Fibroosseous lesions　82
fibrous dysplasia　82, 83
flutter valve action　7
fungus ball　60, 61, 63, 64
GBR　48, 49
GTR　48
Haller's cell　9, 10
hydroxyapatite coating　47
immediate load　50
implant overdenture　53
inclined implant placement　49
inflammatory cyst　77
inverted papilloma　78, 79
Krouseの進展度分類　78

L－V

late implant failure　54
late implant loss　54
lateral window technique　51
maxillary sinus floor elevation　50
Minimum Invasive Surgery　84
mucociliary transport system　4, 12, 110
mucous blanket　2
natural ostium　2
odontogenic cyst　75

osseointegration　47, 135, 174
ossifying fibroma　82
osteoblastoma　82
osteoma　82
ostiomeatal complexの（を）開大　9, 15, 81, 87, 97, 138, 145, 146, 148, 158, 160
ostiomeatal complexの（を）狭小化　9-11, 81, 82, 88, 107
ostiomeatal complexの形態的変化　7
ostiomeatal complexの閉塞・換気不全　8, 87, 88
ostiomeatal complexの閉塞性病変　6, 7, 11, 23, 37, 41, 95, 96, 109, 117, 125, 132, 155
outer mucus　4
periciliary fluid　4
peri-implantitis　53
primary stability　50
residual ridge　48
secondary stability　50
Sinus Lift　36, 102, 104, 136
Socket Lift　36, 102, 109, 135
spongy bone　28
uncinate process　2
ventilation　2, 17, 36, 37, 39, 59, 92, 129, 130, 155

あ

アスピリン喘息　8, 14, 20, 37, 92
アスペルギルス　14, 15, 59, 63, 64, 65
アバットメント　46, 49, 50
アバットメントスクリュー　46
アレルギー性真菌性鼻副鼻腔炎　59, 60
一次固定　50
インプラント・オーバーデンチャー　53
インプラント窩　49
インプラントカラー　46
インプラント周囲炎　53, 54, 93, 128, 169, 175
インプラント周囲粘膜炎　53
インプラント上部構造　46, 122
インプラント体　46
インプラント体の摘出　110-112, 124, 135, 142, 143, 150, 161
インプラントの表面構造　47
炎症細胞浸潤　20, 22, 77, 80, 81
炎症性軟部濃度　60, 61, 62, 63, 64, 84, 168
炎症性粘膜肥厚　17, 18, 22, 98, 100, 102, 103, 105, 106, 111, 114, 116, 120, 130, 131, 132, 143
炎症性嚢胞　35, 75, 77
炎症性病変　21, 23, 27, 29, 34, 38, 39, 41, 44, 53, 78, 92, 93
炎症性浮腫　22, 23

オステオトーム 52
オッセオインテグレーション 47, 48, 49, 50, 53, 54, 135

か

外層粘液 4, 12, 13, 20, 110
海綿骨 27, 28, 47
顎骨囊胞 56, 75, 78
顎堤形成術 48
顎堤増生（造成）術 48
カバースクリュー 49
下鼻甲介 3, 5, 6, 9, 10, 11, 14, 15, 17, 19, 37, 41, 42, 58, 70-72, 79, 80, 82, 86-88, 107, 108, 113, 117, 132, 138-142, 144, 145, 151
下鼻甲介手術 86, 88
下鼻甲介肥大 8, 9, 10, 37, 86, 87, 92, 137, 145
眼窩紙様板 3, 6, 8, 15, 37
間隙囊胞 66
含歯性（濾胞性歯）囊胞 75, 76, 77
気圧性副鼻腔炎 7, 56, 73, 74, 75
気管支喘息 8, 14, 37, 42, 57, 92, 97
逆行性歯髄炎 40
急性歯性感染症 93, 94, 125
急性歯性上顎洞炎 28, 36, 92
急性浸潤性副鼻腔真菌症 59
急性副鼻腔炎 14, 56, 57, 95, 97
菌球 60, 61, 63, 64, 65
傾斜埋入 49, 69
血管収縮薬 7, 73, 74, 86
血性鼻漏 83, 85
局所的血管反応 22
限局性肥厚 21
抗菌薬治療 97
口腔・上顎洞穿孔 29, 35, 36
口腔・上顎洞瘻 12, 29, 35, 36
航空性副鼻腔炎 7, 73, 74, 75
膠原線維 22
好酸球性副鼻腔炎 14, 20, 60
鉤状突起 2-6, 9, 11, 17-19, 37, 41, 82, 141, 142, 155
骨芽細胞腫 82
骨形成性線維腫 82
骨再生誘導法 48
骨質 47, 48, 135, 147
骨腫 78, 82
骨幅 48
骨補填材（の）漏出 93, 132
骨密度 47, 48
骨量 47, 48, 53

さ

サイナスリフト 51, 53, 93, 100, 101, 103, 136, 160, 161
歯原性囊胞 56
篩骨胞 2, 3, 6, 9, 11, 37, 41, 82, 142
歯根囊胞 35, 77, 78
歯根膜炎 40, 66
歯根膜腔 27
歯髄壊死 29, 30, 31, 40, 65
歯髄死歯 26, 29, 59, 154
歯性感染症 27, 29-32, 34, 36, 38, 40, 41, 44, 92, 93, 95, 108, 121, 128, 129, 135, 161
歯性上顎洞炎の原因歯 12, 14, 26, 29, 31, 32, 34-36, 43, 59, 63, 64, 156-158, 160
歯性上顎洞炎の治療 7, 11, 12, 41, 44, 157
歯性上顎洞炎の病態 26, 27, 28, 29, 30, 31, 33, 34, 40, 44, 59
歯槽頂 48, 50, 51, 52
歯槽頂アプローチ 51, 52, 69
歯槽堤形成術 48
歯槽突起 48
歯肉粘膜骨膜弁 12, 36
術後性上顎囊胞 15, 43, 66, 67, 69-72, 78, 136, 158, 160
上顎洞異物 128, 129, 132, 136, 148
上顎洞合併症 2, 23, 26, 44, 46, 92, 124, 125, 128, 151, 154, 162, 177
上顎洞癌 56, 83, 84, 85, 155
上顎洞血腫 56, 85
上顎洞根治手術 15-17, 26, 41, 65, 66, 68, 69, 71-73, 110, 136, 143, 158-161
上顎洞性後鼻孔ポリープ 79, 80, 81
上顎洞性歯性病変 40
上顎洞自然口開大処置 41, 96, 124, 156
上顎洞自然口の開存 99-105, 107, 109, 111, 115, 116, 130
上顎洞自然口の狭窄 10
上顎洞自然口の閉塞・換気不全 41, 93, 95
上顎洞真菌症 18, 62, 63, 64
上顎洞底挙上術 6, 7, 19, 29, 36, 42, 50, 53, 57, 67, 69, 70, 72, 73, 87, 88, 93-96, 100-105, 107-109, 114, 116, 117, 123, 124, 128-130, 132, 135, 136, 139, 146, 155, 160, 161
上顎洞粘膜（の）穿孔 53
上顎洞粘膜の肥厚 19, 20, 21, 23
上顎洞迷入インプラント体摘出術 135, 137, 138, 139, 145, 148
初期固定 48, 50, 103, 104, 119, 121, 124, 125, 135
真菌塊 14, 15, 17, 18, 19, 60, 62, 63
真菌性副鼻腔炎 56, 59, 60, 62
神経損傷 92, 154
浸潤性副鼻腔真菌症 62
線維性骨異形成 82, 83

線毛間液　4, 12, 13
線毛細胞　4, 12, 13, 20, 38
線毛上皮　2, 4, 20
象牙細管　31, 32
象牙質　30, 31, 32
即時埋入　7, 49, 69, 102, 103, 104, 114, 139, 146
ソケットリフト　51, 52, 53, 93, 100, 135, 139, 146
組織再生誘導法　48

た

他家骨移植　53
脱灰凍結乾燥骨　53
多列線毛円柱上皮　2, 4, 13, 20, 22, 38, 39, 80, 81, 118, 119, 121, 133, 134, 167
緻密骨　28, 47
中鼻甲介　3-6, 8-11, 14, 17-19, 37, 41, 42, 58, 60, 79, 82, 87, 108, 113, 117-119, 121, 122, 132, 134, 139, 140, 142, 144, 145, 148, 149, 155, 159
中鼻甲介蜂巣　8, 9, 15, 37, 41, 42, 92, 97, 99, 107, 108, 139, 140, 164
中鼻道自然口ルート　5, 6, 8, 37, 41, 56, 61, 81, 92, 93, 132, 155, 164, 167
蝶形骨洞　3, 8, 58, 78, 79, 83, 117, 118, 119, 121, 122, 133, 134
貯留嚢胞　21, 22

な

内視鏡下上顎洞開窓手術　138, 150
内視鏡下上顎洞迷入インプラント摘出術　112, 138
内視鏡下鼻内副鼻腔手術　5, 8, 12, 15, 21, 26, 36, 38, 42, 43, 56, 57, 59-64, 66-73, 76-82, 84, 97, 98, 110, 117-119, 121, 122, 124, 125, 133, 136, 145, 149, 156-162
内反性乳頭腫　78, 79
難治性副鼻腔炎　9, 14
乳頭腫　56, 78, 79
粘液線毛輸送機能　4, 5, 12, 13, 15, 16, 18-23, 107, 109, 110, 117, 132, 137, 155, 165, 168
粘液線毛輸送機能不全　20
粘液層　2, 4, 12, 13
粘骨膜　15, 16, 72, 73, 87, 107, 112, 117, 118, 133, 142, 146, 149, 150, 160
粘膜固有層　16, 20, 22, 23, 38, 118, 119, 121, 133, 134, 168
粘膜防御機能の低下　8, 12, 15, 36, 37, 38, 92, 125, 164, 168
膿性鼻漏　10, 14, 17, 18, 30-32, 34, 36, 40, 42, 56, 62, 63, 107, 114, 116-119, 132-134, 158, 159

は

杯細胞　4, 13, 20, 21, 22, 38, 39, 118, 121, 133, 167
発育性嚢胞　75, 76
半月裂孔　2, 3, 41
反復性副鼻腔炎　7

鼻アレルギー　7, 8, 10, 14, 37, 42, 58, 74, 86, 92, 97, 113, 139, 140, 141, 145, 164, 177
鼻腔形態の異常　36, 37, 92, 164
鼻腔粘膜の腫脹　113
非歯原性嚢胞　75, 77
皮質骨　28, 47
鼻茸（びじょう）　9, 11, 56, 57, 58, 81, 82, 164
非脱灰凍結乾燥骨　105, 130
鼻中隔弯曲（症）　7, 8, 9, 32, 33, 35, 37, 74, 75, 88, 92, 137, 146, 148, 164
鼻・副鼻腔悪性腫瘍　83
鼻・副鼻腔良性腫瘍　56, 78, 83
び漫性肥厚　21
副口　2, 4, 41
副鼻腔気管支症候群　56
副鼻腔真菌症　14, 59, 60, 61, 62, 155
浮腫状粘膜　10, 81, 112
辺縁性歯周炎　25, 34, 97
弁作用　7, 73
片側性慢性上顎洞炎　84, 168
ポリープ　9, 11, 35, 37, 56, 58, 60, 78, 79, 80, 81, 82, 164

ま

慢性根尖性歯周炎　31, 32, 33, 35
慢性上顎洞炎　8, 9, 28, 36-38, 56, 57, 72, 73, 79, 97-99, 101-103, 107, 108, 111, 115, 116, 122, 147, 158, 167, 170
慢性非浸潤性副鼻腔真菌症　59, 60
慢性副鼻腔炎　7, 13, 14, 20, 35-38, 56, 57, 61, 69, 72, 73, 79, 94, 95, 110, 116, 117, 120, 132, 133

ら

ラテラルウインドウテクニック　51

• 著者紹介 •

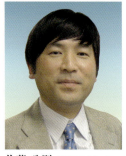

1983 年久留米大学医学部医学科卒業
1987 年久留米大学大学院医学研究科博士課程修了．医学博士
佐藤クリニック耳鼻咽喉科・頭頸部外科・睡眠呼吸障害センター 院長
久留米大学医学部耳鼻咽喉科・頭頸部外科学講座 客員教授
主要研究領域は、喉頭の機能形態学、分子生物学、再生医療、声帯の細胞と細胞外マトリックス。
趣味は、ヴァイオリン、テニス、心を動かされる物・事を観たり、聴いたり、読んだりすること。

佐藤 公則　SATO Kiminori

- 日本耳鼻咽喉科学会専門医
- 日本気管食道科学会専門医
- 日本睡眠学会専門医
- 死体解剖資格認定（病理解剖）

所属国際学会会員
- American Academy of Otolaryngology-Head and Neck Surgery
- American Laryngological, Rhinological and Otological Society (Triological Society)
- American Laryngological Association
- American Broncho-Esophagological Association
- American Academy of Sleep Medicine
- International Association of Logopedics and Phoniatrics

主な受賞
- *Young Faculty Research Award*（1998 年）：American Laryngological Association（アメリカ喉頭科学会）より
- *Poster Presentation First Place Award*（2005 年）：American Broncho-Esophagological Association（アメリカ気管食道科学会）より
- *Poster Presentation First Place Award*（2005 年）：American Laryngological Association（アメリカ喉頭科学会）より
- *Casselberry Award*（2006 年）：American Laryngological Association（アメリカ喉頭科学会）より
- *Poster Presentation Third Place Award*（2007 年）：American Laryngological Association（アメリカ喉頭科学会）より
- *Broyles-Maloney Thesis Award Honorable Mention*（2008 年）：American Broncho-Esophagological Association（アメリカ気管食道科学会）より
- *Seymour R. Cohen Award*（2009 年）：American Broncho-Esophagological Association（アメリカ気管食道科学会）より
- *Honorary Fellowship*（2009 年）：The Philippine Society of Otolaryngology-Head and Neck Surgery（フィリピン耳鼻咽喉科・頭頸部外科学会）より
- *Poster Presentation Second Place Award*（2011 年）：American Broncho-Esophagological Association（アメリカ気管食道科学会）より
- *Guest of Honor Award*（2012 年）：American Broncho-Esophagological Association（アメリカ気管食道科学会）より
- *Presidential Citation Award*（2013 年）：American Laryngological Association（アメリカ喉頭科学会）より
- *Poster Presentation First Place Award*（2014 年）：American Broncho-Esophagological Association（アメリカ気管食道科学会）より
- *Poster Presentation Second Place Award*（2015 年）：American Broncho-Esophagological Association（アメリカ気管食道科学会）より

主要著書
Minoru Hirano, Kiminori Sato: Histological Color Atlas of the Human Larynx. Singular Publishing Group Inc., 1993.
佐藤公則：耳・鼻・のどのプライマリケア．中山書店, 2014.
佐藤公則：実践！耳鼻咽喉科・頭頸部外科オフィスサージャリー．中山書店, 2015.
佐藤公則：現代の歯性上顎洞炎 – 医科と歯科のはざまで –（改訂第 2 版）．九州大学出版会, 2016.
佐藤公則：睡眠時無呼吸症候群の診療メソッド – 睡眠呼吸障害の集学的治療 –．中外医学社, 2016.
Kiminori Sato: Functional Histoanatomy of the Human Larynx. Springer, 2018.

著者：歯性上顎洞炎の関連論文

- 佐藤公則：上顎洞性歯性病変の臨床病理組織学的研究. 日耳鼻 101: 272-278, 1998.
- 佐藤公則, 中島 格：難治性鼻アレルギーに対する手術的治療 レーザーを併用した内視鏡下手術. 耳鼻臨床 91: 1213-1217, 1998.
- 佐藤公則：重度スギ花粉症の季節前内視鏡レーザー手術. 耳鼻臨床 92: 851-855, 1999.
- 佐藤公則：歯性上顎洞炎の病態と内視鏡下鼻内手術の有用性. 日耳鼻 104: 715-720, 2001.
- 佐藤公則：マイクロデブリッダーを用いた内視鏡下鼻内手術時の病理組織検査法. 耳展 44: 466-470, 2001.
- 佐藤公則：歯性上顎洞炎と鼻副鼻腔手術. JOHNS 18: 1579-1583, 2002.
- 佐藤公則：歯性上顎洞炎の治療戦略. JOHNS 22: 44-48, 2006.
- 佐藤公則：マイクロデブリッダーとパイプガイドハンドピース. JOHNS 22: 489-491, 2006.
- 佐藤公則：歯性上顎洞炎に対する内視鏡下鼻内手術時の原因歯処置. 耳鼻臨床 99: 1029-1034, 2006.
- 佐藤公則：オフィスサージャリーの適応と限界–鼻・副鼻腔領域–. 日耳鼻 109: 807-812, 2006.
- 佐藤公則：Conebeam CT による歯性上顎洞炎の診断. 耳展 50: 214-221, 2007.
- 佐藤公則：鼻・副鼻腔疾患と短期滞在手術　慢性副鼻腔炎. JOHNS 24: 1155-1158, 2008.
- 佐藤公則：破折歯による歯性上顎洞炎の病態と治療. 日耳鼻 111: 739-745, 2008.
- 佐藤公則：歯性上顎洞炎. MB ENT 131: 65-72, 2011.
- 佐藤公則：インプラント治療による歯性上顎洞炎 インプラントの取り扱いと内視鏡下鼻副鼻腔手術の役割. 耳展 54: 398-405, 2011.
- 佐藤公則：現代の歯性上顎洞炎–医科と歯科のはざまで–. 九州大学出版会, 福岡, 2011.
- 佐藤公則：歯科インプラント治療に伴う合併症. 日耳鼻 115: 994-995, 2012.
- 林 揚春, 佐藤公則：歯性上顎洞炎とインプラント治療を検証する–歯科と耳鼻咽喉科の医療連携–. インプラントジャーナル 52: 7-27, 2012.
- 佐藤公則：歯科インプラント治療と上顎洞合併症–耳鼻咽喉科・頭頸部外科と歯科・口腔外科での対応の違い–. インプラントジャーナル 53: 25-45, 2013.
- 佐藤公則：内視鏡下上顎洞迷入インプラント摘出術–内視鏡下手術と耳鼻咽喉科の役割–. 耳展 56: 54-58, 2013.
- 佐藤公則：歯性上顎洞炎. MB ENT 157: 34-39, 2013.
- 佐藤公則：経鼻的内視鏡下上顎洞内迷入インプラント摘出術. インプラントジャーナル 54: 23-35, 2013.
- 佐藤公則：歯科医師が知っておくべき最近の歯性上顎洞炎の病態と治療–耳鼻咽喉科・頭頸部外科医の立場から–. 歯科評論 73: 73-83, 2013.
- 佐藤公則：歯科インプラントのためのサイナストラブル解決法–術後性上顎嚢胞–. インプラントジャーナル 56: 7-15, 2013.
- 佐藤公則：歯性上顎洞炎 ENT 臨床フロンティア 口腔・咽頭疾患, 歯牙関連疾患を診る. p255-265, 中山書店, 東京, 2013.
- 佐藤公則：外来でできる歯性上顎洞炎の治療 ENT 臨床フロンティア 口腔・咽頭疾患, 歯牙関連疾患を診る. p266-272, 中山書店, 東京, 2013.
- 佐藤公則：歯科インプラント治療による上顎洞炎 耳鼻咽喉科 てこずった症例のブレークスルー. p140-141, 中山書店, 東京, 2013.
- 佐藤公則：歯科インプラントのためのサイナストラブル解決法–上顎洞の換気(ventilation)と排泄(drainage)–. インプラントジャーナル 57: 7-21, 2014.
- 佐藤公則：歯科インプラントのためのサイナストラブル解決法–上顎洞炎を併発した場合、インプラント体、骨補填材は摘出すべきか–. インプラントジャーナル 58: 7-18, 2014.
- 佐藤公則：歯科修復治療（齲蝕切削・窩洞形成・インレー修復）に伴う歯性上顎洞炎. 日耳鼻 117: 809-814, 2014.
- 佐藤公則：歯科インプラント治療後に上顎洞炎が生じた. JOHNS 30: 1255-1257, 2014.
- 佐藤公則：歯科インプラントのためのサイナストラブル解決法 上顎洞内にインプラントが迷入したらどうするか. インプラントジャーナル 59: 7-16, 2014.
- 佐藤公則：歯性上顎洞炎の原因歯の取り扱い. 日本医事新報 4725: 58, 2014.
- 佐藤公則：歯の臨床組織解剖を理解する. 耳・鼻・のどのプライマリケア. 中山書店, 東京, p88-93, 2014.
- 佐藤公則：上顎洞性・上顎性歯性病変による副鼻腔炎. 耳・鼻・のどのプライマリケア. 中山書店, 東京, p94-99, 2014.
- 佐藤公則：最近の歯性上顎洞炎の病態の特徴. 耳・鼻・のどのプライマリケア. 中山書店, 東京, p100-105, 2014.
- 佐藤公則：最近の歯性上顎洞炎の診断・治療. 耳・鼻・のどのプライマリケア. 中山書店, 東京, p106-111, 2014.
- 佐藤公則：デンタルインプラント治療に伴う上顎洞合併症に耳鼻咽喉科はどう対応するか. 耳・鼻・のどのプライマリケア. 中山書店, 東京, p112-117, 2014.
- 佐藤公則：鼻・副鼻腔の外来手術. 耳・鼻・のどのプライマリケア. 中山書店, 東京, p118-128, 2014.
- 佐藤公則：歯科インプラントと鼻副鼻腔手術. JOHNS 31: 219-222, 2015.
- 佐藤公則：歯科インプラントのためのサイナストラブル解決法 上顎洞粘膜の肥厚をどうとらえるか. インプラントジャーナル 61: 7-21, 2015.
- Kiminori Sato, Shun-ichi Chitose, Hirohito Umeno: Current Pathophysiology and Management of Odontogenic Maxillary Sinusitis. Asian Rhinology Journal 2: 48-60, 2015.
- 佐藤公則：歯科インプラントのためのサイナストラブル解決法 歯科インプラント治療に伴う上顎洞炎の病態と治療. インプラントジャーナル 63: 7-23, 2015.
- 佐藤公則：オフィスサージャリーの局所麻酔. 実践耳鼻咽喉科・頭頸部外科オフィスサージャリー. 中山書店, 東京, p18-30, 2015.
- 佐藤公則：内視鏡下鼻・副鼻腔手術. 実践耳鼻咽喉科・頭頸部外科オフィスサージャリー. 中山書店, 東京, p56-58, 2015.
- 佐藤公則：下鼻甲介肥大に対する下鼻甲介手術. 実践耳鼻咽喉科・頭頸部外科オフィスサージャリー. 中山書店, 東京, p68-70, 2015.
- 佐藤公則：鼻茸摘出術. 実践耳鼻咽喉科・頭頸部外科オフィスサージャリー. 中山書店, 東京, p71-72, 2015.
- 佐藤公則：鼻前庭嚢胞開窓術・摘出術. 実践耳鼻咽喉科・頭頸部外科オフィスサージャリー. 中山書店, 東京, p82-83, 2015.
- 佐藤公則：鼻・副鼻腔手術後の再手術, 補正手術. 実践耳鼻咽喉科・頭頸部外科オフィスサージャリー. 中山書店, 東京, p84-89, 2015.
- 佐藤公則：副鼻腔嚢胞開窓術. 実践耳鼻咽喉科・頭頸部外科オフィスサージャリー. 中山書店, 東京, p90-92, 2015.
- 佐藤公則：上顎洞異物摘出術. 実践耳鼻咽喉科・頭頸部外科オフィスサージャリー. 中山書店, 東京, p93-97, 2015.
- 佐藤公則：鼻中隔矯正術. 実践耳鼻咽喉科・頭頸部外科オフィスサージャリー. 中山書店, 東京, p98-102, 2015.
- 佐藤公則：現代の歯性上顎洞炎–医科と歯科のはざまで–改訂第 2 版. 九州大学出版会, 福岡, 2016.
- 佐藤公則：低侵襲な下鼻道経由の内視鏡下上顎洞迷入インプラント摘出術. 耳展 62: 19-24, 2019.
- 佐藤公則：口腔インプラント治療で上顎洞へ漏出した骨補填材への対応. 耳鼻臨床 112: 315-321, 2019.
- 佐藤公則：内視鏡下上顎洞迷入口腔インプラント摘出術. 耳鼻臨床 112: 551-561, 2019.
- Kiminori Sato, Shun-ichi Chitose, Kiminobu Sato, Fumihiko Sato, Takeharu Ono, Hirohito Umeno: Histopathology of maxillary sinus mucosa with odontogenic maxillary sinusitis. Laryngoscope Investig Otolaryngol. 5: 205-209, 2020.
- 佐藤公則：口腔インプラント治療に必要な上顎洞の機能的臨床組織解剖. 日口腔インプラント誌 33: 14-20, 2020.
- 佐藤公則：歯科治療に伴う上顎洞合併症. 日歯先技研会誌 27: 5-13, 2021.
- Kiminori Sato, Shun-ichi Chitose, Kiminobu Sato, Fumihiko Sato, Takeharu Ono, Hirohito Umeno: Pathophysiology of current odontogenic maxillary sinusitis and endoscopic sinus surgery preceding dental treatment. Auris Nasus Larynx. 48: 104-109, 2021.

口腔インプラント治療と上顎洞合併症
−歯科治療に伴う上顎洞合併症の病態と治療−

2019年 6月27日	第1版第1刷発行
2021年 3月28日	第1版第2刷発行

著者　佐藤 公則

発行者　森山 秀樹

発行所　ゼニス出版
〒113-0033　東京都文京区本郷 1-4-4　水道橋ビル 7F
Tel.03-5840-8285 ［編集部］

印刷　広研印刷株式会社

［検印廃止］
© 2021 ZENITH PRESS . Printed in Japan.
ISBN978 4-901360-23-4 C3047
乱丁・落丁の本が万一ございましたら、小社編集部宛にお送りください。送料は小社負担でお取り替えいたします。本書の一部あるいは全部を無断で複写複製することは、法律で認められた場合を除き、著作権の侵害となります。